推拿技巧与武术健身

王金柱　主编

中医古籍出版社

图书在版编目（CIP）数据

推拿技巧与武术健身/王金柱主编．－北京：中医古籍出版社，2010.11

ISBN 978－7－80174－885－0

Ⅰ.①推…　Ⅱ.①王…　Ⅲ.①按摩疗法（中医）－基本知识②健身武术－基本知识　Ⅳ.①R244.1②G85

中国版本图书馆 CIP 数据核字（2010）第 154638 号

推拿技巧与武术健身

王金柱　主编

责任编辑　孙志波
封面设计　映象视觉
出版发行　中医古籍出版社
社　　址　北京东直门内南小街 16 号（100700）
印　　刷　北京金信诺印刷有限公司
开　　本　880mm×1230 mm　1/32
印　　张　12.375
字　　数　258 千字
版　　次　2010 年 11 月第 1 版　2010 年 11 月第 1 次印刷
印　　数　0001～3000 册
标准书号　ISBN 978－7－80174－885－0
定　　价　22.00 元

《推拿技巧与武术健身》编委会

主　　编　王金柱

副 主 编　王光涛　沙　力　张家庆

编写人员　（按姓氏笔画排列）

王光涛　王金柱　牛钟明

李丽英　李海涛　沙　力

杜　燕　陈志勇　韩殿旭

范诗毅　张晓宁

摄　　像　张晓宁

内容提要

《推拿技巧与武术健身》一书之推拿技巧部分是在系统总结经典医著，博采众家推拿手法之长的基础上，荟萃操作技巧之精华编撰集成。详细介绍了单一手法、复合手法和分部手法的推拿技巧，特别是对常见的十二种病证在病因、诊断及套路手法技巧上作了详尽的叙述。武术健身部分，笔者邀请了在武术界较有影响的人士作为表演者，并拍照下来；同时加以文字说明，使读者易于参照练习。

本书之出版，一是利于推拿爱好者或专科医务人员通过阅读、练习，娴熟掌握推拿手法的技巧，为有常见病证的人解除痛苦；二是为提高自己的身体素质学打中国传统武术，如：太极拳、八段锦或燕青拳拳法。如此，无论对患者还是医者，既有接受治疗的被动活动，又有打拳的主动锻炼，达到动静结合、康复保健的目的。

全书约 255 千字，30 幅图示及 495 幅照片，内容新颖，丰富实用。本书供推拿爱好者、强身健体者学习使用，也可供教学和推拿、按摩科等医务人员参考。

前　　言

推拿疗法是中国传统医学宝库中一颗璀璨的明珠，是我国历代医家和民众长期与疾病作抗争的经验总结。它具有操作简便、疗效显著、适应证广泛、无不良反应等优点，日益为广大群众所喜爱。随着社会的进步、人民生活的改善，追求无损伤性的自然疗法的人与日俱增，我国各流派独到的推拿手法的操作技巧，越来越多地引起国内外医学界的重视。

我们在系统总结经典医著、博采众家推拿手法之长的基础上，深入学习、研究、继承、发扬全国三十一家推拿流派的独特手法技巧，荟萃其精华，编撰成《推拿技巧与武术健身》一书。武术健身部分是采用民众喜闻乐见的中国传统体育项目——武术的康复保健方法，如太极拳，坐式、立式八段锦及燕青拳拳法，并邀请较有声望的业内人士表演并拍照下来，以飨初学及中医推拿爱好者、强身健体需求者，亦可指导临床、教学与科研实践。本书以普及为主，兼顾提高。融照片、定位图与文字说明为一体，被动活动与主动运动相结合，静中有动，图文并茂，使读者易学易懂易掌握。

在诸多医学及武术著作中，有关介绍中国推拿手法及强身健体的内容极为丰富，各流派技巧变化莫测，由于篇幅有限，本书不能详尽赘述，故对于深入研究者尚祈与国内同类书籍相互参照。

目　　录

第一章　概　　论

推拿疗法是我国传统医学的组成部分，在中华民族的医疗保健事业中发挥着重要作用。早在春秋战国时期就已被广泛流传，先秦、两汉的两部医学巨著——《黄帝内经》和《黄帝岐伯按摩十卷》（已佚）中就有许多关于推拿治疗各种常见病证的记载。历代医家经过大量的实践，不断总结和充实完善，使其内容上愈加丰富多彩。特别是近年来，对推拿的生理作用、治病原理、推拿麻醉及推拿技巧的研究，取得了可喜的成果。推拿疗法已逐渐成为一门被各国民众所接受的且生命力极强的有发展前途的学科。

由于我国幅员辽阔，东西南北中各流派的推拿手法风格各异。北派手法多刚劲有力而南派手法又偏柔和细腻。有的以八纲辨证为指导，有的以脏腑辨证设计手法；有的擅长揉法，有的常用摇法；有的只用一种手法，有的习惯多种手法；有的扳得巧，有的拍得妙；有的手法很大众化，有的却非常独特；有的多治疗软组织损伤，有的主要治疗关节疾患。如何将各派之技巧收集汇总，实为一件难事。近三十年来，作者在博览经典，查阅有关专著的基础上，集中国中医科学院骨伤科研究所整理拍摄的全国31家推拿手法的资料荟萃操作技巧之精华编成此书上半部分，较系统地反映了推拿手法的技巧，内容丰富。使之普及化、规范化、系统化，更具有代表性和实用性，便于广大读者学习掌握，练就一番“机触于外，巧生于内，手随心转，法从手出”的硬功夫，更好地为民众健康服务。

推拿手法的操作技巧讲求刚柔并济、以柔克刚，施力程度要求轻而不浮，重而不滞，如棉裹铁、透达深层。即使广大群众易于接受各种手法，又能达到治疗的目的，因此除了学好本书基本手法外，还必须掌握分部手法。根据病证的轻重缓急辨证施治，以相应的手法、娴熟的操作技巧，随证组合，灵活运用，这样才能起到手到病除的即时效果。

随着社会的进步，人民生活的改善，当今世界非药物疗法以其无毒、无不良反应为人们所青睐，而推拿正是通过被动和主动的活动，作用于人体的病变部位或经络、穴位，达到疏通经络、滑利关节、消肿止痛、强筋健骨的作用。这一具有独特医疗效果的治疗方法，已吸引了国际医务界同道的注目，五大洲许多国家纷纷派遣专家、学者赴中国学习并邀请前往讲学交流。古老的推拿疗法正在为全人类的健康事业作出新的杰出贡献，它将成为世界医学百花园中的一朵瑰丽的奇葩。

在学习掌握了各种推拿技巧，用于为他人施治前，亦应熟悉了解推拿疗法的适应证、禁忌证及注意事项，否则将会出现不良后果。

【适应证】

1. 急性软组织损伤及慢性劳损性疾病而无皮肤破损者。

2. 骨关节间的滑膜嵌顿和微细错动。

3. 外伤后引起的肢体关节僵直、粘连及软组织挛缩、肌肉萎缩者。

4. 骨关节病及痹证引起的肢体疼痛、关节活动不利者。

5. 骨关节可逆性畸形变者。

【禁忌证】

1. 未见医院出据的医疗诊断证明或诊断尚不明确的急性脊柱损伤伴有脊髓症状及椎体重度滑脱者。

2. 急性软组织损伤，局部肿胀严重者。

3. 可疑或已明确诊断有骨关节或软组织肿瘤者。

4. 骨关节结核、骨髓炎、老年骨质疏松症等。

5. 有严重心、肺疾病患者。

6. 有出血倾向的血液病患者。

7. 有传染病者。

8. 手法治疗部位有严重皮肤损伤或皮肤病者。

9. 妊娠 3 个月左右的孕妇。

10. 有精神疾病不能与施治人员合作者。

【注意事项】

1. 应明确诊断，施治前对病证充分了解，做到心中有数。

2. 对施用手法的顺序、患者的体位、助手的配合要有统筹安排。

3. 施用手法时，要求操作技巧准确熟练，敏捷灵活，力度轻重适宜。

4. 应用手法时，应精神集中，态度从容沉着，取得患者的信任与配合，注意缓和患者紧张情绪。

5. 应用手法时，注意保护皮肤，以免擦伤。

此书的下半部分是介绍世界各国人民喜闻乐见并易于接受的中国传统体育项目——武术的健身方法，如：太极拳、八段锦及燕青拳拳法。这些健身方法不受场地限制，无年龄及性别要求，不需配备刀、枪等武术器械，立位、坐位均可锻炼。对年长者，晨练时打上一套太极拳，要求精气合一，呼吸均匀，动作舒展，速度适中，做毕有遍身絷絷，微似汗出之效；对于中年人，工作之余，完成一套立式或坐式八段锦，起到振奋精神、恢复体力、活动四肢、活血通络的作用；对于朝气蓬勃的青少年，利用课余或午休时间打一套燕青拳，做到双目有神，动作敏捷，刚劲有力，虎虎生风，这样更能显示充沛的活力。为达上述目的，作者特邀在武术界较有影响的人士作为表演者，拍照并加以文字说明，使读者易学易懂，参照练习。本书在编写阶段得到香港友人王渭滨先生的大力支持，在此出版之际一并表示谢意。

第二章　推拿技巧

第一节　基本手法

一、推法

推法是以指、掌、拳、肘、足等部位着力于人体某处或经络穴位上，作前后、上下、左右直线或弧线推进的一种手法。推法具有活血化瘀、通络止痛、软坚散结、缓解痉挛之功效。根据推的部位不同，又分为指推法、掌推法、拳推法、肘推法、足推法等。

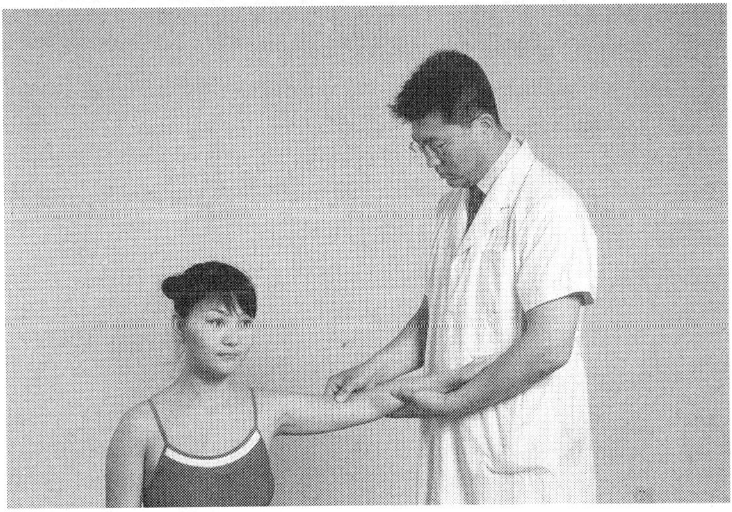

照片 1　拇指平推法

1. 指推法

(1) 拇指平推法

操作技巧：术者以拇指指腹接触患者皮肤，向一定方向直推。推时指腹着力，回收时指间关节微屈，指端接触皮肤带回，其余各指均不用力，仅起固定作用。如此一推一回，频率和着力应由慢到快、由浅入深（照片1）。此法适应范围较广，多用于头、肩、背、四肢等处。

(2) 指端推法

操作技巧：术者用拇指指端在患者某穴或某一部位上，腕部屈曲，拇指指端着力，向一个方向推移。此法推动范围小，作用力较强，患者略有酸胀、微痛感，频率约100次/分，动作由慢渐快，临床多在穴位或痛点上施用（照片2）。

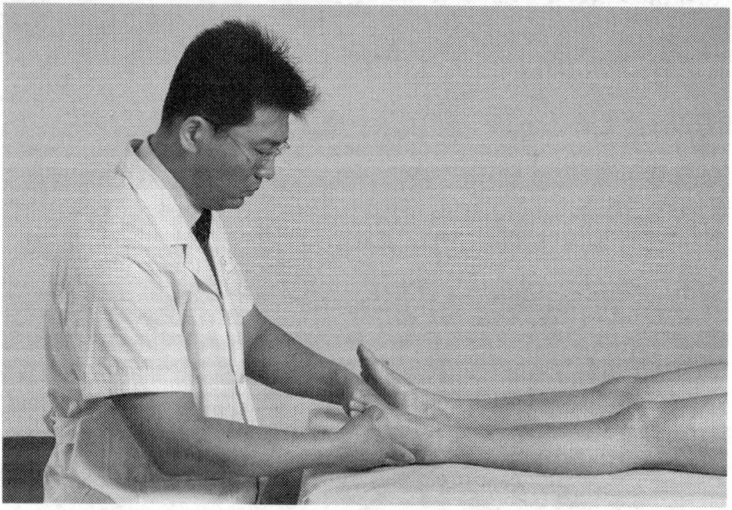

照片2　指端推法

2. 掌推法

操作技巧：术者全掌平放患者皮肤表面，五指稍分，腕部伸直，全掌着力，向前推动（照片3）。此法可单、双手推，也可用虎口推、叠掌推。在胸腹部施法时要配合患者呼吸的节奏，呼气时推，吸气时不要推。

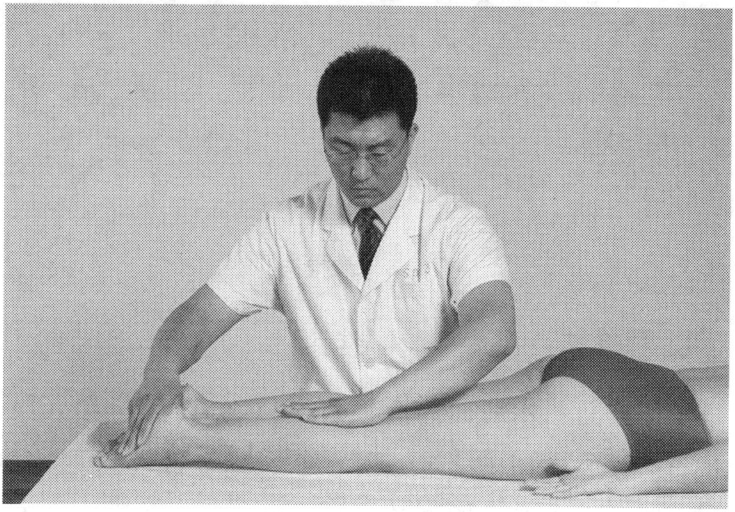

照片3　掌推法

3. 拳推法

操作技巧：术者握拳，拳心向下，以食、中、环、小指四指的中节背侧面及拳根着力，向一定方向推进（照片4）。本法是推法中刺激较强的一种手法，适用于腰背及四肢的劳损、陈旧性损伤、风湿痹证等。

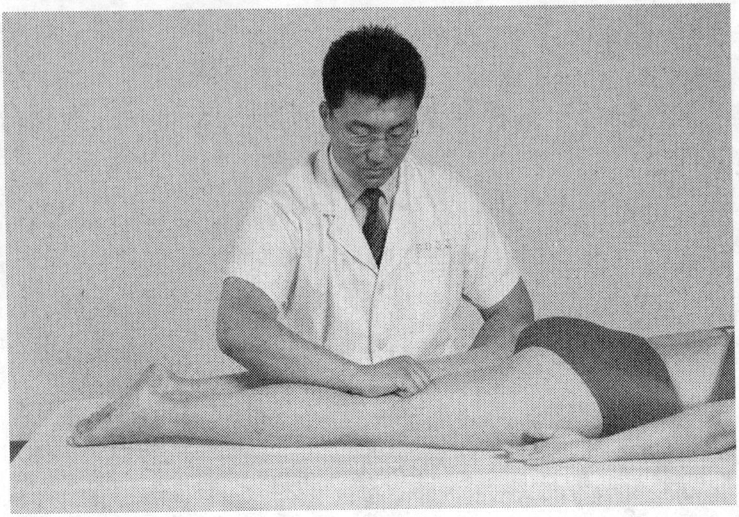

照片4　拳推法

4. 肘推法

操作技巧：术者屈曲肘关节成90°，以后肘部（鹰嘴突）着力于皮肤，向前推动（照片5）。此法刺激较强，多用于肌肉丰满或体形较胖患者。适用于下腰痛、腿痛等症。

5. 足推法

操作技巧：患者俯卧，术者站立或坐一高处并骑跨其上，用全足跖面或足跟交替或同时推动，注意用力适度（照片6）。多施于腰背部，此法临床应用较少。

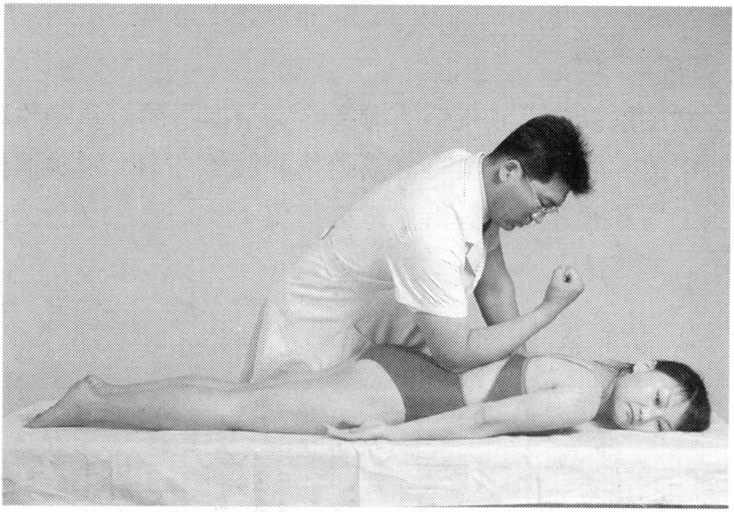

照片5　肘推法

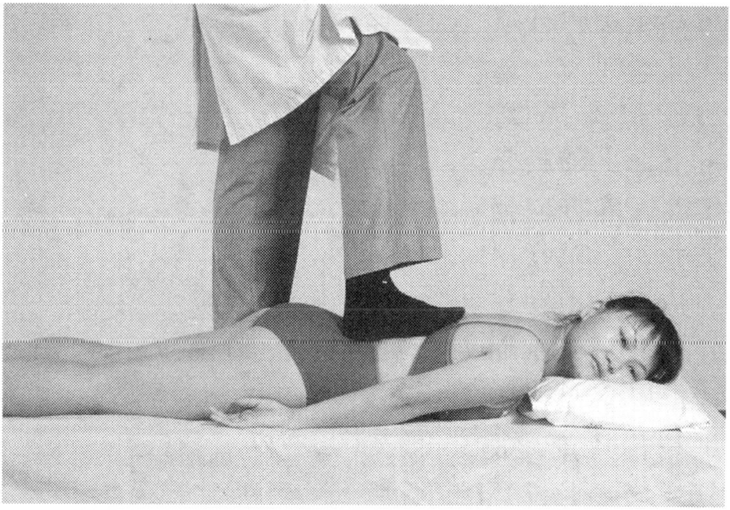

照片6　足推法

二、拿法

拿法是以单手或双手的拇指与其余四指的对指动作提拿肌肉的一种方法。具有舒筋通络、缓解痉挛、消除肌肉酸胀、周身疲劳之效。由于拿法部位不一，临床又分为指拿法、掌拿法。

1. 指拿法

(1) 两指拿法

操作技巧：患者取坐位或卧位，术者以拇指与食指在指间关节处于伸直状态下，腕部放松，以指腹着力，施力于病变部位，做由下而上的提拿动作。提拿方向与肌腹垂直，对指时用力应对称，动作由轻渐重，但重而不滞，捏拿起肌肉组织稍待片刻，放松复原（照片7）。此法多用于头面、

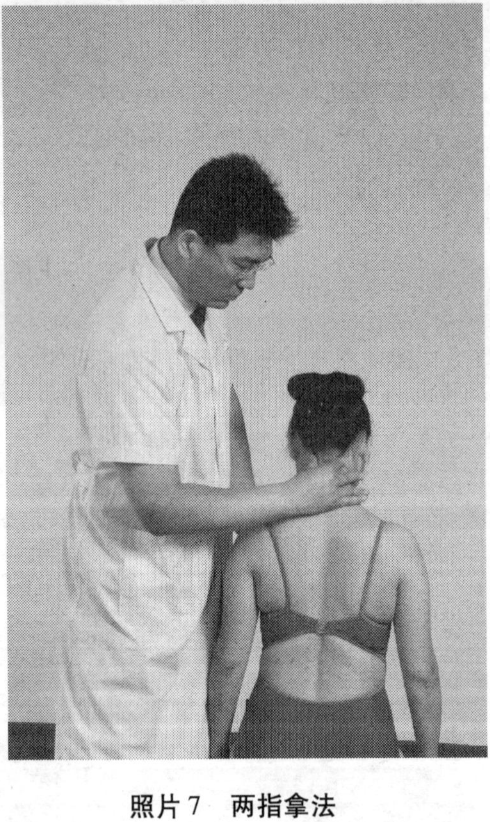

照片7　两指拿法

颈项、四肢等部位。

（2）五指拿法

操作技巧：术者五指掌指关节屈曲，指间关节伸直，用拇指与其余四指对指提拿，余同两指拿法。可单手操作，亦可双手同时进行，或双手一松一拿交替使用（照片8、9、10）。该法适用于肌纤维较长且又丰隆的部位。

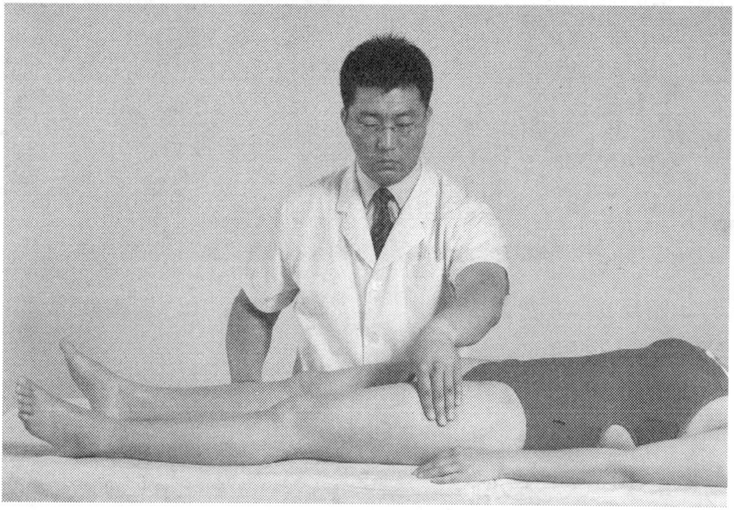

照片 8　五指拿法

2. 掌拿法

操作技巧：术者掌心紧贴于患者应拿部位，以拇指和其余四指合力对指，着力可轻可重，用力提拿时可闻其对指的弹响声（照片 11）。此法多用于颈肩及四肢等部位。

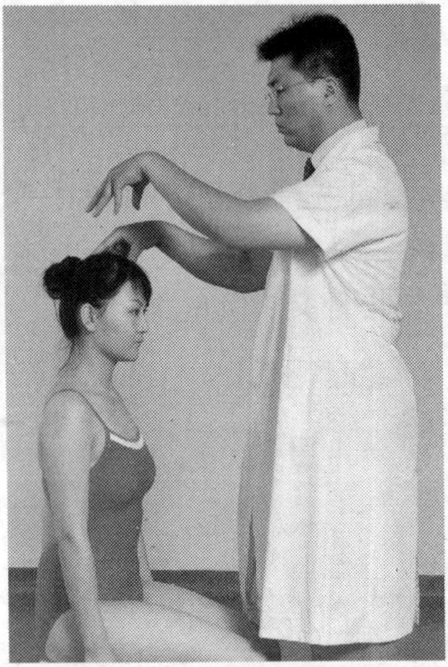

照片 9　五指拿法

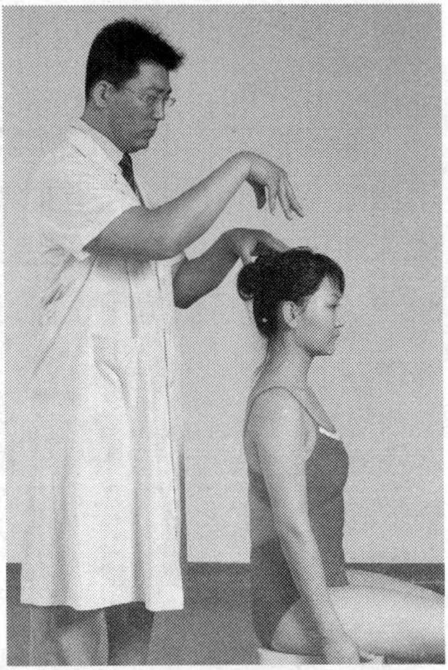

照片 10　五指拿法

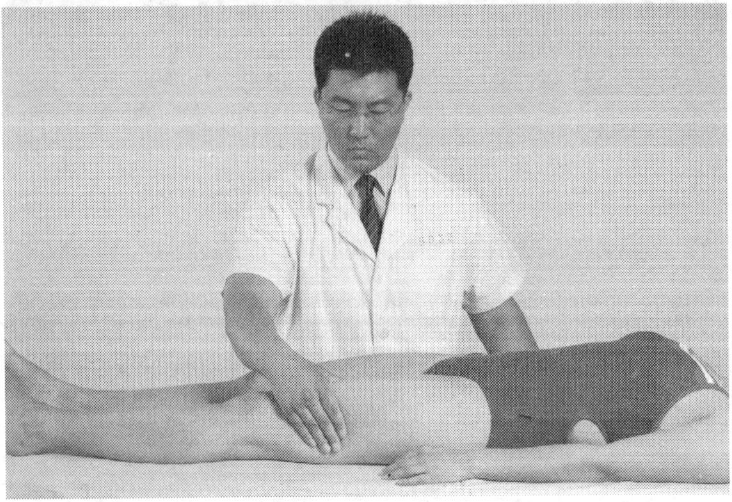

照片 11　掌拿法

三、按法

按法是指术者用指、掌、肘等部位着力患者体表某处，逐渐用力向下按压的一种方法。按法具有调气活血、镇静止痛、疏通经脉的作用。根据治疗部位的不同，临床上常分为指按、掌按、肘按三种。

1. 指按法

操作技巧：将拇指伸直，用指腹按压患者经络、穴位或痛点，其用力大小以使患者有酸胀感为宜。单手指力不足时，可用另一手手指加压。按压用力要适度，一般应由轻渐重，持续一定时间后放松（照片 12、13）。

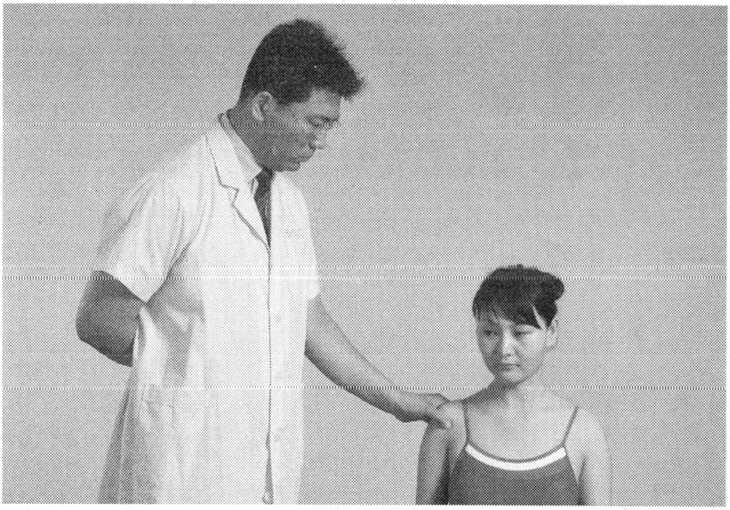

照片 12　指按法

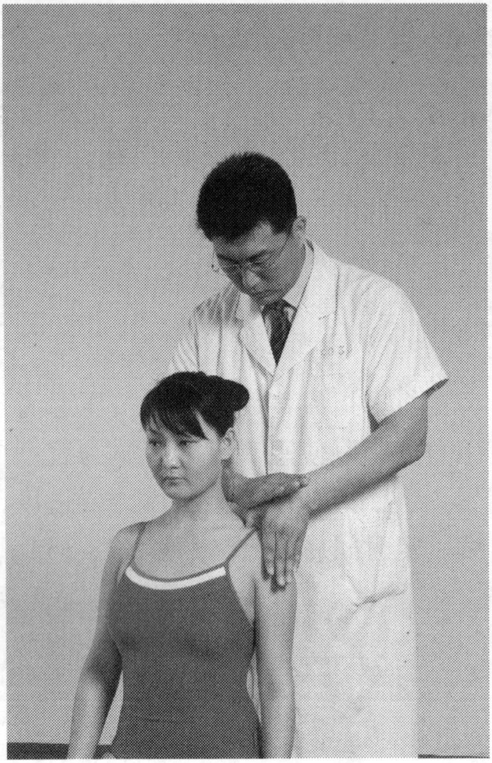

照片13　指按法

2. 掌按法

操作技巧：术者上肢伸直，腕部背伸，用全掌或掌心按压患处，垂直发力。用力由轻到重，稳而持续（照片14）。掌按法接触面积大，刺激缓和，适用于治疗面积大而又较为平坦的部位。

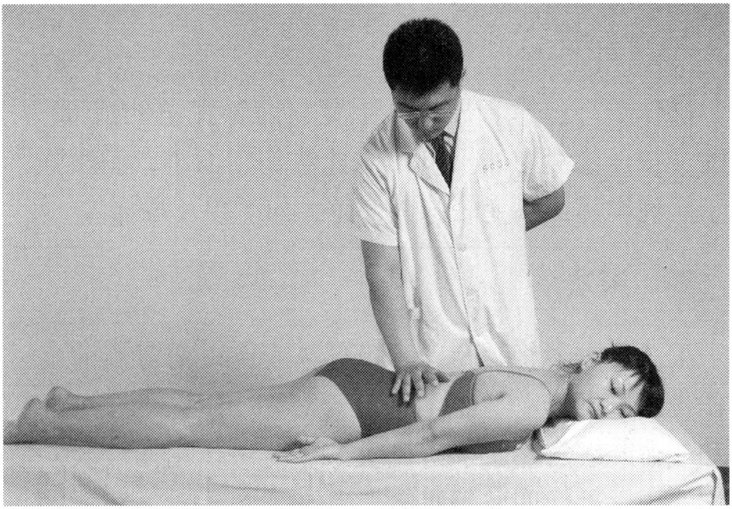

照片 14　掌按法

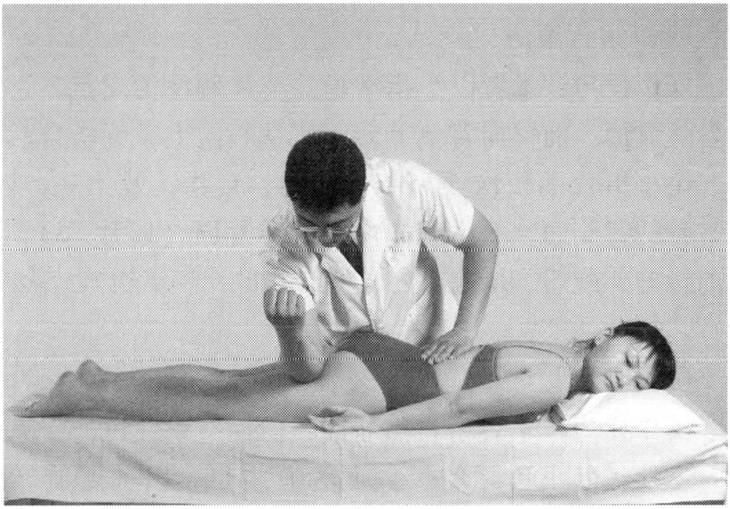

照片 15　肘按法

3. 肘按法

操作技巧：术者屈肘，上臂与前臂夹角约成60°，用鹰嘴突按压患处（照片15）。此法作用面小，刺激强，多用于肌肉丰满或病变较深的部位，如下腰及臀部。

四、滚法

滚法是术者将手背置于患部体表，以前臂旋前旋后的动作带动腕关节作连续往返滚动。其功用在于温通经络、调和气血、缓解痉挛、舒利关节。此法作用面较大，适用于腰背、臀部及四肢等肌肉丰满的部位。

1. 侧滚法

（1）掌背滚法

操作技巧：术者以小指掌指关节尺侧缘为支点，手掌呈自然弧形，前臂向背侧旋转，使掌心向上，五指自然屈曲，由小指背面依次至环指、中指、食指，及第三、四、五掌骨的背侧面，而后腕向内侧翻转复原（照片16）。如此前臂旋前旋后，均匀有序，持续连贯，频率约120次/分为宜。

（2）鱼际滚法

操作技巧：术者手自然屈曲，似握空拳，沉肩，略屈肘，悬腕，以小鱼际的尺侧面为着力点，以前臂旋转之力，使腕部外翻至掌背部，然后回腕屈指。如此反复操作，使手呈滚动状态（照片17）。

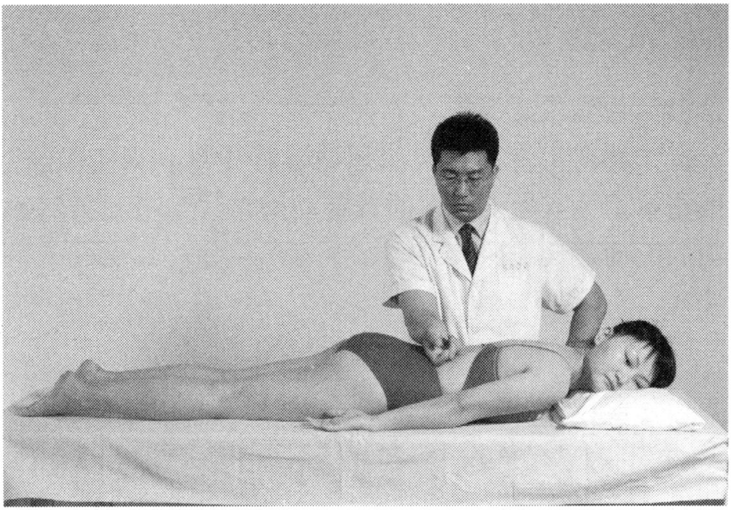

照片 16　掌背滚法

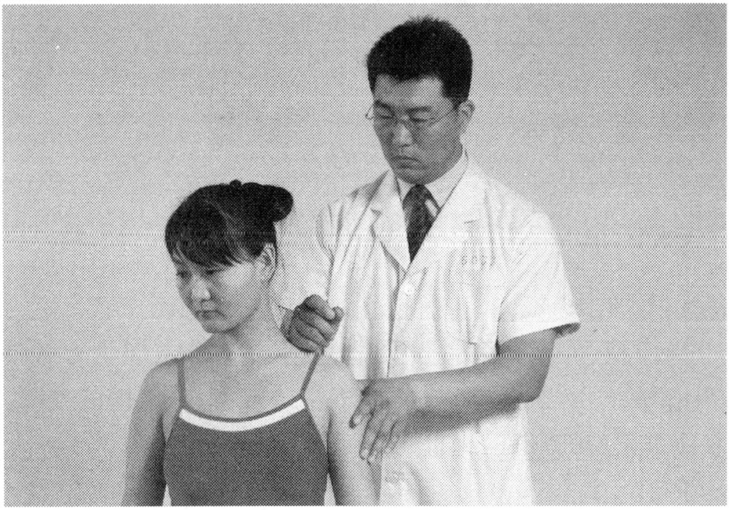

照片 17　鱼际滚法

2. 直滚法

（1）指背滚法

操作技巧：将手指自然屈曲如握空拳，拇指微悬起，以四指掌指关节为支点，前臂带动腕掌、掌指和指间关节作前后滚动之状（照片18）

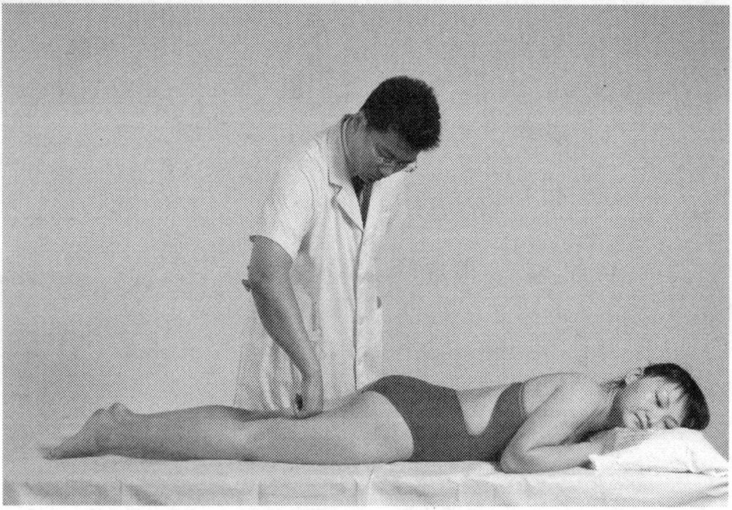

照片18　指背滚法

（2）拳滚法

操作技巧：术者手握实拳，腕部放松微屈置于患部，以四指掌指关节为支点，前臂带动腕关节向指间关节滚动，然后回到原位。如此往返，用力均匀、柔缓、透达深层（照片19）。

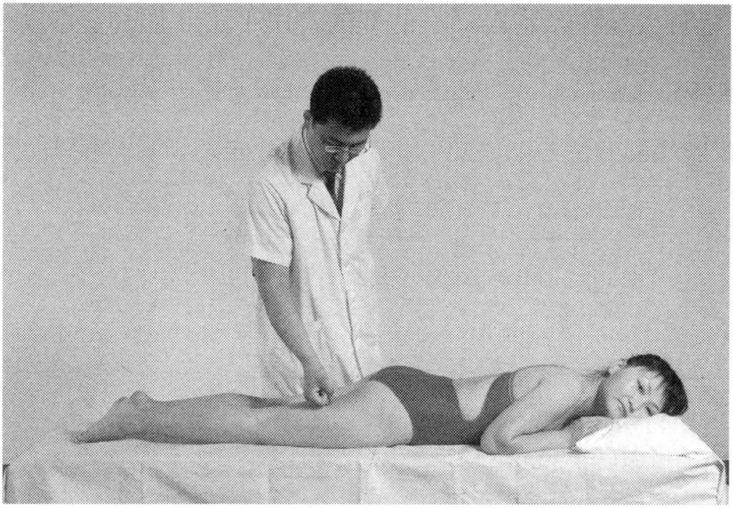

照片 19　拳滚法

五、摩法

摩法是指术者用手掌掌面或食、中、环指指面附着于患者体表一定部位上，作环形而有节律的抚摩的一种手法。此法作用表浅，缓和舒适，是推拿手法中最轻柔的方法。操作时不宜急，不宜缓，不宜轻，不宜重。摩法具有理气和中、消积导滞、活血散瘀、调和营卫之功能。适用于人体各部位的软组织损伤。

1. 指摩法

操作技巧：术者将手指自然伸直，指腹平伏在病变部位上，肘关节微屈，腕部放松，然后作缓和协调的环旋抚摩。顺时针或逆时针方向均可，着力部分要随着腕关节连同前臂作盘旋活动，用力轻柔自然，不宜过重，每分钟 80

次左右，是按摩胸腹、季肋部的常用手法（照片20）。

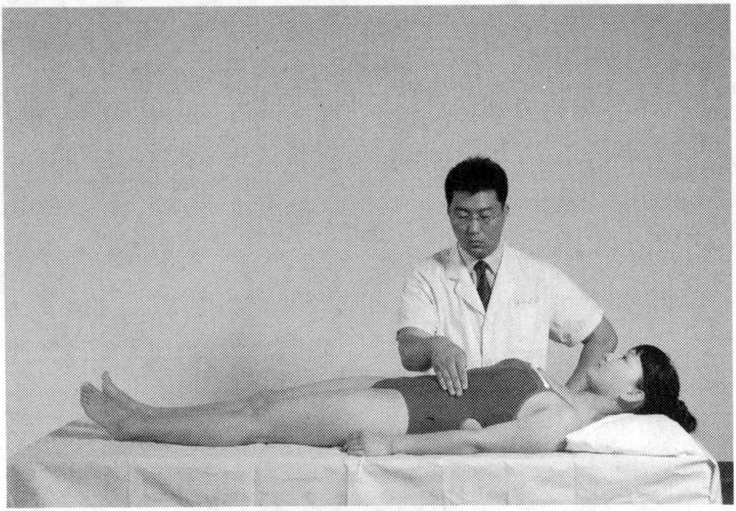

照片20　指摩法

2. 掌根摩法

操作技巧：用掌根附于患者病变处，运力于掌根部，在皮肤表面作均匀的盘旋抚摩。此法较指摩法接触面积稍大，频率应略慢，多行顺时针方向摩动。一般常单手操作，也可双手同时进行，常用于背腰及臀部（照片21）。

3. 全掌摩法

操作技巧：将指摩、掌根摩法结合并用，施治于患者体表相应部位。摩动时用力缓和均匀，频率最慢，以40～60次/分为宜，使患者有较强的舒适感（照片22）。此法多用于面积较大的部位，如腰背等处。

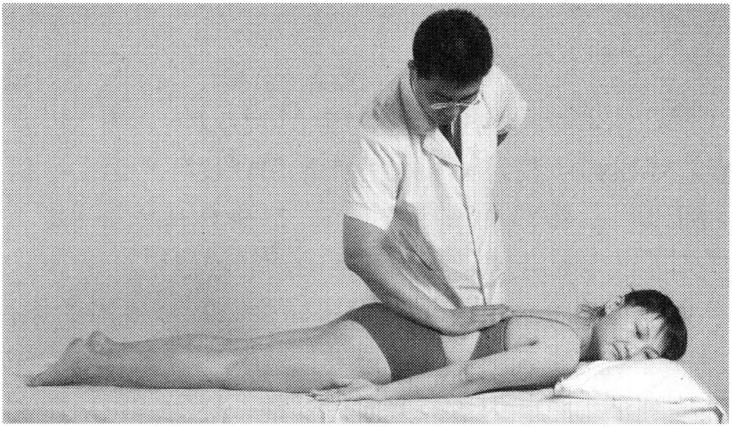

照片 21　掌根摩法

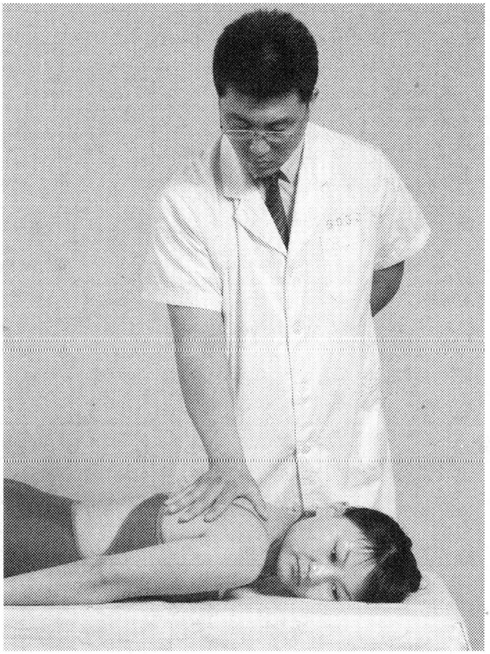

照片 22　全掌摩法

六、摇法

摇法指术者用单手或双手握住患侧肢体远端，以被摇动的关节为轴，使肢体和缓地作被动回旋环转运动。摇法常用于颈部、腰部及四肢大关节。摇法具有舒筋活血、滑利关节、松解粘连、增强关节活动功能等作用。

操作技巧：施治时应根据不同关节选择适当的体位，术者一手固定患者被摇关节近端，另一手握其远端，作该关节生理活动范围内各个方向的摇动。摇的动作应柔和平稳，幅度大小可根据病情适当掌握，一般摇的范围由小到大，速度以慢为主，不宜过快，摇动次数依病情及患者的耐受程度而定，不可操之过急，切忌粗暴用力（照片23）。

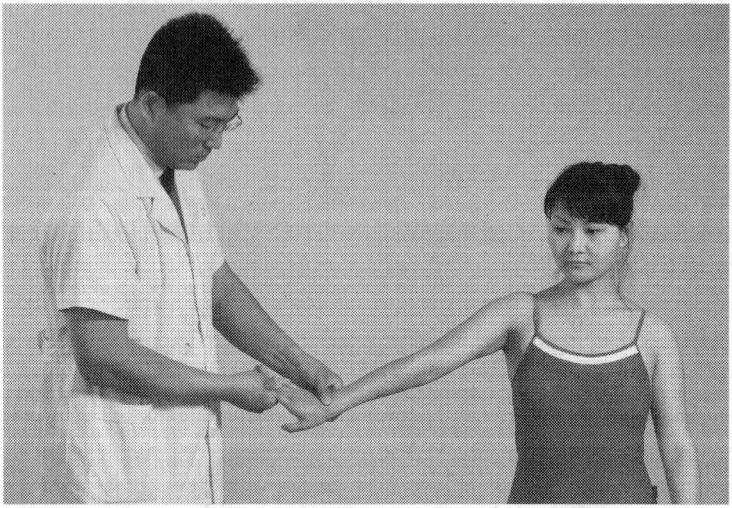

照片23　摇法

七、扳法

扳法指术者用双手或双肘向相反方向用力，使患者关节被动伸展或旋转。扳法多用于颈、腰、骶髂及四肢关节。扳法具有理筋通络、滑利关节、松解粘连、纠正关节错位等作用。

操作技巧：施治时先使病患关节处于极度伸展或旋转位，术者双手掌或双肘部分别紧贴于两着力点，突然作一短暂且略大的相反用力。由于扳法活动关节的幅度较大，作用较强，因此运用时应谨慎、稳妥、轻巧。操作前先准确定位，根据病情确定好扳的幅度范围，要在关节生理活动范围内进行扳动，不能超出其生理功能，防止发生意外。施治过程中可听到“喀喀”或“嗒嗒”的响声，表明手法成功。若手法准确，尽管未闻其声，也算成功，切忌粗暴用力而损伤关节，造成不良后果（照片24）。

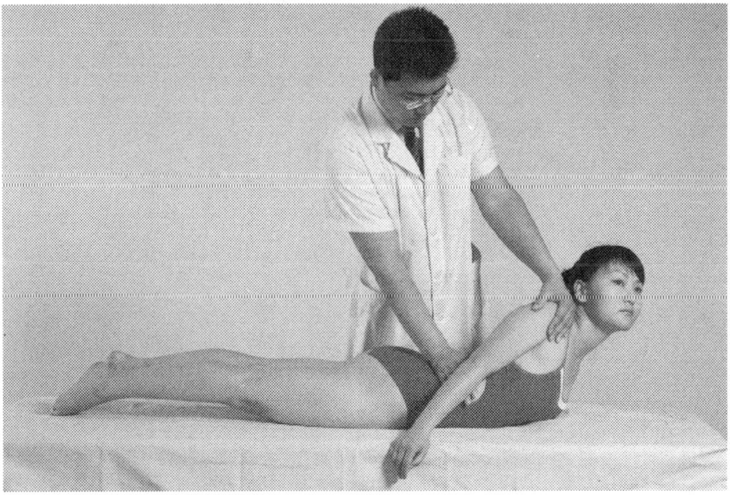

照片24　扳法

八、牵法

牵法是术者用单手或双手紧握住患肢远端，一手扶托固定相应部位，向远端作持续牵引的一种方法。牵法常用于四肢及颈部，具有解除粘连、滑利关节、缓解痉挛、舒筋通络之功效。

操作技巧：术者取站立位，一手或双手紧握患肢远端，一手扶托肢体近端的相应部位，行作用力相反方向的持续性牵引。其用力由轻到重，动作轻柔和缓、平稳连贯。切忌生拉硬拽，避免造成关节部位的损伤或诱发其他疾患（照片25）。

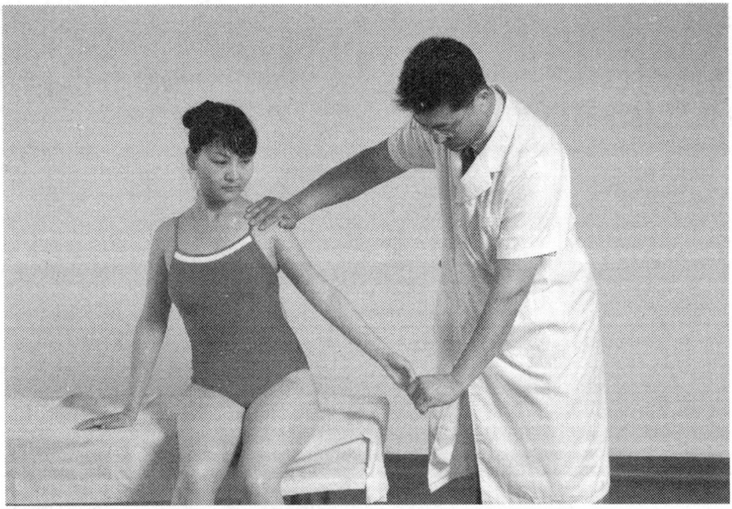

照片25　牵法

九、振法

振法指术者用单手或双手的手指指端或手掌贴在施治部位上，前臂和手部肌肉静止性收缩发力，做快速震颤动作，使施治部位产生振动感。振法可用于全身各部位，具有理气和中、祛瘀消痞、解除疲劳之效。多用于头面、胸腹、腰背部。临床可分为指振、掌振两种。

1. 指振法

操作技巧：术者腕部下垂，屈掌指关节约呈 90°，用中指指端贴于病变部位皮肤表面，稍施向下之力，依靠手部和前臂肌群之力集于指端处，形成一种震动力，使施术部位随之发生震颤。着力要实而有节奏，既连续又有间歇，连续振时以 400 次/分为宜（照片 26）。

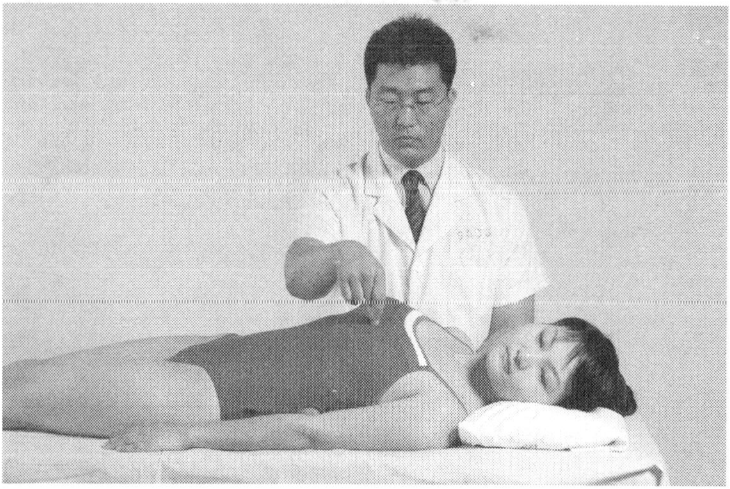

照片 26　振法

2. 掌振法

操作技巧：术者腕关节背伸，手掌平伸，五指略分开着于施治部位，集手部和前臂肌群之力于掌面持续发力，使局部亦随之发生震颤。要做到着力实而不虚，使力量透达至组织深处。振动频率与指振法同，连续与间歇并存。若需加大力量时，可用另一手重叠在施治手背侧，合力而振（照片 27、28）。

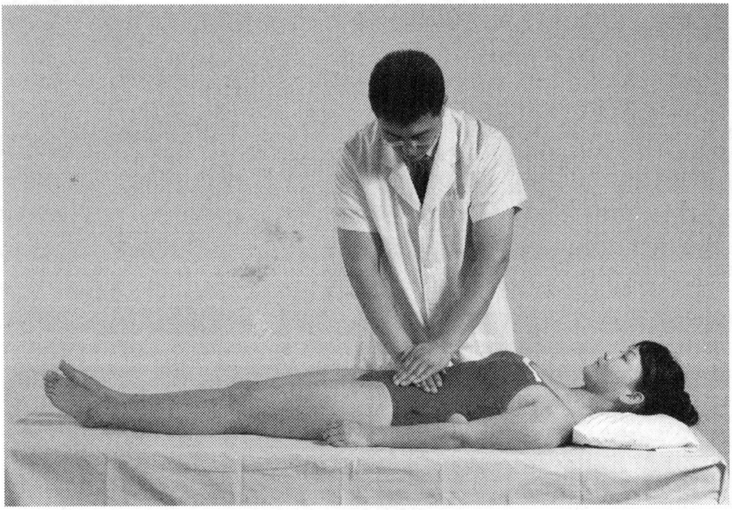

照片 27　掌振法

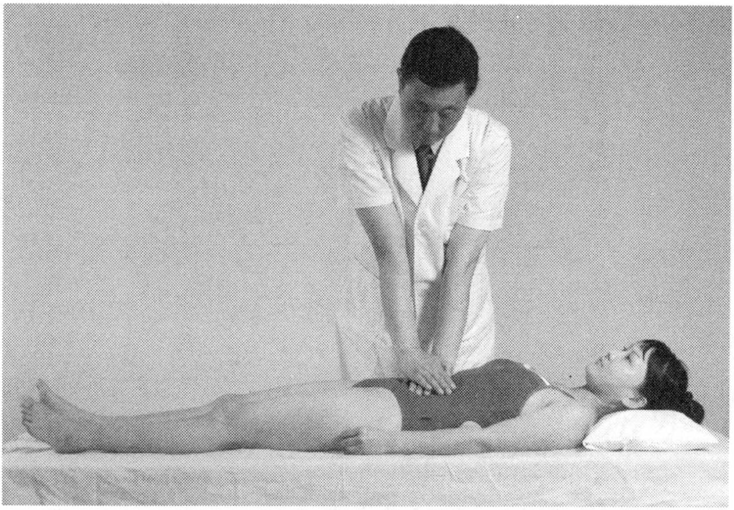

照片 28　掌振法

十、拨法

拨法指术者用指端按于患者穴位或某部位上，适当用力下压，作与肌纤维垂直方向来回拨动的一种方法。拨法多用于腰背部及四肢等处。临床上可依据压痛点或局部“筋结感”运用此法。本法具有松解粘连、缓解痉挛、散瘀止痛、舒筋活血之功效。

操作技巧：操作时术者常用一手在患者适当部位扶托以固定体位，另一手拇指指端插入施治部位，以一侧为支点，抵住不动，作与肌纤维垂直方向来回拨动。用力由轻渐重，直达组织深处。手指运动幅度要小，拨动时指下应有弹动感。一般多以单手操作，一个部位连续拨动 2 ~ 5 次。此法刺激性很强，常产生酸，麻、胀或痛感，应以患者能忍耐为度（照片 29）。一般在施用此法后，可配以表浅放松手法以缓解反应。

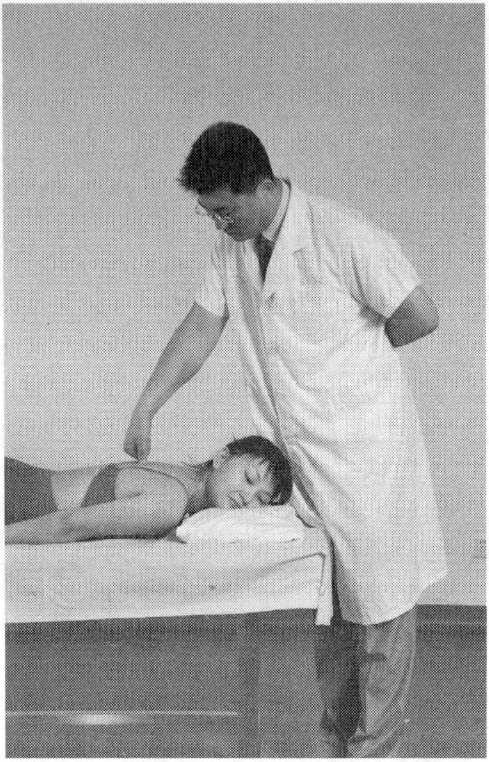

照片 29 拨法

十一、揉法

揉法是用手指指腹、大鱼际、掌根、拳、前臂、肘等部着力，吸定于病变部位或某一穴位，作轻柔和缓的环旋转动。其作用力可达皮下组织，频率较慢，一般每分钟 50 ~ 90 次，作用温和，多在疼痛部位或强手法后应用。揉法具有舒筋活络、调和气血、消肿止痛、宽胸理气之效。根据病变部位不同分为指揉法、掌揉法、拳揉法、肘尖揉法和前臂揉法五种。

1. 指揉法

操作技巧：术者多用拇指指腹吸定患者皮肤或穴位上，不离皮肤表面，施以旋转回环的连续动作。着力由小到大，再由大渐小，均匀持续而轻柔地旋转，作用面小，力量深在稳重，常在强刺激后应用（照片30）。临床又有单指、双指、三指和五指揉法之说。

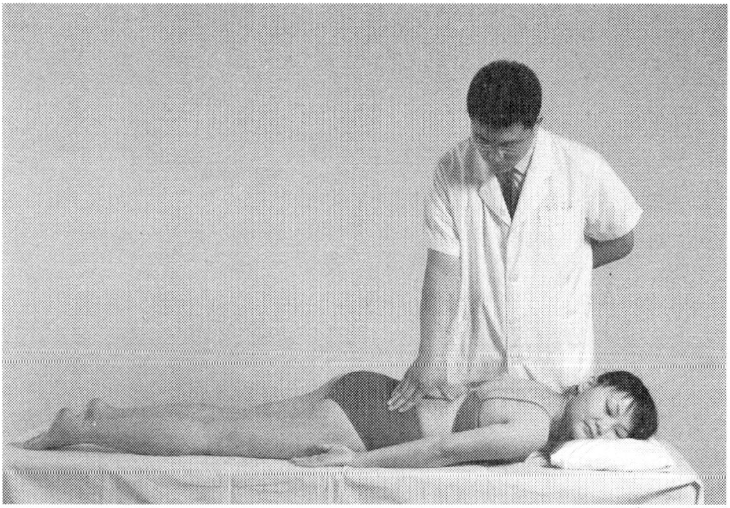

照片30　指揉法

2. 掌揉法

操作技巧：术者腕关节背伸，以单手或双手的掌根、大鱼际或全掌紧贴施治部位，腕部放松，以腕关节连同前臂作缓缓小幅度回旋揉动，压力要轻柔，揉动频率一般60～80次/分（照片31）。此法着力面较大，刺激缓和舒适，老幼皆宜。

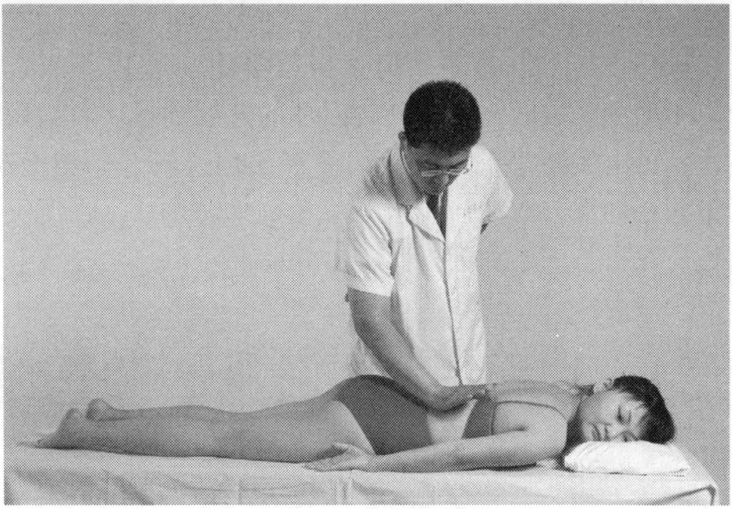

照片31　掌揉法

3. 拳揉法

操作技巧：术者半握空拳，五指并拢，拳心向下，吸定患者皮肤，以拳代掌，揉动可由慢及快，力稍重，深透入里（照片32）。适用部位同掌揉法。

4. 肘尖揉法

操作技巧：术者屈肘，前臂与上臂约呈60°，腕关节放松，将肘尖（鹰嘴处）着力于患者病变部或某穴，以上臂带动前臂及腕，做小幅度环旋。力量均匀，由慢及快，透达于里。旋转时顺时针或逆时针均可（照片33）。

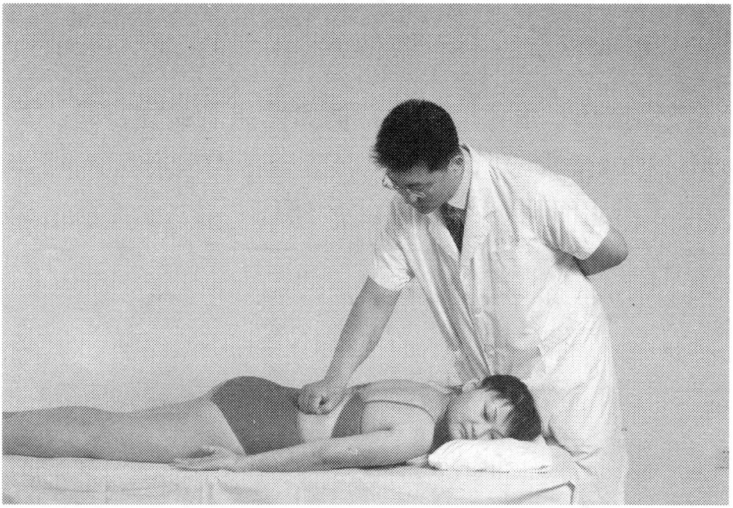

照片 32　拳揉法

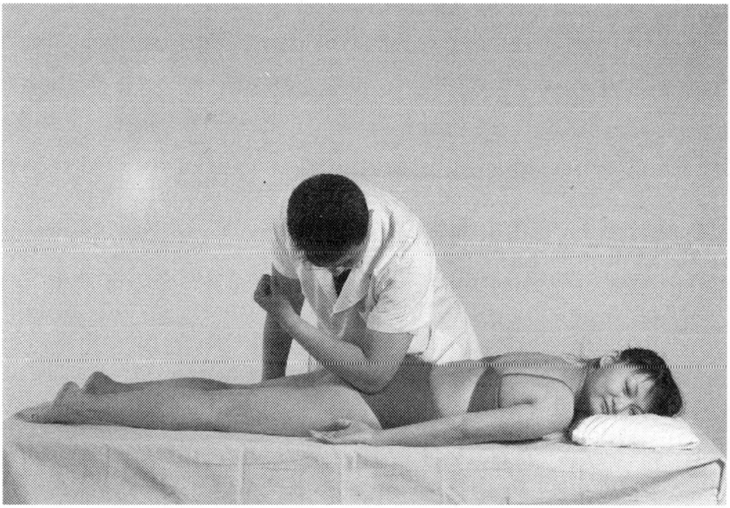

照片 33　肘尖揉法

5. 前臂揉法

操作技巧：术者用前臂背侧紧贴患者病变部位，屈肘约 90°，沉肩、腕关节放松，以上臂带前臂作左右或旋转揉动。其作用面积大，施力均匀温和，以患者舒适为宜(照片 34)。

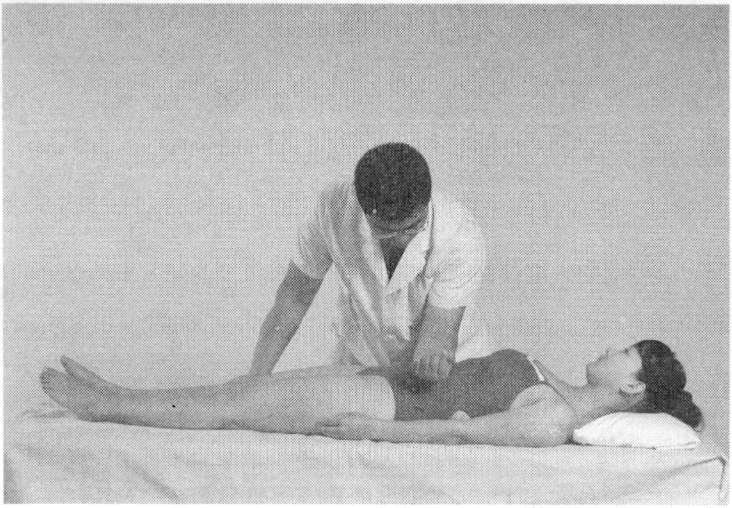

照片 34　前臂揉法

十二、背法

背法是指术者将患者背起悬空，利用自身肢体重量牵引的一种方法。此法含有拔伸之意，可使错位的小关节复位，松解挛缩的关节囊，具有疏通筋脉、解痉镇痛之功效。背法分为反背法、正背法两种。

1. 反背法

操作技巧：术者与患者背对背站立，两臂分别挽于患者两臂，使患者背部紧贴术者背部，以防滑脱。术者两足分开与肩同宽，缓慢俯身弯腰，将患者背起悬空，以臀部顶住患者腰部，同时作左右和上下的摇晃摆动，以便患者的脊椎及腰部充分受到牵拉。此时患者头应尽力后仰，两足自然下垂，全身放松，待术者施用颠、晃、摇摆后，再使患者轻轻站于地面（照片 35）。

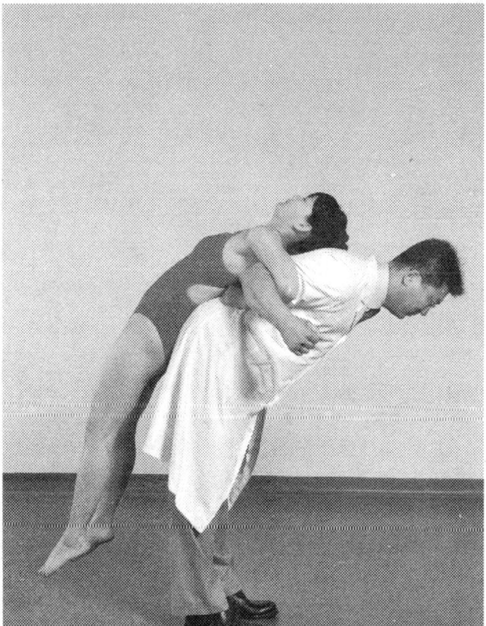

照片 35　反背法

2. 正背法

操作技巧：术者立于患者前面，使患者两臂分别伸过术者两肩并交叉于术者胸前双手扣住，然后术者前屈弯腰将患者背起悬空。其过程同反背法（照片 36）。

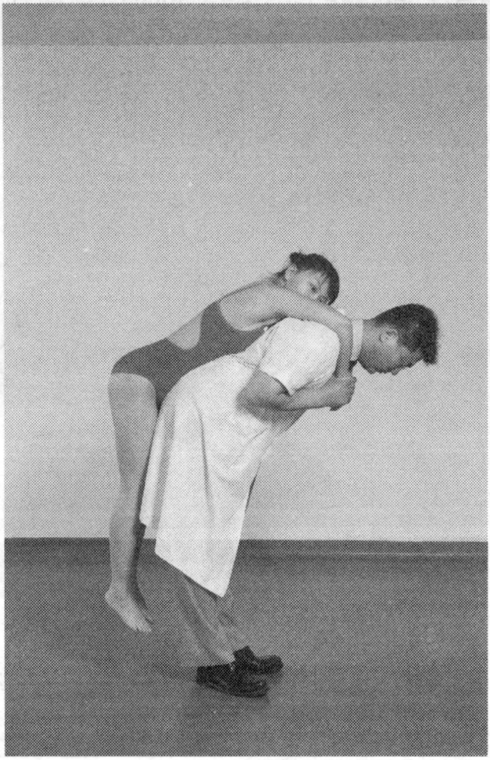

照片 36　正背法

十三、拍法

拍法是用掌或拳借腕部自然上下摆动之力，轻巧拍打患处体表的一种手法。其作用力较轻，具有行气通络、活血止痛、缓解痉挛、营养经脉之功。适用于胸、肩、腰、背及四肢关节等处。临床分掌拍法、拳拍法两种。

1. 掌拍法

操作技巧：术者以单手或双手五指并拢、掌指关节与指间关节自然微屈，随腕关节背伸、掌屈的上下摆动，用各指指腹及大小鱼际肌，作有节奏的轻巧而富有弹性的自然拍打。用力均匀，以局部轻度红晕、患者自觉施治部位有舒适感为宜（照片37）。

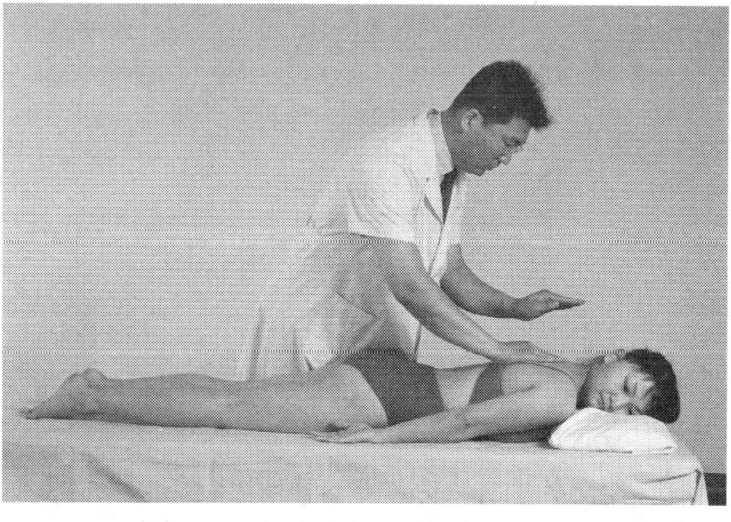

照片37　掌拍法

2. 拳拍法

操作技巧：术者五指并拢向掌心屈曲呈半握空拳状，拳心向下，随腕关节背伸、掌屈的上下摆动，稍加用力拍打患处。如此反复操作至患者皮肤略发红色（照片38），力度透达深层组织更佳。

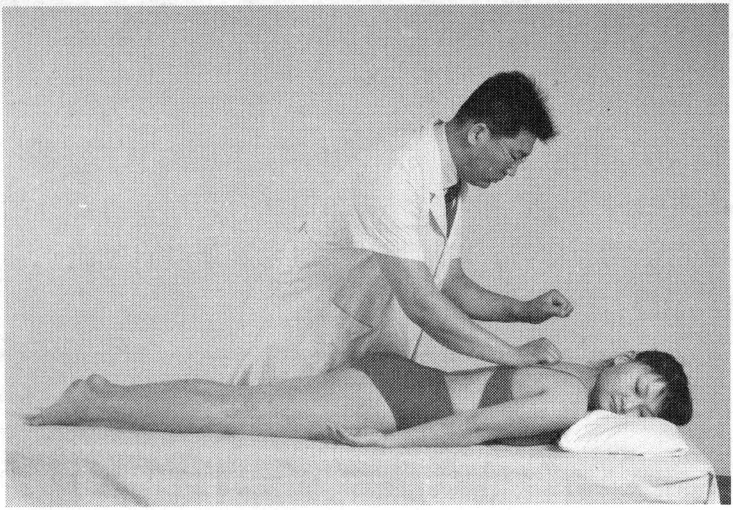

照片38 拳拍法

十四、理法

理法指术者通过拇指与食指或与其余四指的对指、分指动作，进行整理疏导之法。理法具有舒筋活血、温阳通络之功。本法多用于颈项、四肢等部位。

操作技巧：术者用单手拇指和食指的指腹或拇指与其余四指的掌侧面置于患者病变部位的两侧，或沿肢体经络循行部位，作垂直与肌纤维方向的挟持捋理，一松一紧自上而下循序移动，可反复进行数次。理的力量要均匀、柔和，频率以160次/分为宜（照片39）。

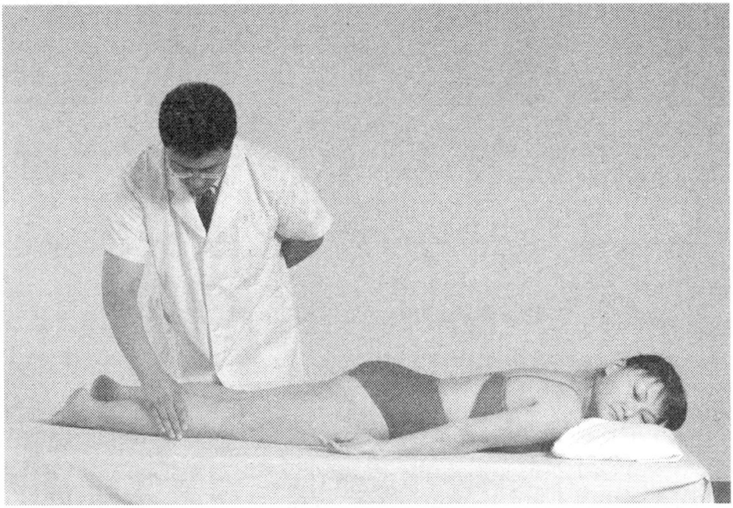

照片39　理法

十五、捻法

捻法指术者的手呈功能位以拇指及食指指腹相对捏住施治部位，对称地反复交错用力如捻线状。此法多用于四肢末端小关节及浅表肌肤部，具有舒利关节、理筋通络、畅行气血、软坚化结之功。

操作技巧：术者一手扶住肢体近端以固定体位，另一手拇指与食指相对捏夹患者施治部位的两侧，以对指动作为基础，作如捻线似的旋转揉搓。手指应紧贴皮肤，使皮下组织随手指的捻动而滑动。操作时腕部保持不动，用力应轻柔灵巧，以透皮下组织及浅表筋膜为宜。捻动幅度不应过大，频率50~80次/分即可（照片40）。

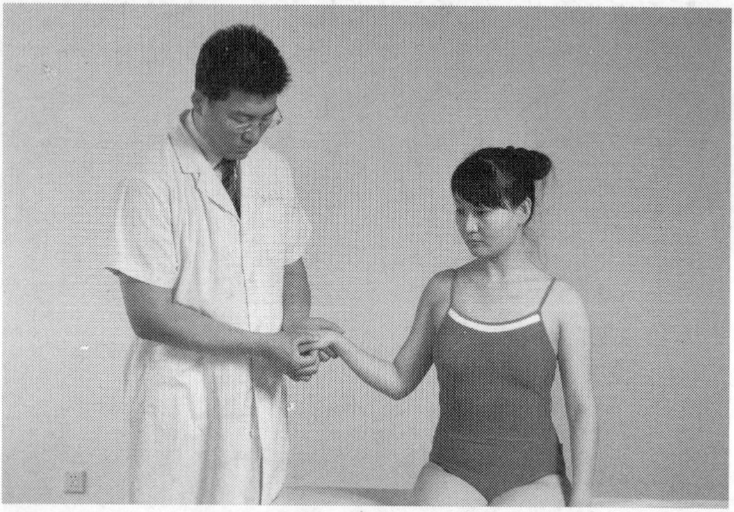

照片40　捻法

十六、弹法

弹法即弹筋法，指术者用拇指和食指指端或指腹对称地捏住患处肌肉或肌腱，用力提起，然后迅速放开，使筋肉弹回的一种手法。此法常用于浅表的肌肉、肌腱等部位，具有解除粘连、散瘀止痛、舒筋活络之功效。

操作技巧：术者略伸腕关节，拇指与食指微屈对指呈钳形，摸好患者被弹的肌腹或肌腱的两侧边，作垂直于肌纤维方向的压挤和提捏，如弹琴弦之感。运用此法力求部位选准，用力适度，动作轻柔，一般以弹1~2次为宜，切忌粗暴用力，避免造成局部的血管损伤（照片41）。

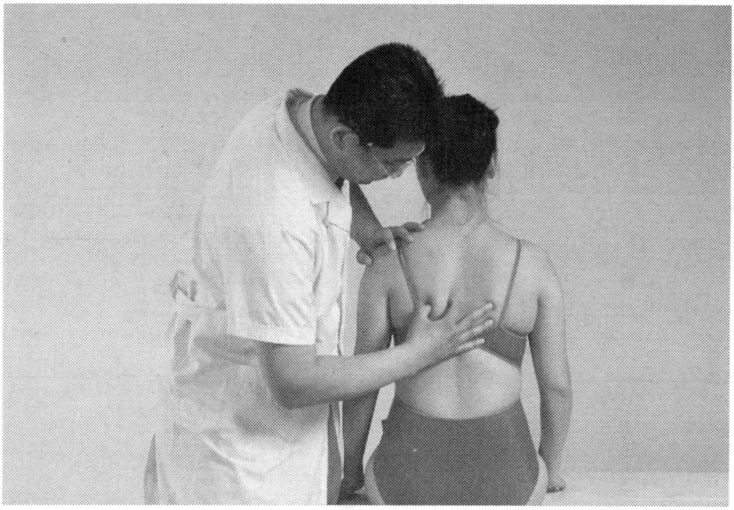

照片 41　弹法

十七、捋法

捋法指术者用手指或掌指关节的掌侧面置于患者病变部位的体表，快速而反复滑搓的一种方法。本法具有舒筋通络、行气活血之功。捋法可分为指捋和掌捋两种。

1. 指捋法

操作技巧：将食、中指略屈，夹住患肢相对应的两侧，行五指并拢之力快速向肢体末端滑搓。以患者对施术部位有压迫感为度。用力要均匀连续（照片 42）。此法多用于手指、足趾及跟腱部。

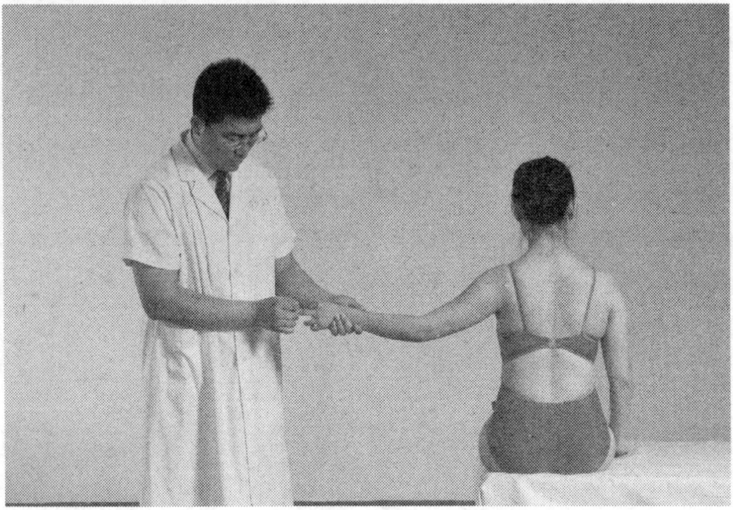

照片 42　指捋法

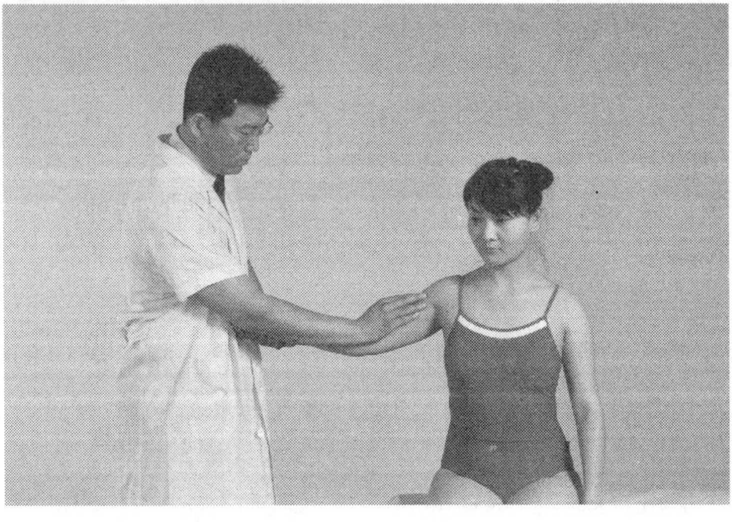

照片 43　掌捋法

2. 掌捋法

操作技巧：术者一手握住患肢远端以固定体位，另一手腕部略背伸，掌指关节微屈，五指稍分开，贴压在施治部位上，作上下方向的快速往返捋动（照片43）。操作时注意掌指着力要和缓连贯，用力均匀。

十八、叩法

叩法指术者用手指或手掌着力，上下起落轻巧拍打患者体表某部位的一种方法。此法可用于身体各部位，具有舒筋通络、祛瘀止痛、散结化滞、解除疲劳之功效。依病变部位不同，临床上分为指叩和拳叩两种。

1. 指叩法

操作技巧：术者五指伸直分开呈扇状，对准患者病变部位，以小指尺侧接触皮肤行向下叩击的动作。叩时用力轻柔而富有弹性和节奏感。切忌忽轻忽重，以局部皮肤略发红晕为度（照片44）。此法多用于头部。

2. 拳叩法

（1）空拳叩法

操作技巧：术者五指并拢向掌心屈曲呈空拳状，拳眼向上着力叩击。临床常左右空拳交替叩，用力不宜过重，频率以100~120次/分为宜（照片45）。此法多用于腰背部。

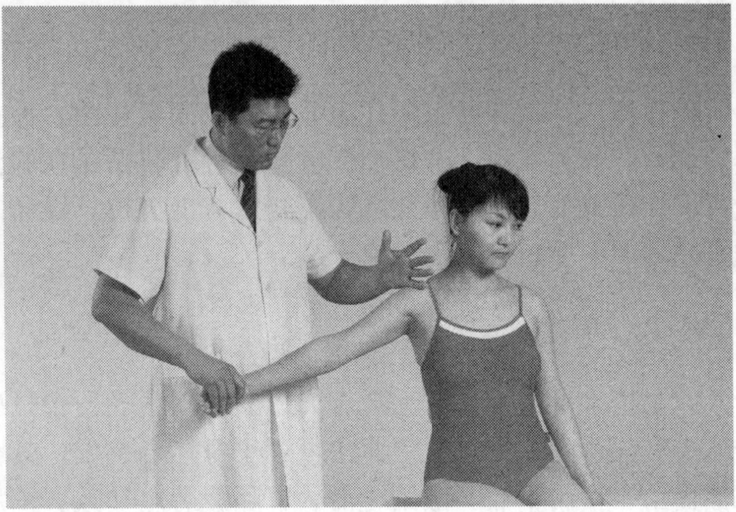

照片 44　叩法

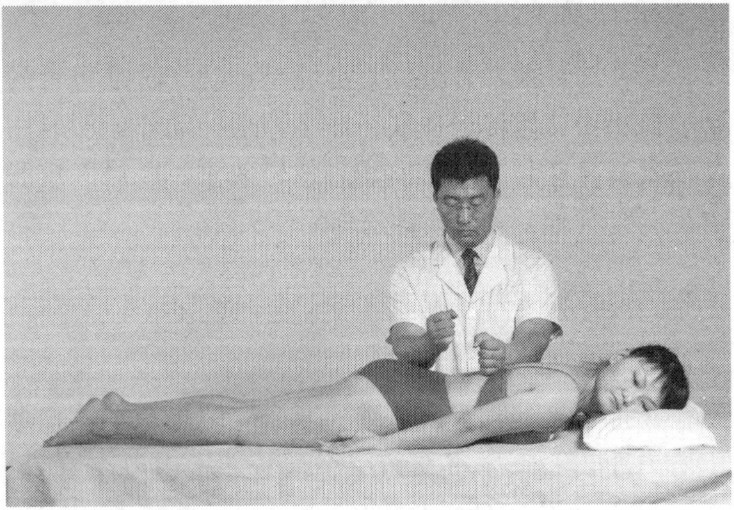

照片 45　空拳叩法

（2）实拳叩法

操作技巧：术者双手握实拳，以小鱼际肌尺侧面为着力点，双拳交替叩击病变部位。频率由慢到快，着力自轻而重，再由快到慢，自重而轻，反复2~4次，以患者局部有酸痛感为宜（照片46）。此法多用于膝关节。

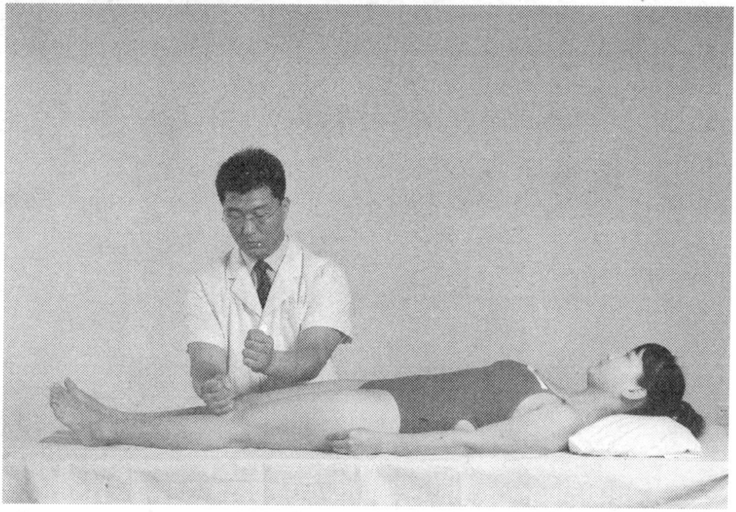

照片46　实拳叩法

十九、抖法

抖法指术者双手握住患者肢体远端，轻轻用力作小幅度的相反方向的连续抖动，使肢体随着抖动似波浪状地起伏。抖法多用于四肢部位，具有舒筋活络、畅通气血、通利关节、解除疲劳之效。

操作技巧：助手或术者一手固定患者被抖动肢体的近端，用双手或单手紧握其远端，在该肢体充分放松的前提下，稍向远心端用力作上下、左右或前后方向的抖动，使患肢随抖动呈波浪状起伏（照片 47）。切勿粗暴拉伸，用力应持续均匀而缓和有力，抖动幅度要小，节奏由慢而快，使关节有舒松适宜之感。

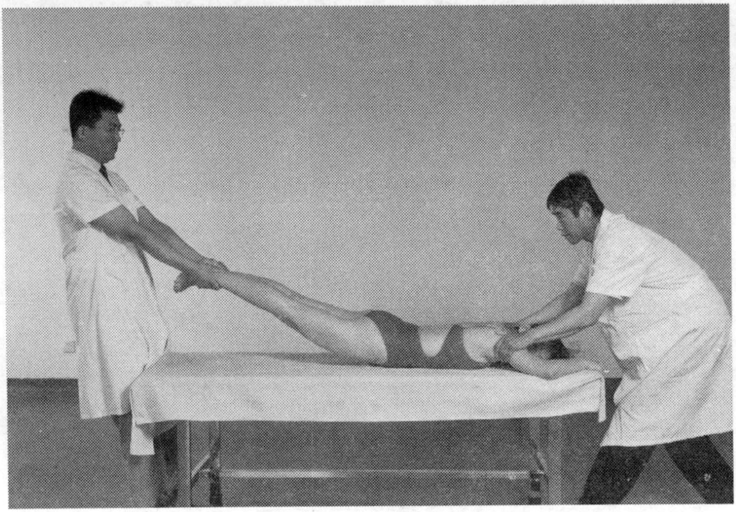

照片 47　抖法

二十、搓法

搓法是用双手掌或手指挟住一定部位，着力作左右或上下往返快速移动。本法具有疏通经络、调气和血、解痉镇痛之功。多用于软组织损伤、肌肉痉挛痹痛或强手法之后。根据施治部位差异，临床上又分为指搓法、掌搓法。

1. 指搓法

操作技巧：术者一手扶握患者施治部位近端，另一上肢垂肘提腕，以拇指尺侧面及食指桡侧面在患部上下移搓，并适当施以压力，力度逐渐深透。搓的速度由慢到快，再由快到慢，用力深入浅出（照片 48）。单手指搓法多用于头部及四肢表浅部位，双手指搓法常用于颈项部。

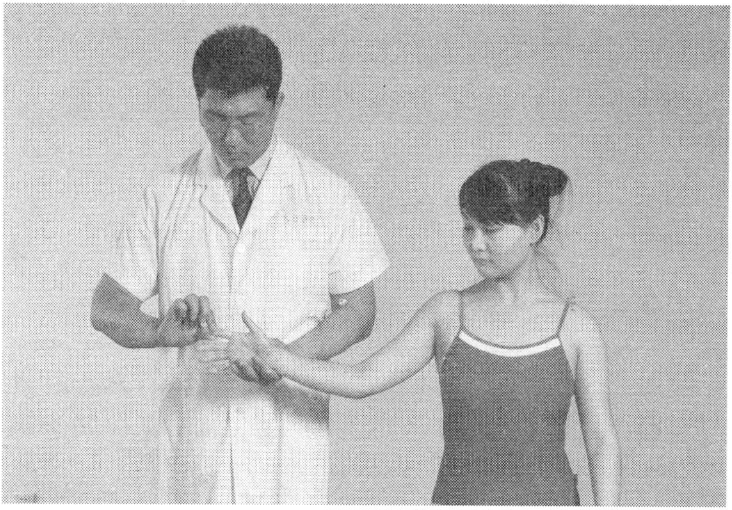

照片 48　指搓法

2. 掌搓法

操作技巧：用双手掌侧或背侧面挟住患部，施治时以一定力度压紧皮肤，相对用力作方向相反的来回快速搓揉，边搓边上下往返移动，直至肌肉放松而毕（照片 49）。此法作用力较大，操作时患者有明显的热胀感和局部舒适感。

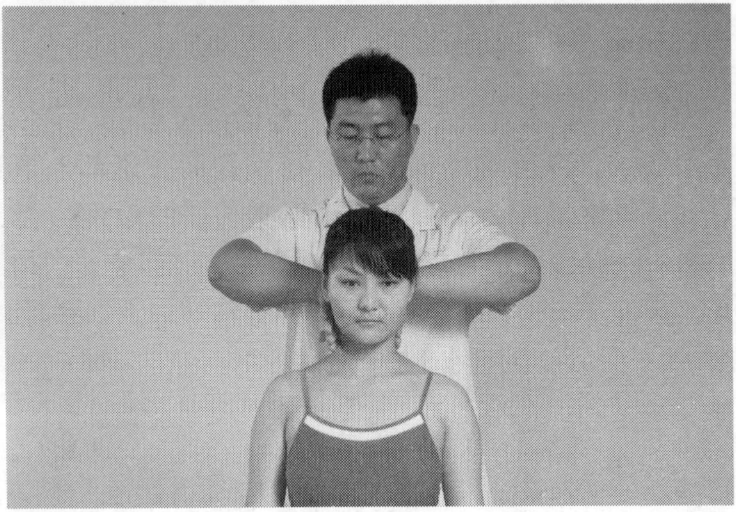

照片49　掌搓法

二十一、端提法

端提法是指术者用双手对按相应部位，以患者自身重量或在助手对抗作用下，酌其病情自下而上牵提的一种方法。此法具有升阳提气、通经活络、顺筋理肌、解除粘连之效。常用于头、颈、胸、肩及双上肢。

操作技巧：术者立于患者身后，双手从其腋下伸出屈肘，扣在前胸部，令患者呼气，在其自身重量对抗下，同时突然向上端提。也可在持续端提状态下，轻轻旋转，反复2~4次（照片50）。运用此法应注意不急不躁，既有持续牵引之意，又有突然拔伸之感。

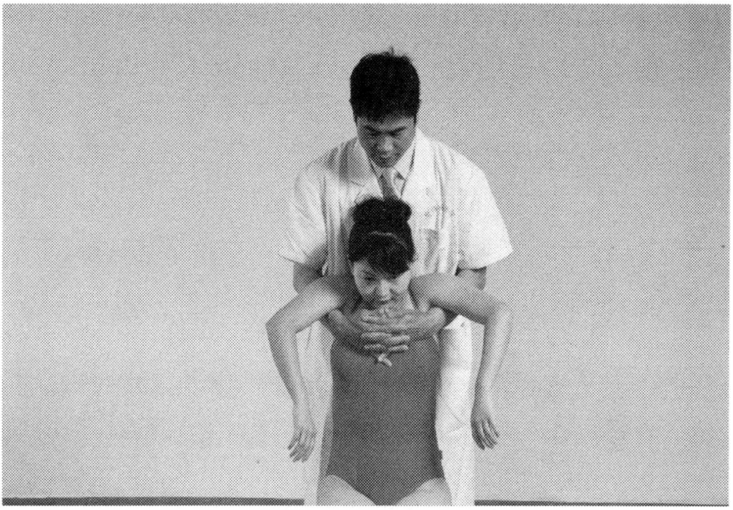

照片 50　端提法

二十二、捏脊法

捏脊法指术者用双手拇指指腹与食指中节的桡侧，在患者皮肤表面循序捏拿捻动之手法。本法具有调和阴阳、养阴清热、调理脏腑、祛滞消积之功效。系小儿推拿常用手法之一。

操作技巧：术者用双手食指中节桡侧向患者后正中部下前方按推，同时双手拇指捏拿起皮肤，从下腰部沿后正中线向头部徐徐捏拿上移，边捏边放边上提，至大椎穴处（照片 51）。一般反复 3～5 次。运用此法注意着力要轻柔、均匀、灵活、连贯，使患儿易于接受才能达到治疗的目的。

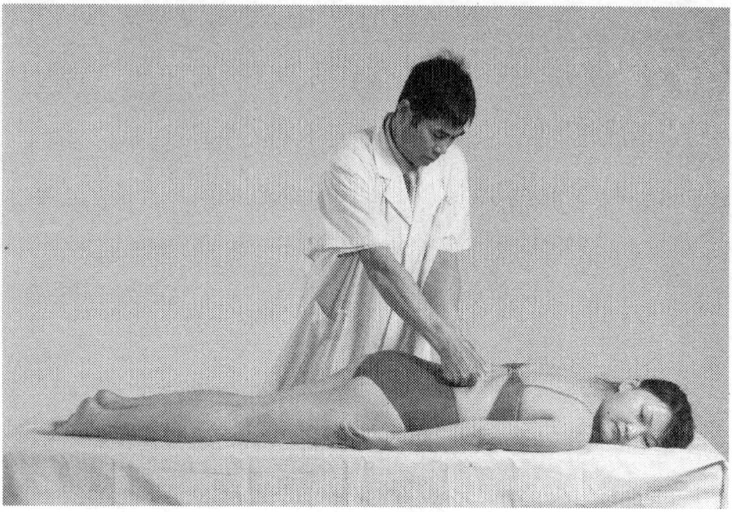

照片 51　捏脊法

二十三、旋转法

旋转法指术者用双手对施治部位行相反交错用力，被动旋转病变部位的一种方法。本法具有纠正关节的微细错位、解除粘连之功效。旋转法是治疗颈、肩、腰、背及四肢关节病变的有效手法之一。

操作技巧：以准确的病变部位为轴，其远心端在术者双手辅助下行缓慢均匀的旋转，旋转幅度应由小到大，频率不宜过快。运用此法意在纠正小关节错位和改善关节活动功能，绝不可操之过急，超出生理功能范围的粗暴用力，造成不必要的损伤。由于病变部位不同，其旋转手法亦各有异，将在分类手法中再详细阐述（照片 52）。

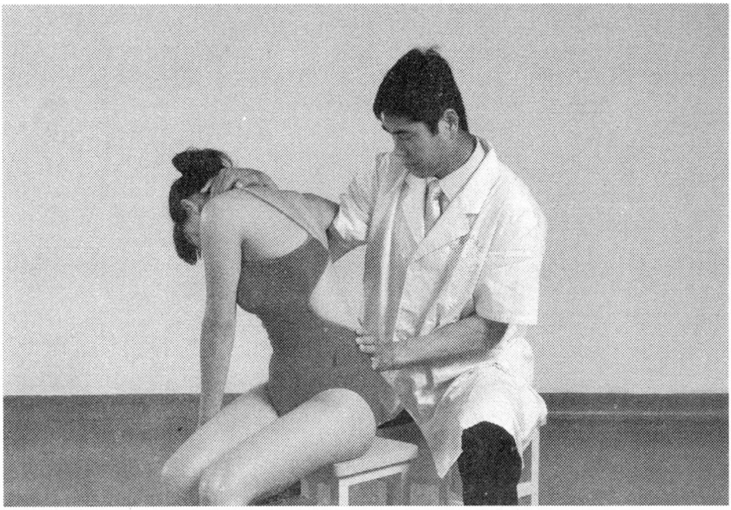

照片 52　旋转法

二十四、屈伸法

屈伸法是对活动受限的关节施以伸展或屈曲的一种被动运动手法。屈则屈伸折返，伸则拔伸牵拉。本法具有松解粘连、滑利关节、解除软组织痉挛或关节内组织嵌顿的作用，适用于各部位关节功能受限、僵直、疼痛等患者。

操作技巧：术者一手扶托固定患侧关节近端，一手握其远端，在关节生理活动范围内，作各方向的屈伸活动，速度由慢渐快，用力均衡持续，徐徐加大病变关节的活动幅度。操作时绝不可使用暴力扯动，以避免造成软组织损伤，甚至骨折和脱位的发生（照片 53）。

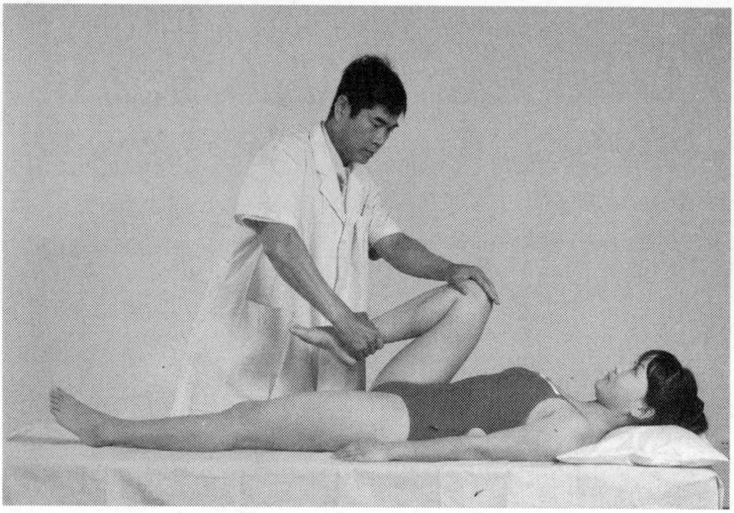

照片 53　屈伸法

二十五、归挤法

归挤法是指术者用双手对患者施治部位从两侧向中心归合相挤的一种手法。此法具有温经活络、祛瘀散结、调整关节紊乱的作用。常用于头、颈及肩部。

操作技巧：术者双腕背伸、掌指及指间关节自然屈曲，或双手五指交叉，对准患者施治部位的中心，用全手或掌心部相对用力（照片 54）。按压时用力要均匀，以持续 10 秒钟为宜。

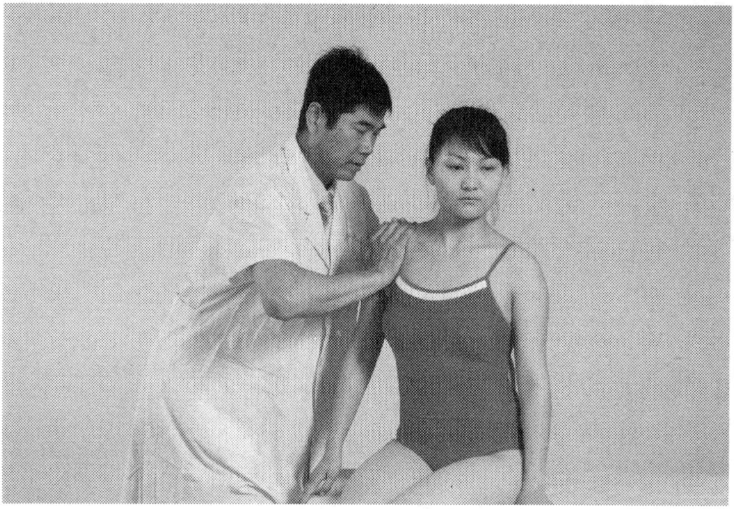

照片 54　归挤法

二十六、扫散法

扫散法指术者用五指或掌根部着力于患者体表，腕部作快速的左右摆动推进的一种方法。此法具有舒筋活血、散瘀消肿、解痉止痛的作用。常用于头、胸腹、腰背及下肢等处，系强刺激后的一种缓解手法。临床分为指扫散法和掌扫散法两种。

1. 指扫散法

操作技巧：术者单手或双手拇指伸直，指腹置于患者治疗部位，余四指略屈曲分开呈扇形，拇指循经引路，余四指在腕关节的自然摆动下轻摩移动。动作要轻巧自如，持续连贯（照片 55）。

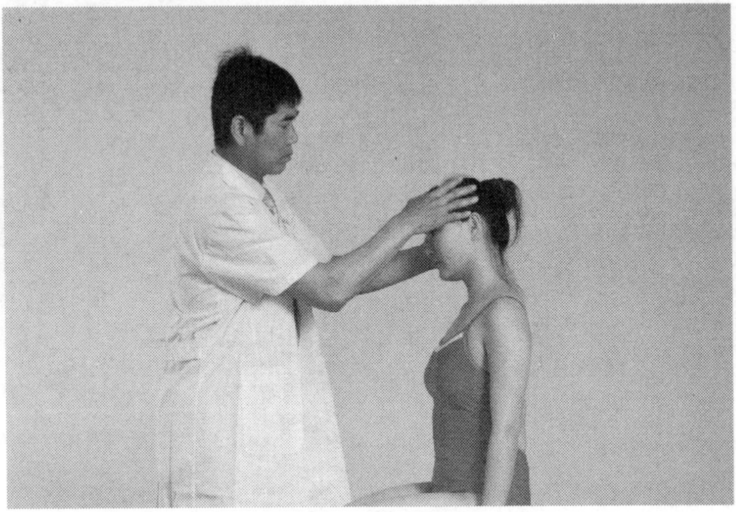

照片 55　指扫散法

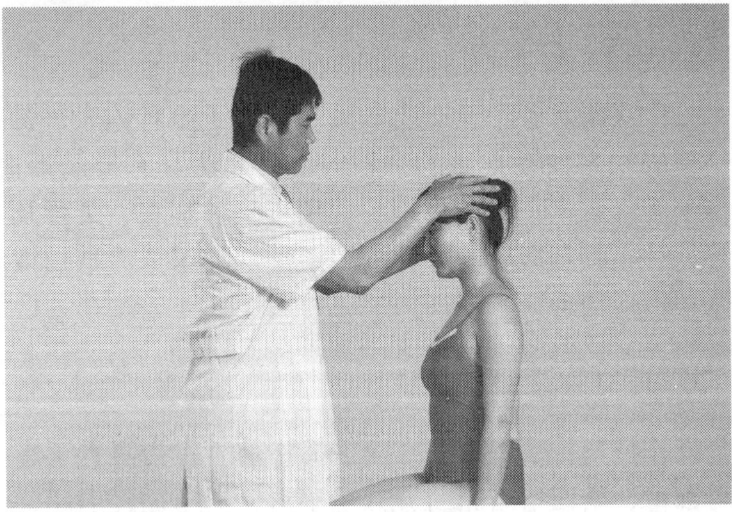

照片 56　掌扫散法

2. 掌扫散法

操作技巧：术者掌根部紧贴患者治疗部位，并施加一定压力于皮下组织，避免在表皮上搓捋，随腕关节如风摆荷叶似的摇动，快速推进。速度应由慢渐快，用力均匀柔和（照片 56）。

二十七、击打法

击打法是指术者用拳、指或掌背击打患处而达到治疗目的的一种方法。本法具有强筋健骨、解痉镇痛、消除疲劳的作用。多用于筋肉酸痛、痉挛拘紧及强手法之后的治疗。临床常施用指击打和掌击打两种方法。

1. 指击打法

操作技巧：术者五指并拢伸平，掌心向下，利用腕关节的伸屈活动，轻巧自然地拍打患者体表部位。拍力由轻渐重，由慢渐快，注意拍实拍准，其频率以 200 次/分为宜（照片 57）。

2. 掌击打法

操作技巧：术者略背伸腕关节，五指自然屈曲，借背伸腕关节之力，用掌根击打患者施治部位。此法着力较指击打法重，故常用于肌肉丰满处，击打时应均匀有序，节律相同（照片 58）。

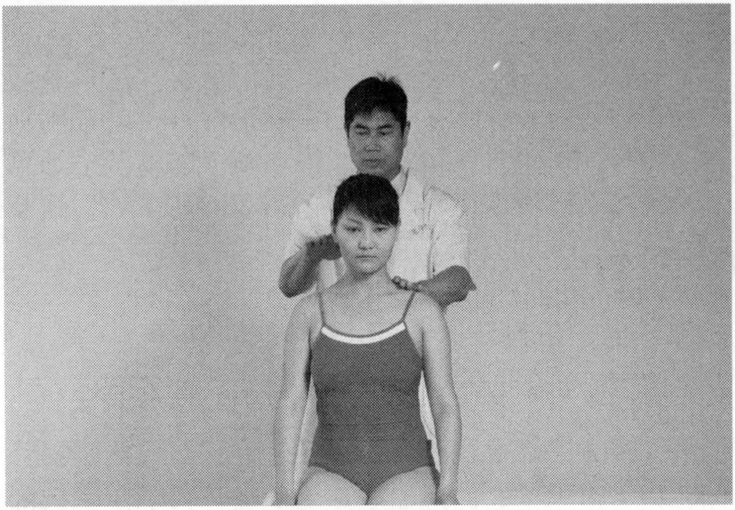

照片 57　指击打法

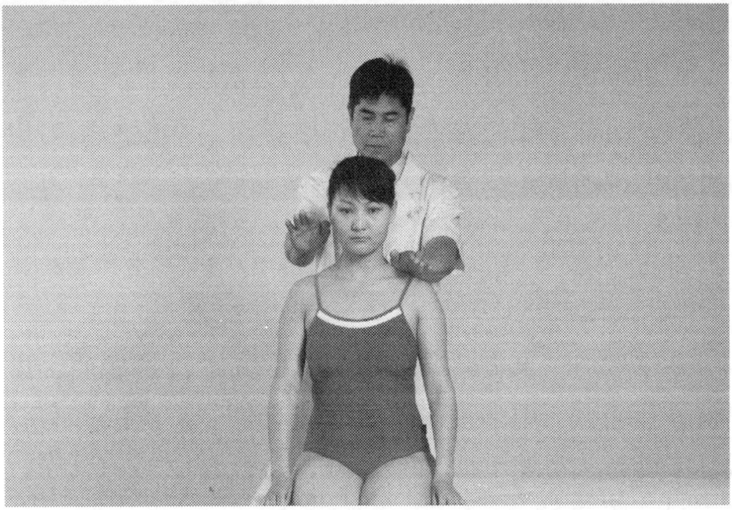

照片 58　掌击打法

二十八、点穴法

点穴法指术者以手指指端着力于患者某一穴位，以指代针的一种手法。本法具有调整阴阳、疏通经络、松解粘连、增强肌力之效。该法简便易行，对全身部位均可应用。临床可分为单指点、三指点和五指点三种方法。

1. 单指点穴法

操作技巧：以中指为主，术者屈掌指关节与指间关节，中指指端着力于患者某穴上，与皮肤表面呈70°～80°为宜。一般一虚二实，实点虚不点，点后即抬起，反复2～3次（照片59）。

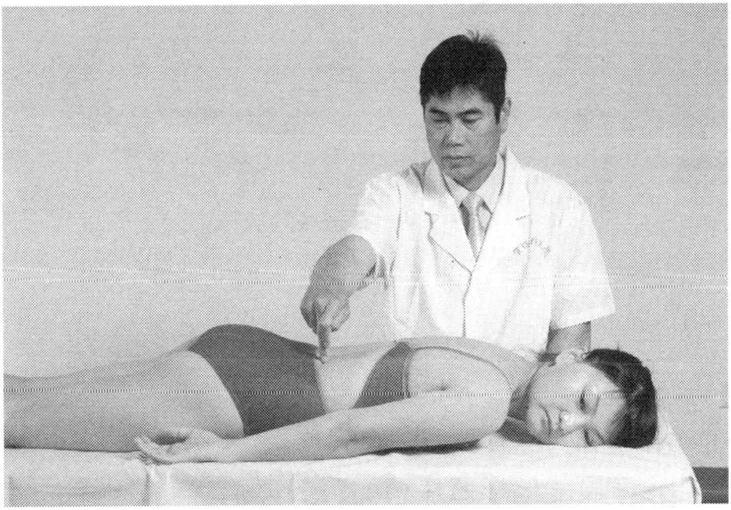

照片59　单指点穴法

2. 三指点穴法

操作技巧：术者以拇、食、中三指末节对指聚成一体，微屈掌指与指间关节，随腕关节快速而准确的屈伸动作，行二虚三实，实点虚不点的点法（照片60）。

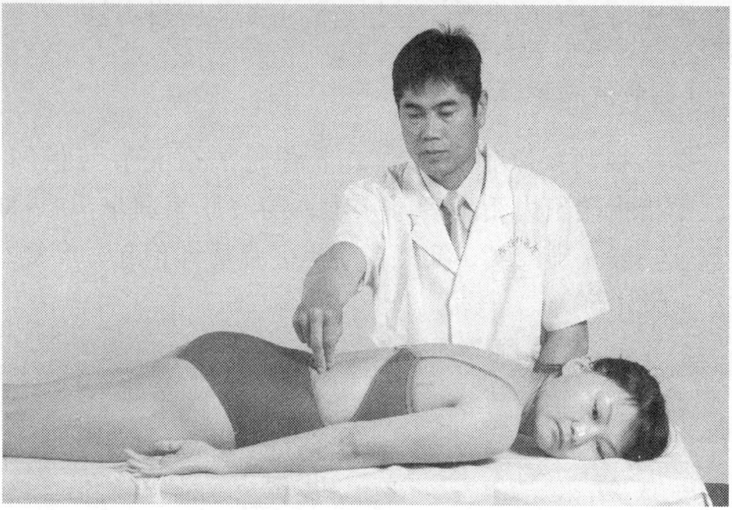

照片60 三指点穴法

3. 五指点穴法

操作技巧：术者五指指端并拢呈梅花状，随腕关节的屈伸动作施如鸟啄食般点法。通常取一虚二实，实点虚不点，多用于腰背部（照片61）。

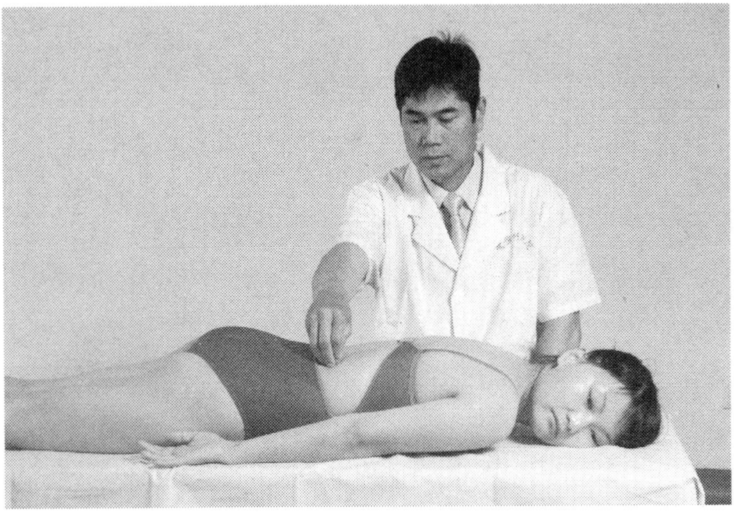

照片 61　五指点穴法

二十九、对拉法

对拉法指术者分别用双手固定患者对侧上、下肢体，作交错方向牵拉的一种方法。本法具有纠正关节错位、解除粘连、滑利关节之功效，常用于治疗腰骶部疾患。

操作技巧：患者单侧上肢伸直置于胸腹部，对侧下肢屈髋屈膝，术者坐于旁，一手与患者手相握，一手按推对侧屈膝部位，行相反方向的推拉交错用力。一侧完毕，更换一侧（照片 62）。运用此法应做到着力既同时又均等，切忌粗暴牵拉，造成腰骶部的损伤。

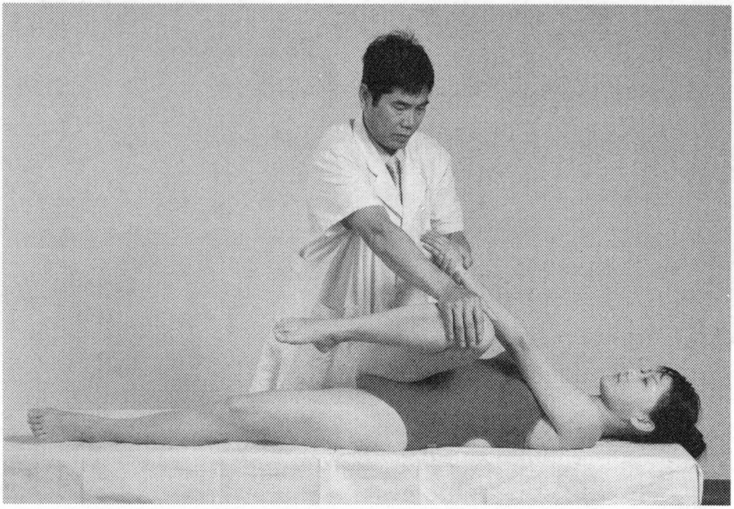

照片 62　对拉法

三十、踩跷法

踩跷法是指术者利用自身体重，双上肢攀扶双杠之上，着双足施力于患者病变部位踩踏的一种方法。该法具有舒筋活血、温通经络、缓解痉挛的作用，常用于身强力壮者的腰背部疼痛。

操作技巧：患者俯卧于治疗床上，胸部和大腿中段分别垫起，术者借助双杠支撑身体，用双足踩踏施治部位。着力应由轻到重。踩的部位、顺序、方法、施力的大小，应根据患者的病情及体质决定（照片 63）。年老体弱、心脏功能不良或肿瘤、结核病患者禁用。

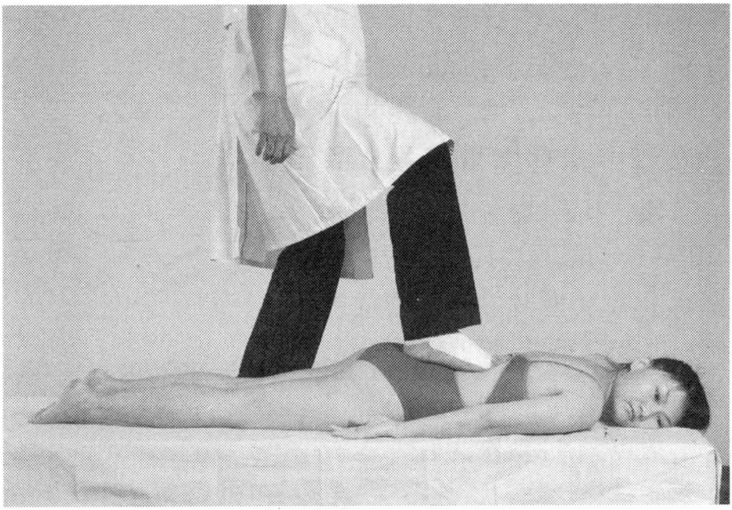

照片 63　踩跷法

第二节　分部手法

一、头面部

头面部疾病常见于头痛、头晕、耳鸣、耳聋、神经衰弱、近视、面神经麻痹、下颌关节紊乱、脑外伤及脑炎后遗症等。

1. 点穴法

指运用手指点压穴位治疗疾病的一种手法。

（1）点百会穴

部位：人体前后正中线与双侧耳郭尖连线之交点（定位图 1）。

操作技巧：术者一手固定患者头部，另一手中指屈掌指关节，伸指间关节，拇、食两指分别叠按于中指远端指间关节的掌、背侧，中指指端与患者头皮呈 70°～80°角，以其为着力点，点颤百会穴（照片 64）。注意患者吸气时不要点，呼气时点颤。病人自觉有轻微震颤感，用力柔和，一般点颤 4～6 次为宜。

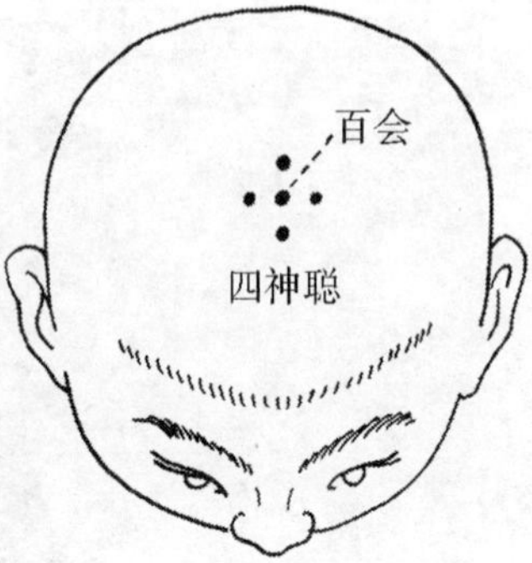

定位图 1

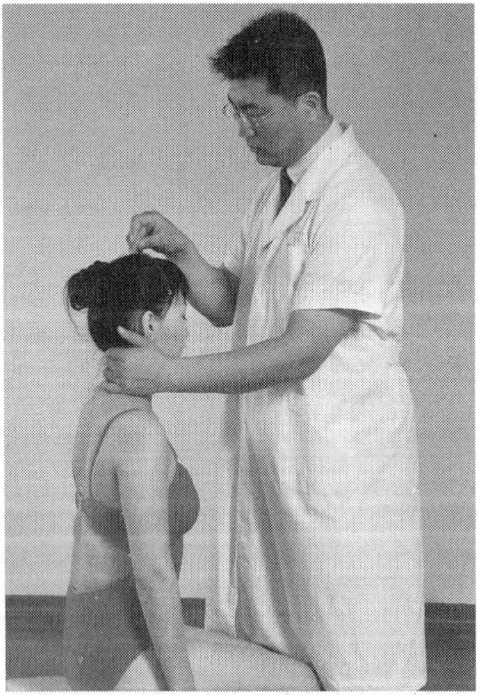

照片 64　点百会穴

(2) 点四神聪穴

部位：百会前后左右各旁开1寸。

操作技巧：术者一手扶托患者头部，另一手腕关节微屈，五指展开，屈掌指关节，伸指间关节，拇、食、中、环指指端同时分置于穴位上。也可用双手拇指指端依左右前后之序点颤该穴，以腕关节带动指端作上下左右震动，力量均匀有序，不宜过重。患者吸气时不点，呼气时点颤(照片65)。

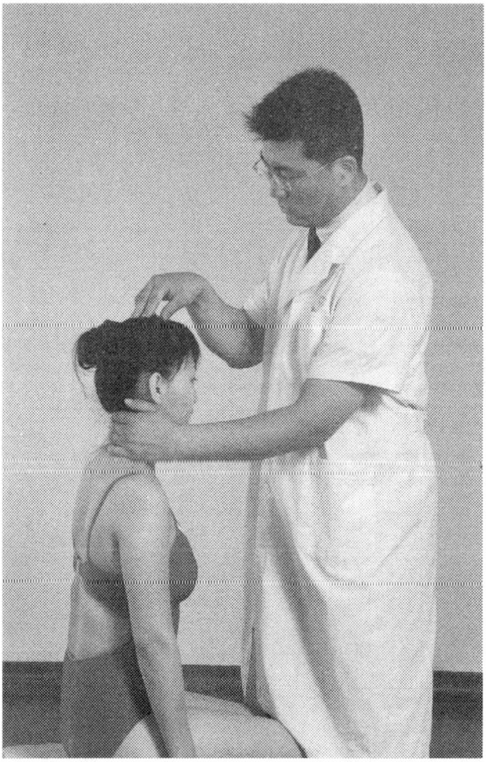

照片65　点四神聪穴

(3) 点头维穴

部位：前发际正中旁开4.5寸，额角入发际1寸处（定位图2）。

操作技巧：术者双手拇指指间关节略屈，其指端向下着力点压患者头维穴，余四指并拢分别置于后头部。点穴时要有轻微的颤动，力量由轻渐重，频率不宜过快（照片66）。

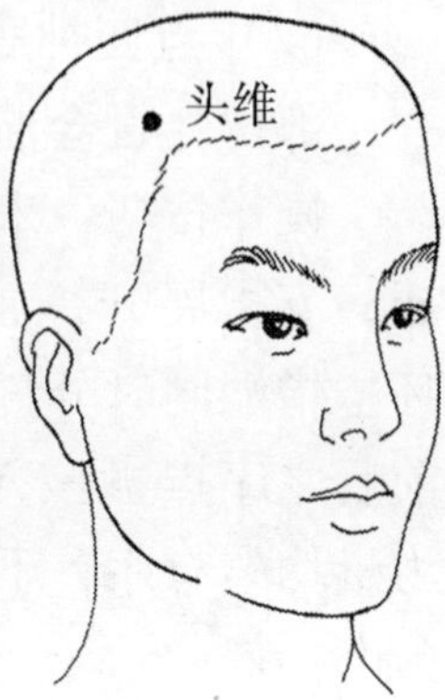

定位图2

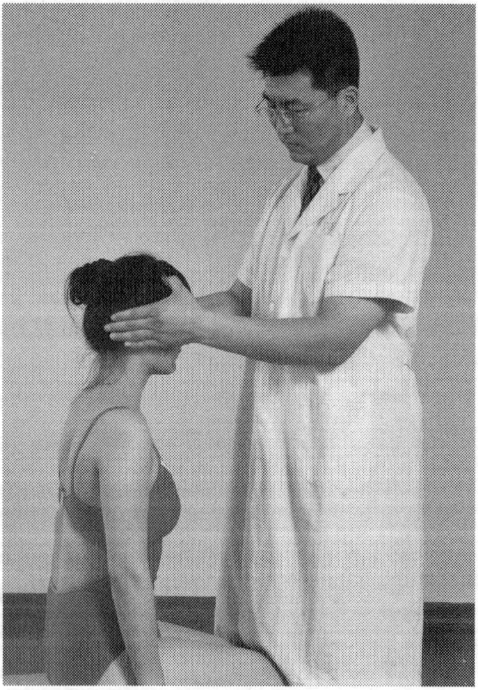

照片66　点头维穴

（4）点睛明穴

部位：目内眦内上方0.1寸处（定位图3）。

操作技巧：术者一手扶托患者后枕部，另一手拇、食两指屈掌指关节，其余三指自然分开，以拇、食两指指端着力点揉左右睛明穴。动作轻而不浮，速度慢而不滞（照片67）。

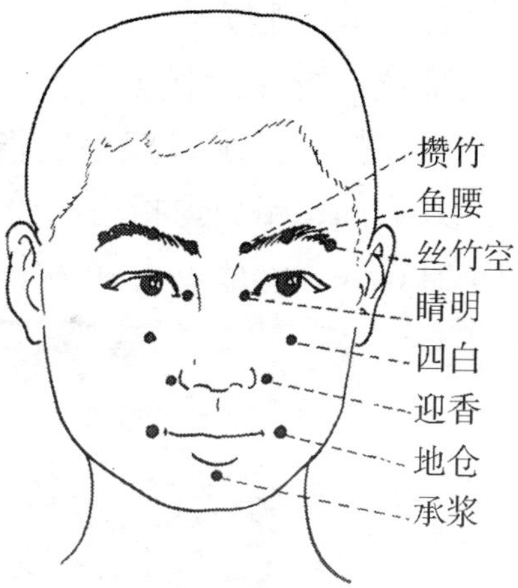

定位图3

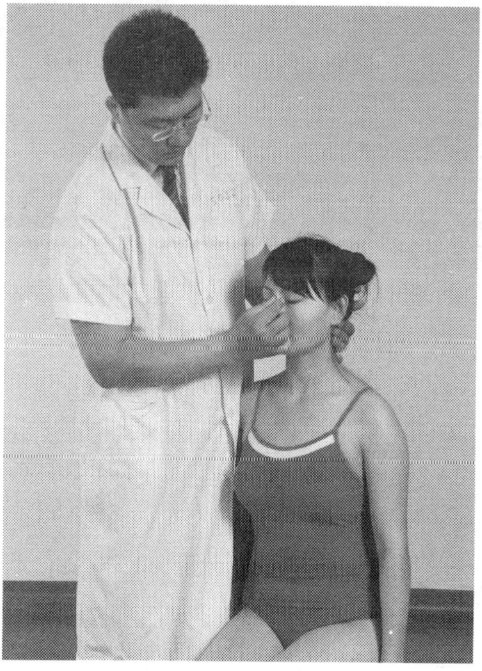

照片67　点睛明穴

（5）点鱼腰穴

部位：眉弓正中点。

操作技巧：术者双手四指并拢，分别扶于患者颞侧，固定其头部，略屈拇指指间关节，以指端点颤鱼腰穴。用力不宜过大，一般点4~6次（照片68）。

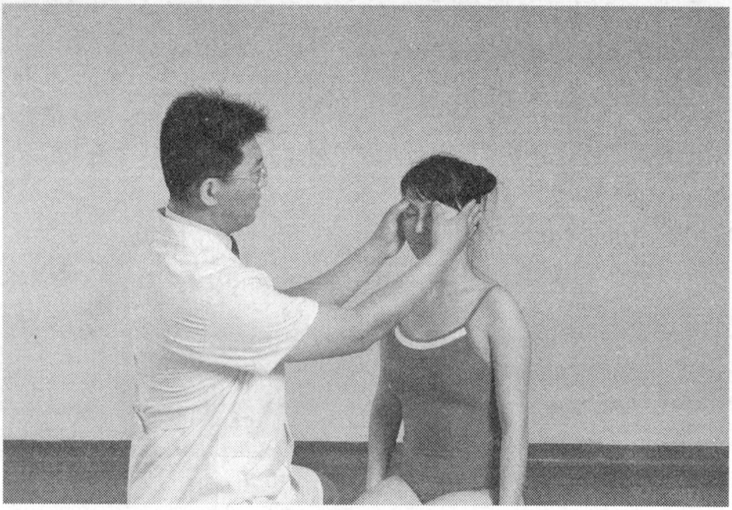

照片68　点鱼腰穴

（6）点丝竹空穴

部位：眉弓外端凹陷处。

操作技巧：体位及操作技巧均同于点鱼腰穴，但需注意的是点颤丝竹空穴时，拇指指端应朝头的中心方向施力（照片69）。

（7）点四白穴

部位：眼平视，瞳孔直下1寸。

操作技巧：术者以两手拇指指端点颤患者四白穴，其

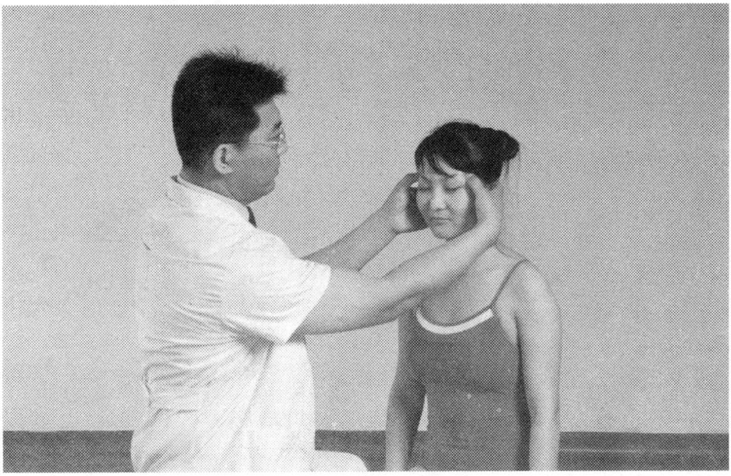

照片 69　点丝竹空穴

余四指扶托相应部位。注意拇指指腹向下，着力不宜大，点 4～6 次即可（照片 70）。

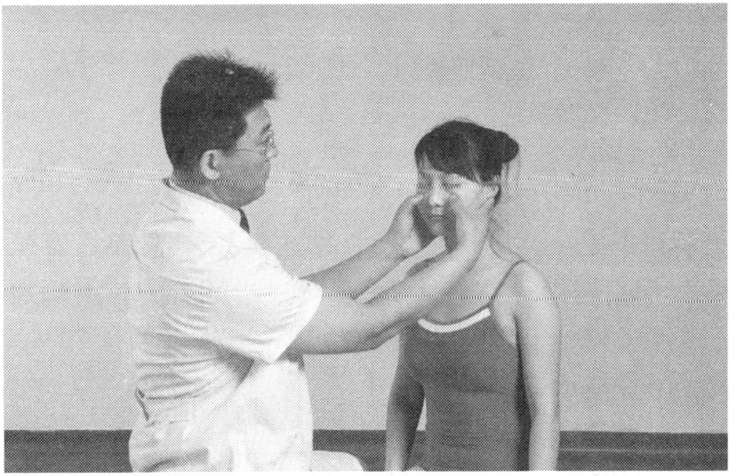

照片 70　点四白穴

(8) 点迎香穴

部位：鼻翼沟的上方凹陷处（鼻翼旁开0.5寸）。

操作技巧：同点四白穴。但需指出，点颤迎香穴时，双拇指指腹分别朝向外侧（照片71）。

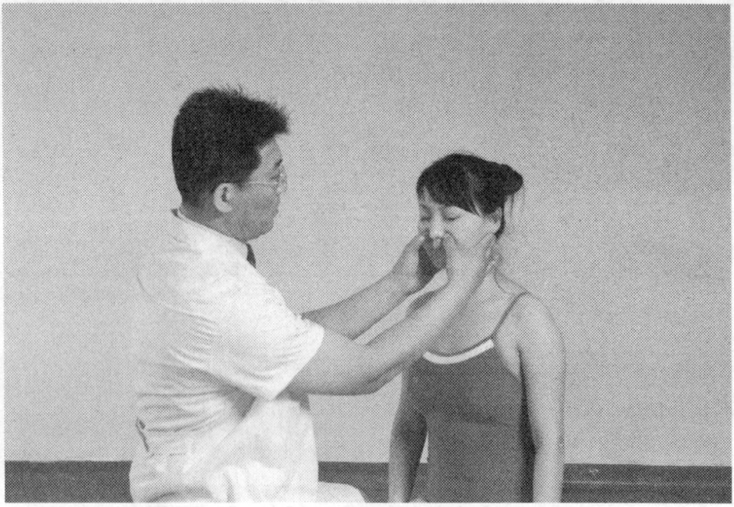

照片71 点迎香穴

(9) 点地仓穴

部位：口角外侧旁开0.4寸。

操作技巧：术者双手四指并拢扶托于患者耳后颈项部，双拇指屈指间关节呈90°。拇指指端着力，点颤地仓穴，指腹向下，以均匀轻柔之力点4~6次（照片72）。

(10) 点承浆穴

部位：颏唇沟的正中凹陷处。

操作技巧：术者一手的食指桡侧面托扶患者下颌部，中指、环指、小指与食指相并，拇指屈指间关节，以拇指

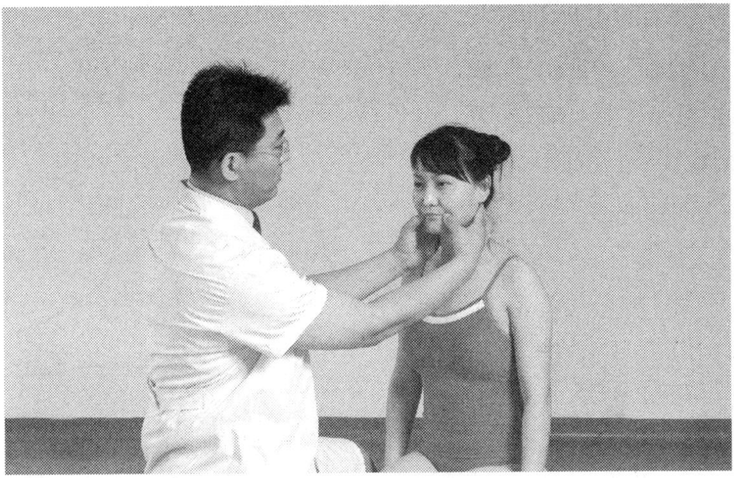

照片 72　点地仓穴

指端着力，点颤患者承浆穴，拇指指尖也可稍向颏隆突上缘推动，但用力不宜过大（照片 73）。

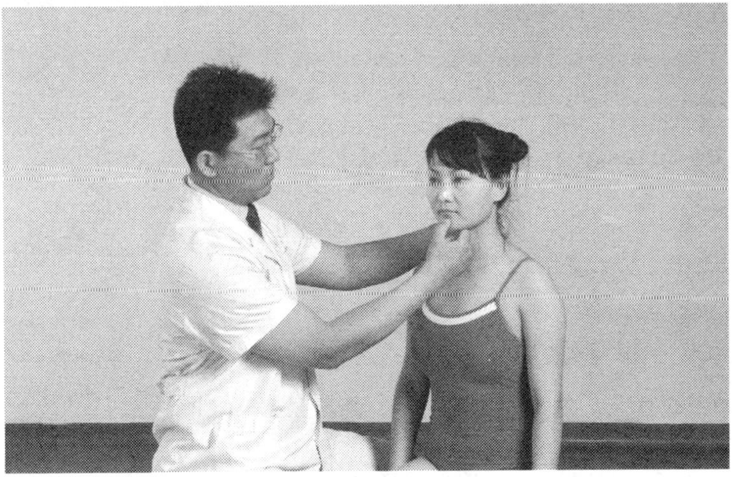

照片 73　点承浆穴

（11）点廉泉穴

部位：喉结上最高点中央与下颌骨边缘连线二分之一处（定位图4）。

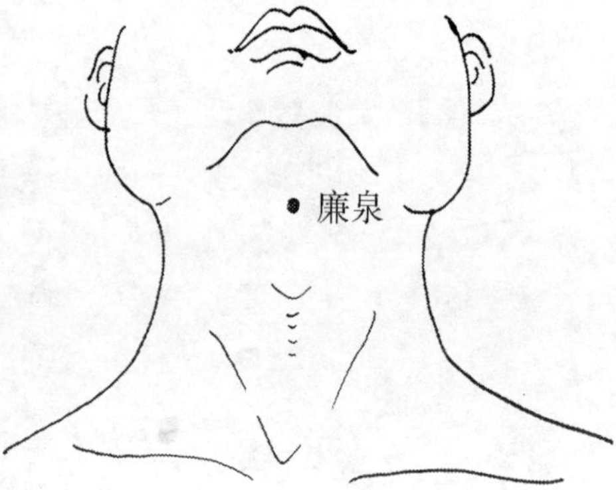

定位图 4

操作技巧：术者左手掌扶托患者后枕部，以右手中指指端朝与皮肤表面垂直的方向着力，点颤患者廉泉穴。用力轻柔和缓，一般点4~6次为宜（照片74）。

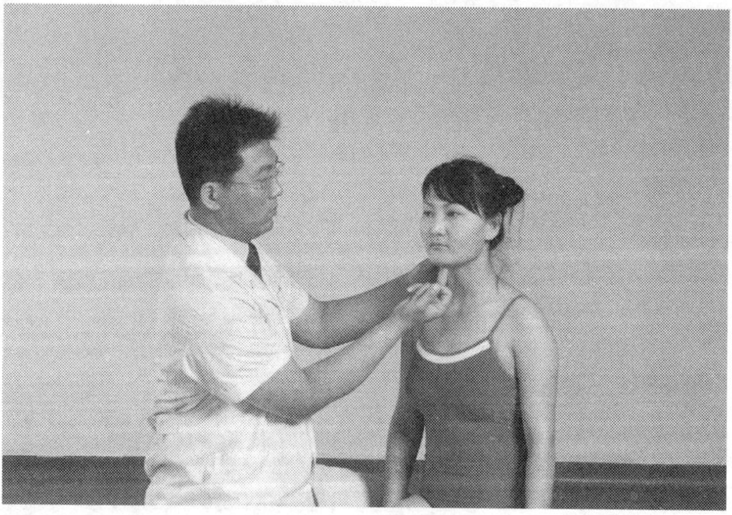

照片 74　点廉泉穴

（12）点听宫、听会、下关穴

部位：听宫穴位于耳屏前凹陷中、听会穴位于耳屏间切迹前面凹陷中。下关穴位于颧弓与下颌切迹之间的凹陷中（定位图5）。

操作技巧：术者双手同时屈掌指关节，伸指间关节（中指指间关节微屈），食指、中指、环指指端同时发力，点颤患者听宫、听会、下关穴。要保持三指指端在同一水平线上，持续1～2秒，指端放松，如此反复4～6次，力量不宜过大（照片75）。临床上三穴分别点也可。

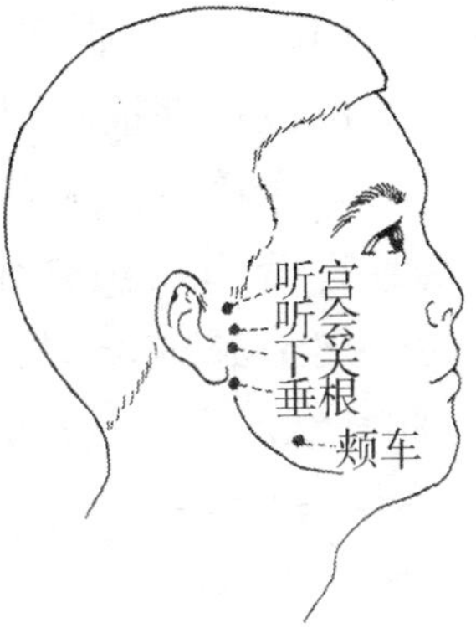

定位图5

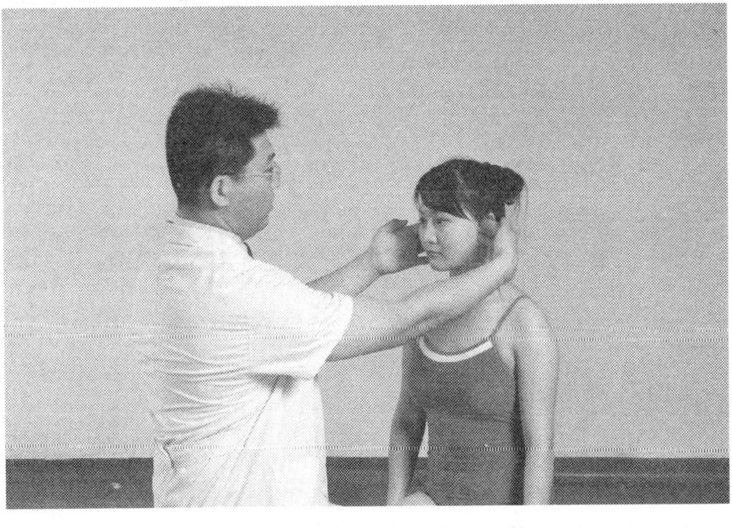

照片75　点听宫、听会、下关穴

(13) 点垂根穴

部位：垂根穴即耳垂根部。

操作技巧：术者屈掌指关节，伸指间关节，以中指指端垂直着力于患者垂根穴，两手相对用力点颤或点揉该穴。用力轻而持续，作用柔和，一般操作 4~6 次为宜（照片 76）。

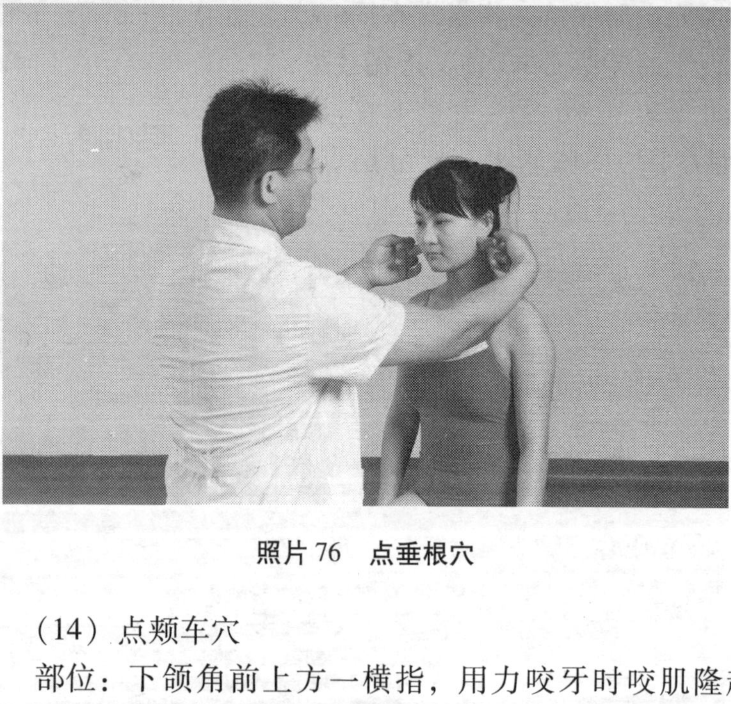

照片 76　点垂根穴

(14) 点颊车穴

部位：下颌角前上方一横指，用力咬牙时咬肌隆起处。

操作技巧：术者双手中指屈掌指关节，伸指间关节，两中指指端相对用力点颤患者颊车穴。用力均匀持续但不宜过重（照片 77）。

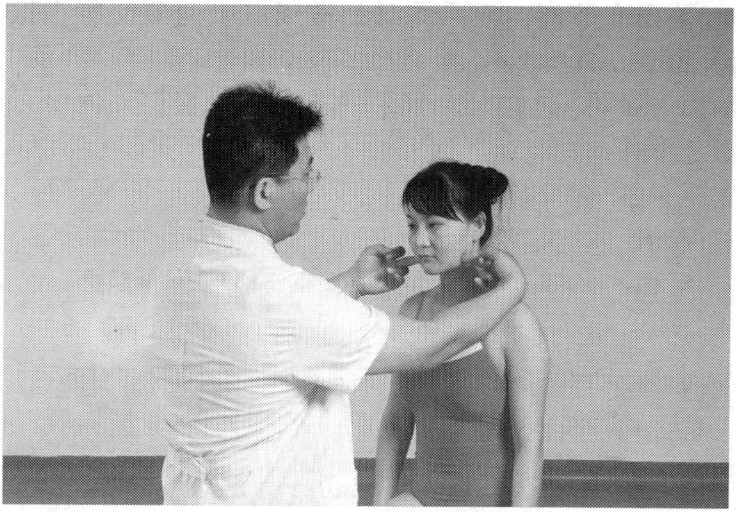

照片 77　点颊车穴

2. 五指拿法

操作技巧：术者双手五指掌指关节屈曲，指间关节伸直，腕关节放松，以两手拇指指腹的尺侧及其余四指指腹着力，从患者前发际开始，沿任脉从前向后至百会穴提拿头部，然后术者立于患者身后，如上法再从后发际向前提拿，交于百会穴（照片 78、79）。注意力度均匀，灵巧自然，以患者有舒适轻快感为宜。

3. 扫散法

操作技巧：术者提肩悬肘伸腕，五指微屈，将拇指桡侧缘及其余四指指端分别着力于患者两侧颞部，由前臂带动腕关节循经作由前向后的扫散推动，形如风摆荷叶，动作轻盈而有节奏，双手同时扫散或单手两侧交替扫散均可。频率以200次/分钟为宜（照片80）。

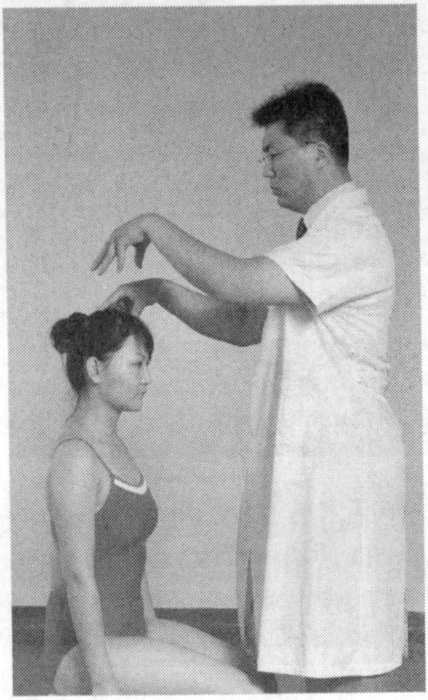

照片78　五指拿法

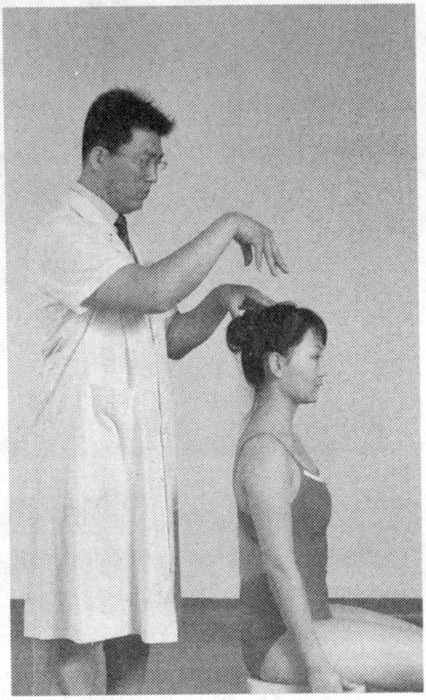

照片79　五指拿法

4. 指叩法

操作技巧：术者双手合十，屈肘背伸腕关节，五指分开，以小指尺侧着力，沿病人发际行环转叩击。叩时，用力轻柔而富有弹性和节奏感，切忌忽轻忽重。叩击时，可发出清脆的声响。临床可单手扣，也可双手交替叩，一起一落，均匀有序（照片81）。频率以200次/分为宜。

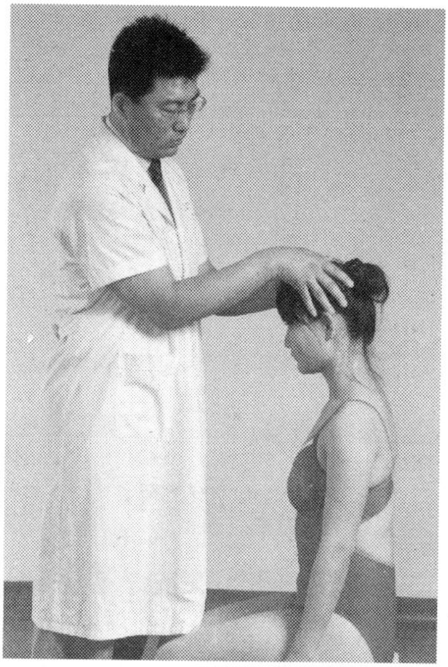

照片 80　扫散法

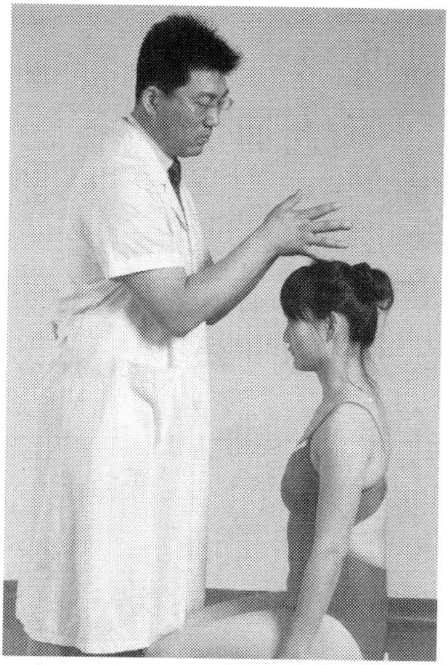

照片 81　指叩法

5. 归挤法

操作技巧：术者屈肘伸腕，双手掌心着力，紧贴患者两侧颞部相对方向用力归挤，力度不可过重。临床术者可更换位置，相应归挤施治（照片 82）。此法常用于强刺激手法之后。

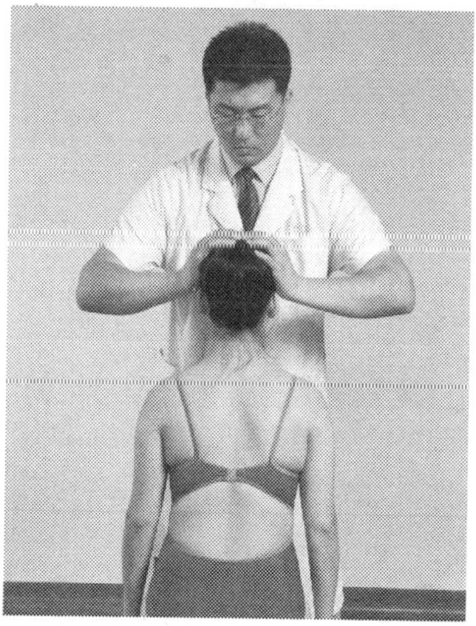

照片 82　归挤法

6. 推印堂穴

部位：位于额部两眉间正中点（定位图 6）。

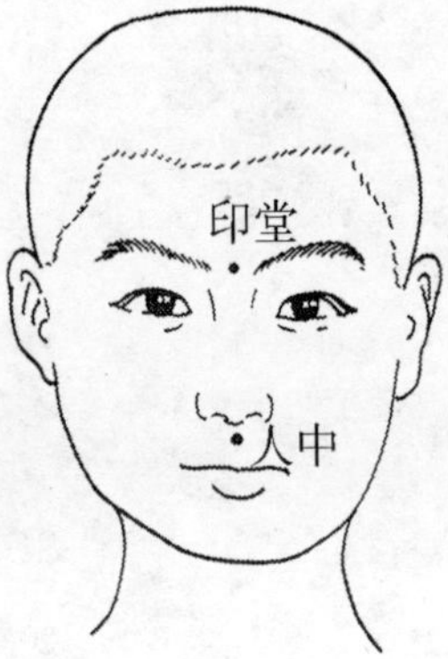

定位图 6

操作技巧：术者双手四指并拢，扶托患者顶骨，拇指外展，以拇指指腹轻轻施力于印堂穴，作由下而上的交替推动（照片 83）。频率 240 次/分。动作协调，力量均匀，使患者有清醒舒适之感。

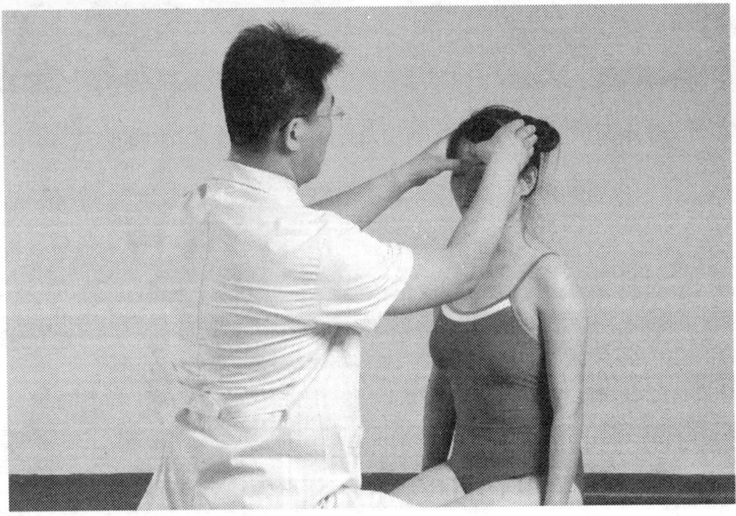

照片 83　推印堂穴

7. 开天门

操作技巧：开天门又叫推面门。术者屈肘关节，以双手拇指指腹着力于患者前额皮肤，其余四指置于双耳部，从前额部的中间同时向两侧分推至发际处，然后回收拇指，如此一推一收，反复4~6次（照片84）。切忌用力过重伤及皮肤。

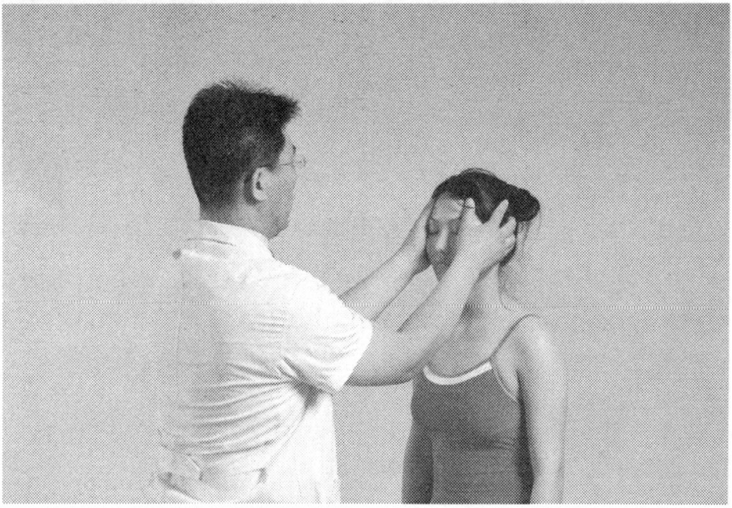

照片84　开天门

8. 滚法

（1）鱼际滚

操作技巧：术者沉肩垂肘悬腕，以第一掌骨桡侧面和大鱼际置于患者前额部滚揉（照片85）。用力应和缓持续，以病人有舒适感为宜。

（2）掌根滚

操作技巧：术者以一手掌根部轻轻着力于患者前额部，以前臂旋转之力带动腕关节及掌根进行滚揉（照片86）。动作自然轻巧，频率120次/分为宜。

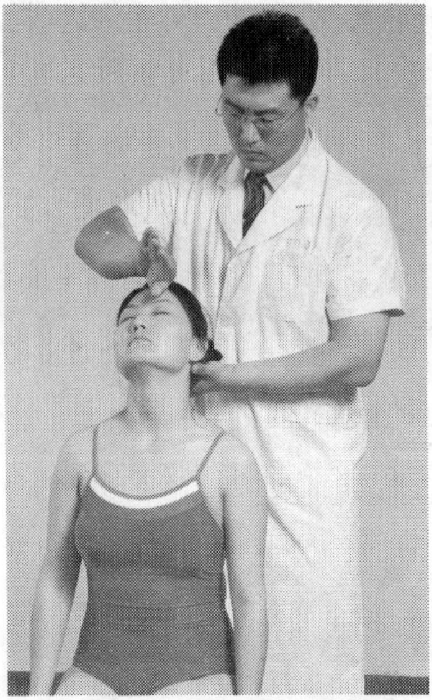

照片 85　鱼际滚

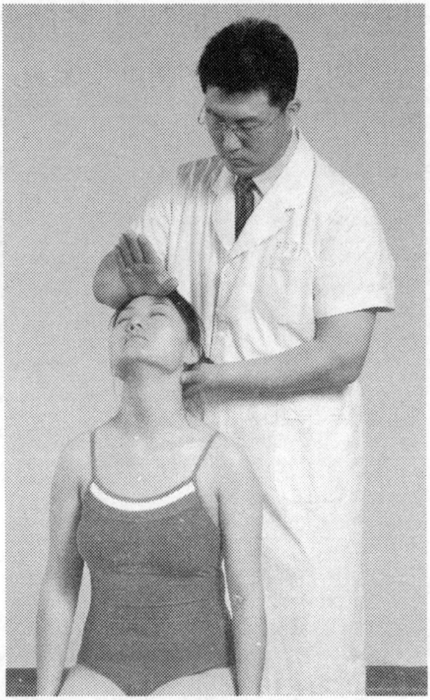

照片 86　掌根滚

9. 按揉太阳穴

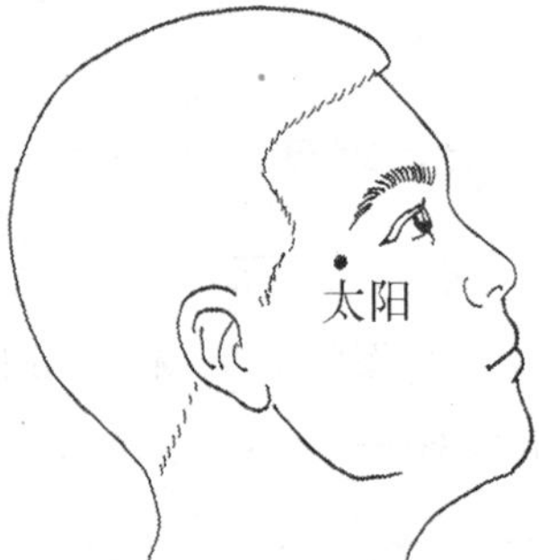

定位图 7

部位：太阳穴位于眉尖和目外眦之间，向外移一指左右的凹陷中（定位图 7）。

操作技巧：术者双手拇指伸直，指腹按于患者太阳穴处，其余四指扶托头部相应部位，在穴位处作顺时针或逆时针的按揉动作，反复 6 ~ 8 次。而后其余四指自然分开，令患者低头，双手拇指指端循足太阳膀胱经从前向后推至颈项部，同时四指扫散头之两侧。此法为连续动作，按揉与推扫并举（照片 87、88）。

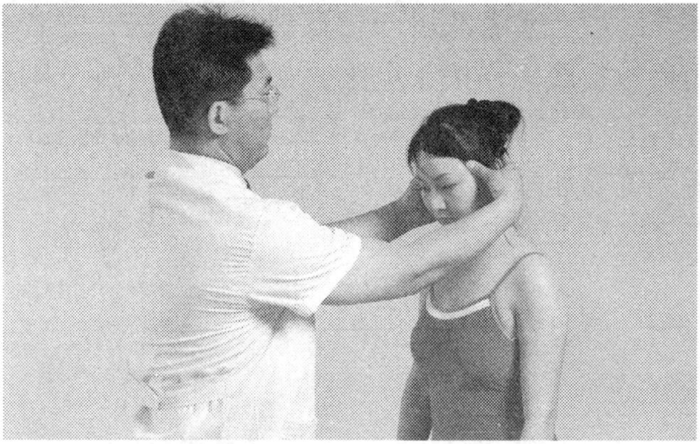

照片 87　按揉太阳穴

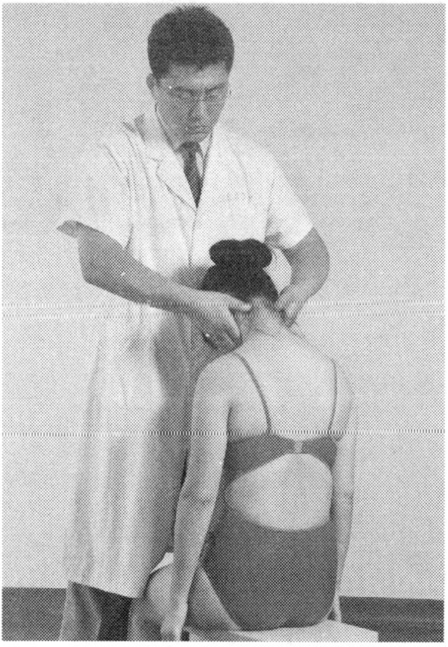

照片 88　按揉太阳穴

10. 抹眼球

操作技巧：术者双手四指自然伸直，扶托患者相应部位，用拇指指腹轻轻按于上眼睑部，并从内眦分别推向两侧（照片89）。如此反复2～4次，注意用力应轻柔和缓，以患者无明显压迫感为宜。

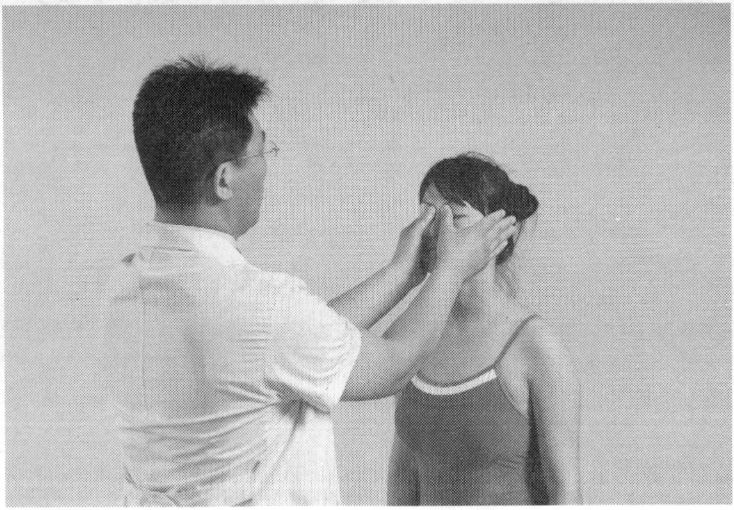

照片89　抹眼球

11. 掐人中穴

部位：人中穴位于鼻唇沟正中的上三分之一处。

操作技巧：术者一手托扶患者后枕部，一手拇指屈指间关节，余四指并拢微屈，食指桡侧面抵住患者下颌部，以拇指指尖对准人中穴垂直向下掐压（照片90）。此法刺激较大，为急症抢救治疗手法之一。

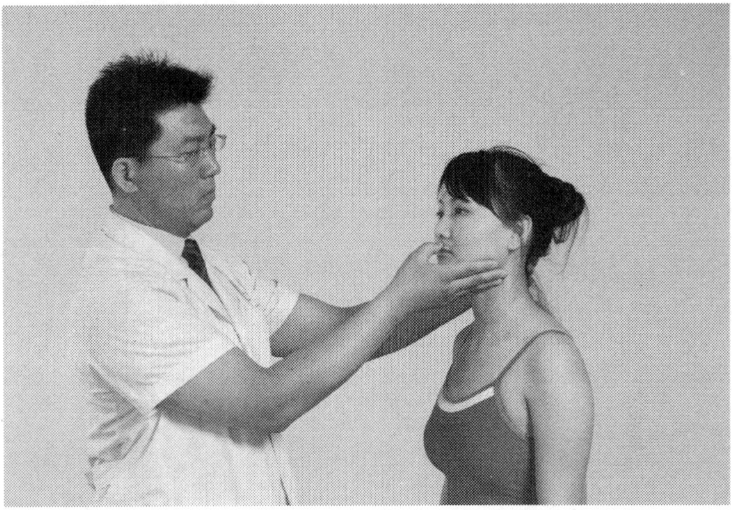

照片90　掐人中穴

12. 对挤法

操作技巧：术者双手掌根置于患者两侧颞颌关节，其五指自然伸直，令患者张口，在其闭口同时，术者两手掌相对用力归挤双侧颞颌部，用力宜稳准柔和，反复3~4次即可（照片91）。

13. 捋理颜面

操作技巧：术者提臂悬肘垂腕，用双手掌沿患者下颌切迹捋理两侧颜面至前额部。术者右侧施力于患者左侧颜面，另手相反。如此交替捋理，力度只达皮肤浅层（照片92）。本法系头面部手法后整理手法之一。

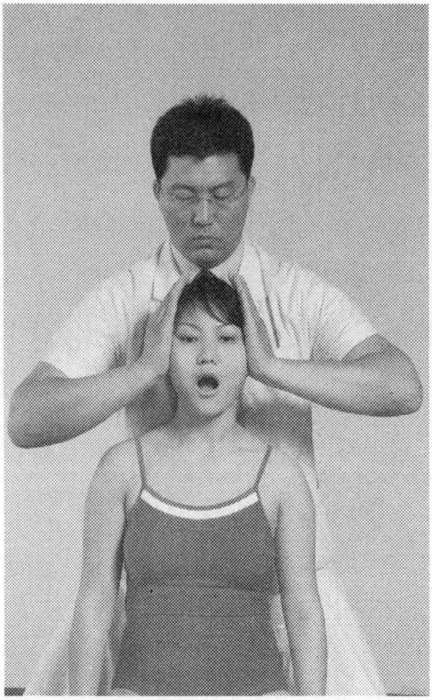

照片 91　对挤法

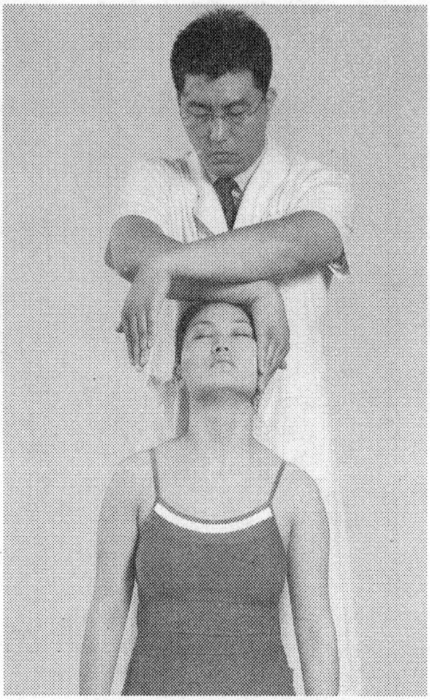

照片 92　捋理颜面

14. 捏耳垂

操作技巧：术者垂肘悬腕，双手拇指末节指腹的尺侧抵住患者耳垂后部，食指指腹按于耳垂前部，两指相对用力捻揉耳垂，捻的同时稍施向下用力，以患者两耳垂发热且感舒适为宜（照片 93）。

15. 提拉耳垂

操作技巧：术者单手拇指指腹与食指末节的桡侧面对捏患者耳垂，在施以揉捻之力的同时，两指向上提拉耳垂，有时可闻及轻微的弹响声，提示手法成功（照片 94）。注意提拉力量要适度，一次即可。

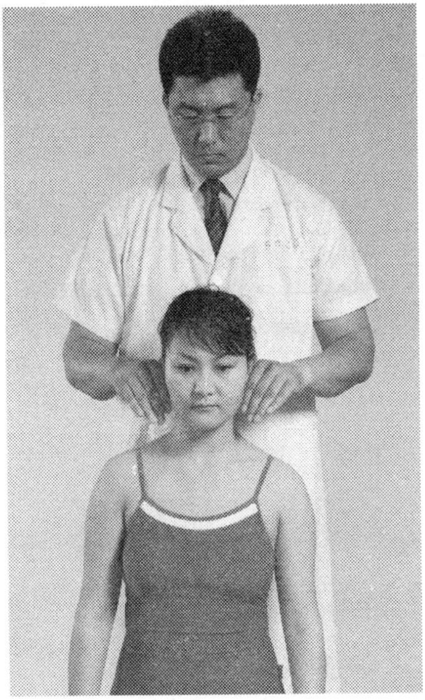

照片 93　捏耳垂

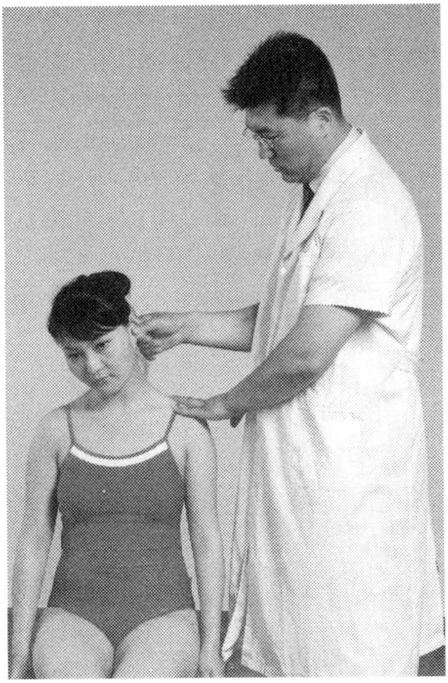

照片 94　提拉耳垂

16. 鸣天鼓

操作技巧：

（1）术者双手掌心用力贴附患者两耳郭，同时揉捻两耳，双手四指置于后头部，食指叠压于中指背部，向上滑动，使耳膜产生震动，如鸣鼓之声（照片 95）。反复做 4～6 次。

（2）术者双手掌心对压患者耳郭，余四指指端敲击后头部，也会使耳膜产生震动如鸣鼓之声（照片 96）。反复 2～4 次为宜。

（3）术者双手掌心用力对压耳郭，使之形成负压，而后突然分开，使患者耳内产生鸣响，亦称鸣天鼓（照片 97）。反复 2～4 次为宜。

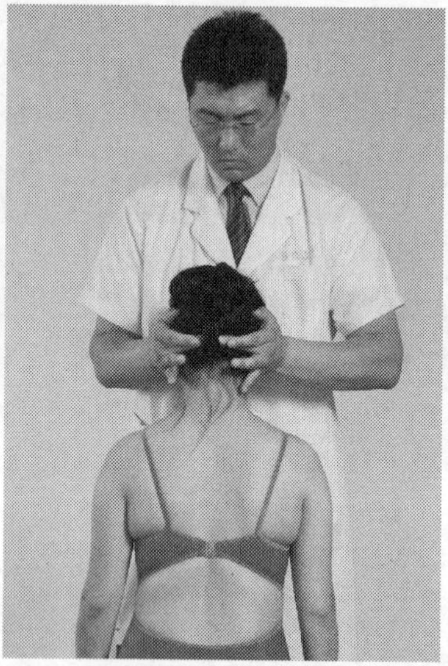

照片 95　鸣天鼓

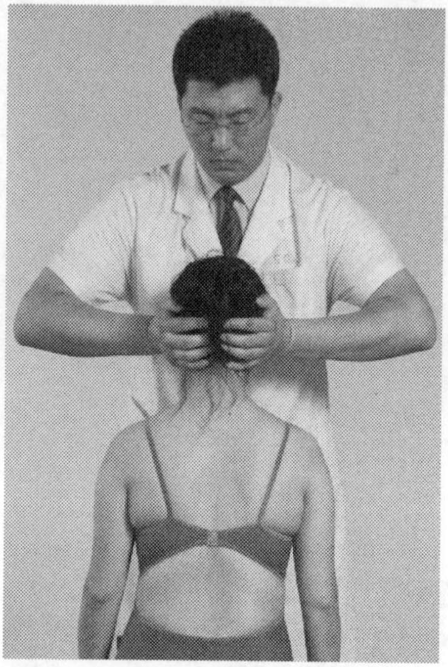

照片 96　鸣天鼓

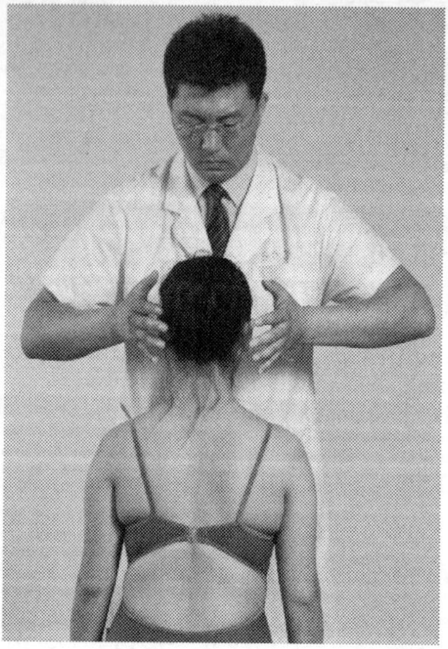

照片 97　鸣天鼓

二、颈肩部

颈肩部常见疾病为颈椎病、项背肌筋膜炎、落枕、颈椎小关节紊乱、颈肩部软组织扭挫伤、肌腱炎、韧带劳损、肩锁关节错缝、肩关节周围炎、肩峰下滑囊炎等症。

1. 捋发际

操作技巧：术者左手扶托病人前额部，令其低头，右手的拇、食两指伸直，以两指末节指腹贴附于双耳后发际处，两指沿后发际向下相对用力，捋向人体后正中线，在两手指腹即将对合时，腕关节突然背伸，两指端同时向上挑起，掌心朝上。如此操作4~6次即可，速度宜慢，用力适中（照片98、99）。

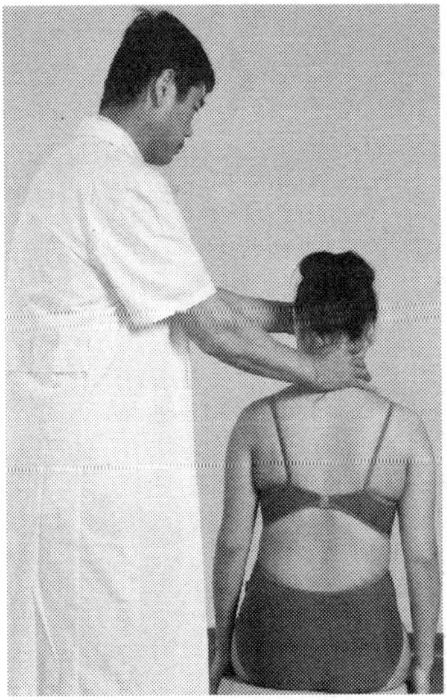

照片98　捋发际

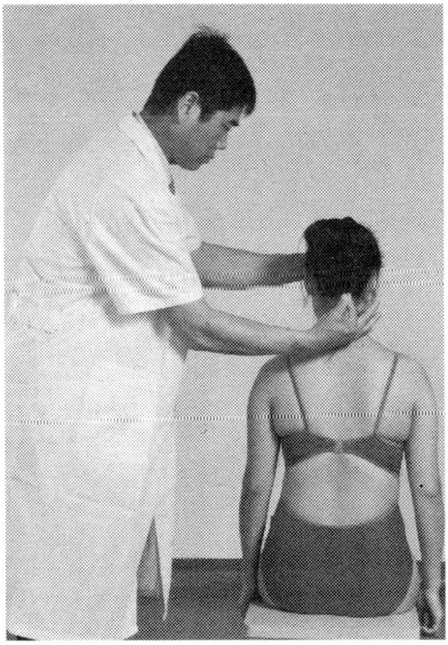

照片99　捋发际

2. 点揉风池穴

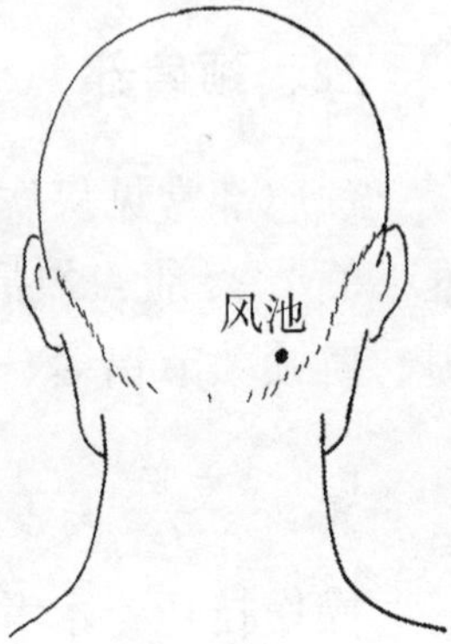

定位图 8

部位：风池穴位于枕骨下缘，胸锁乳突肌止端与斜方肌起端前缘之间的凹陷处（定位图 8）。

操作技巧：术者拇指屈掌指和指间关节，并以其背部桡侧为着力点，对准患者风池穴轻轻环转点揉，力量可逐渐深入，但不宜过强，顺时针、逆时针各行 4～6 次（照片 100）。施用此法，也可用中指或食指指端点揉，单点、双侧同时点揉均可。

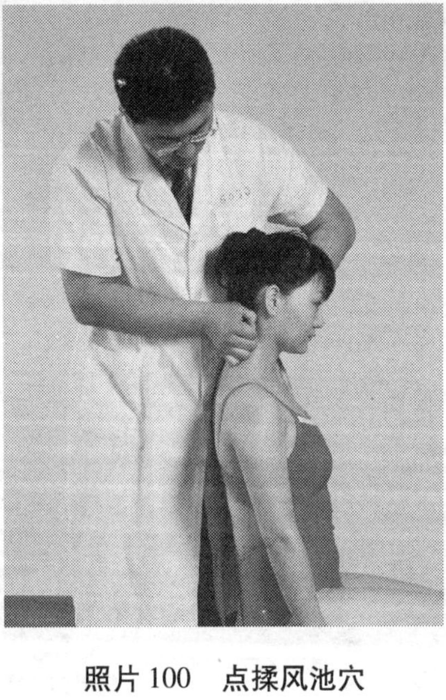

照片 100　点揉风池穴

3. 拿项肌

操作技巧：术者悬肘伸腕，单手屈掌指关节，伸指间关节，以拇指和其余四指腹侧的对合之力捏拿项肌。施治时由于对指之力，可闻其弹响声，运用此法用力适中，频率80~100次/分，双手交替捏拿亦可（照片101、102）。

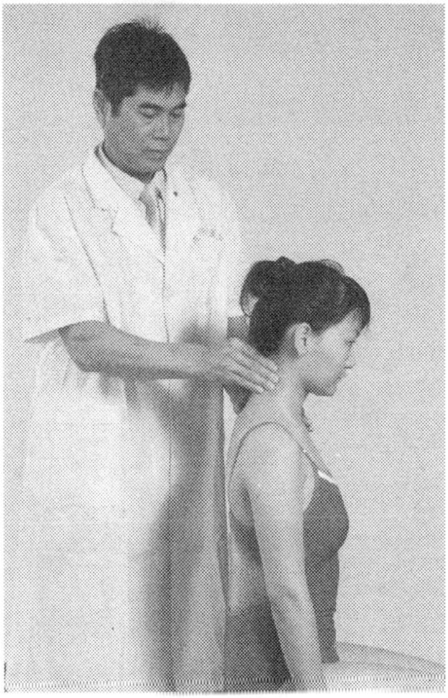

照片101　拿项肌

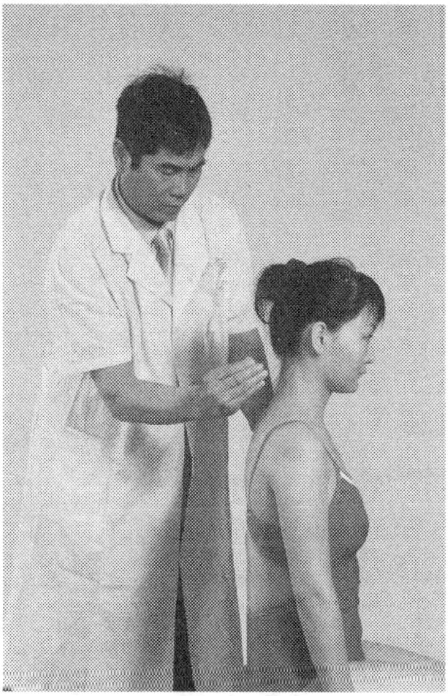

照片102　拿项肌

4. 滚推桥弓

操作技巧：术者一手扶托病人枕后，另一手掌心向上，尺侧贴附于乳突处，沿胸锁乳突肌边内旋前臂边滚推至同侧胸锁关节处（定位图9）。透达肌层，切忌只摩擦表皮（照片103、104）。一般做4~6次。

5. 归合项肌

操作技巧：术者上肢外展，双手食指、中指、环指、小指交叉，掌心相对，用力归合挟按患者颈项部，一合一松，动作连贯，施力均匀，此法反复 4～6 次即可（照片 105）。

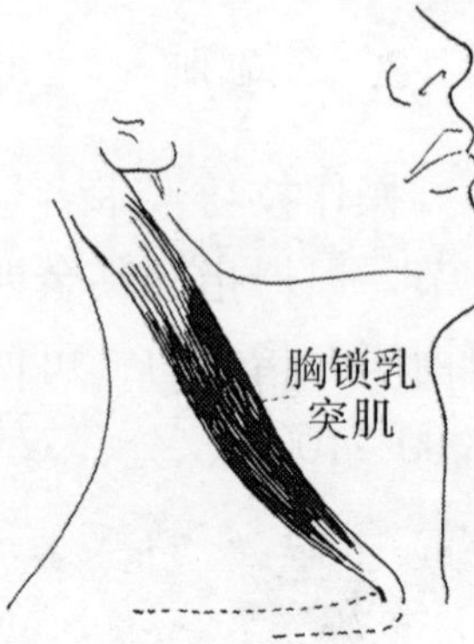

定位图 9

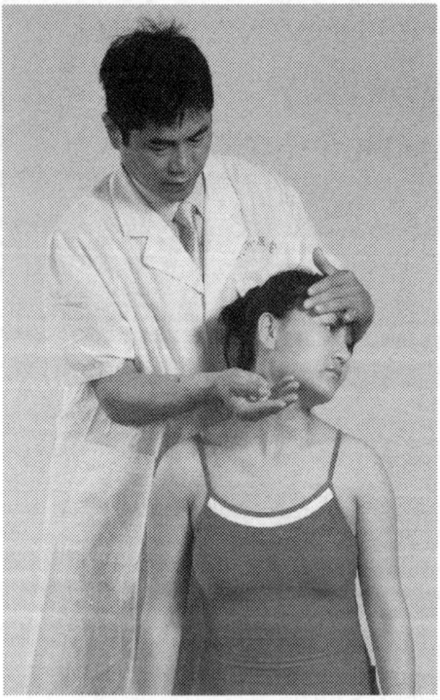

照片 103　滚推桥弓

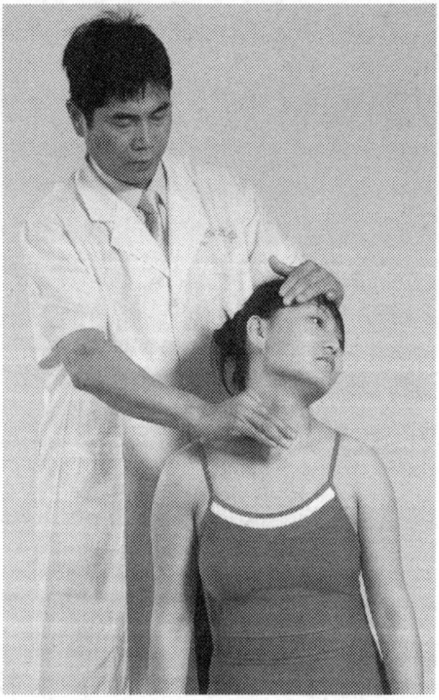

照片 104　滚推桥弓

6. 揉捻法

操作技巧：术者一手扶按患者头顶部起固定作用，另一手拇指指腹着力于枕骨粗隆处，其余四指自然伸直，扶于颈肩部，拇指指腹沿斜方肌走行至颈肩部施以揉捻（照片106）。一侧完毕，更换另侧。力求指力深透肌层，切忌仅在皮肤表面摩擦。

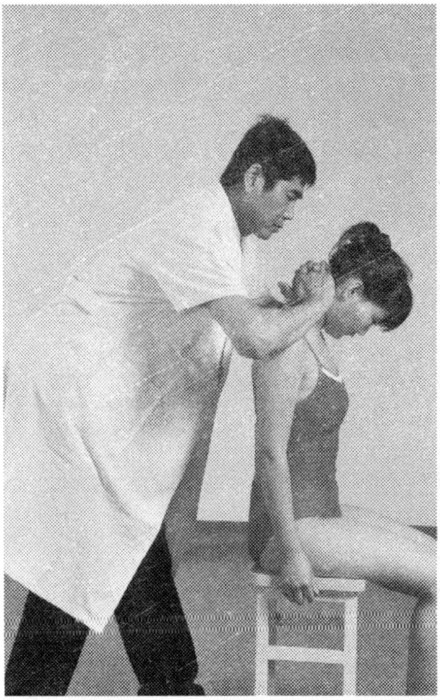

照片105　归合项肌

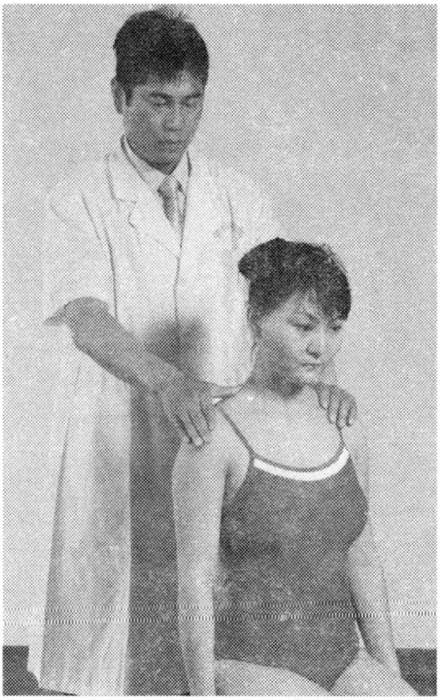

照片106　揉捻法

7. 项背按揉法

操作技巧：术者双手拇指指间关节屈曲，桡侧贴附于患者大椎穴两侧，其余四指自然伸直，由上臂之力的牵动，循冈上肌肌纤维方向，分别向两侧作环转按揉至肩锁关节处（照片 107）。此法施力不宜过大，否则患者有酸胀感，反复操作 4 ~6 次即止。

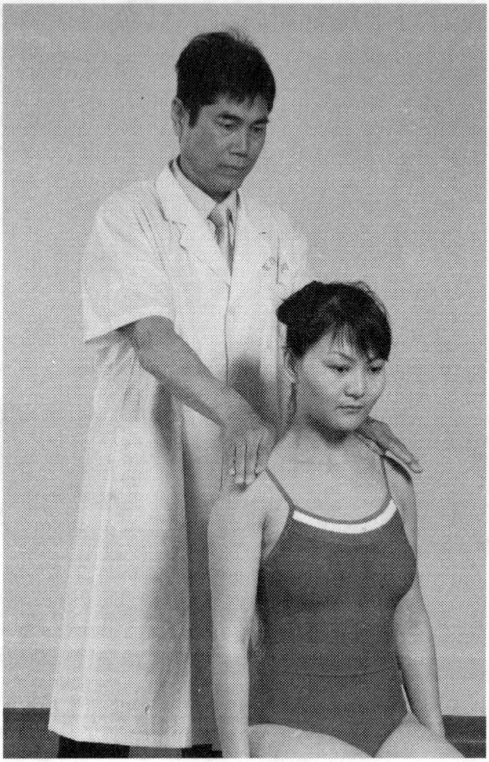

照片 107　项背按揉法

8. 摇颈法

操作技巧：

（1）术者一手虎口扶托患者后枕部，另一手掌贴按前额，双手交错施力使患者头部以枕寰、寰枢关节为轴，作回旋环转摇动（照片 108）。速度要慢，幅度由小到大，但不能超其生理活动范围，尤其是中老年有高血压、心脏病、神经系统疾患的病人，应用此法更需谨慎。

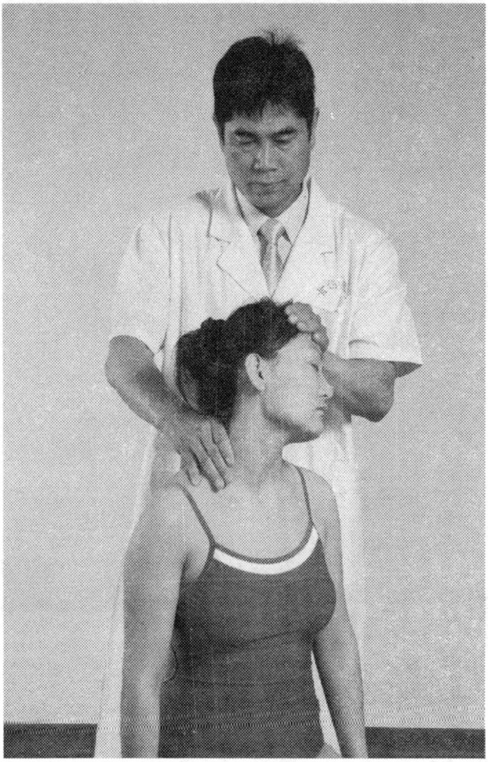

照片 108　摇颈法

（2）体位同上。术者可一手扶托病人后头顶部，另一手托住下颌部，如上操作，使患者头部作前后左右摇动，顺时针或逆时针摇动均可。注意事项同上（照片 109）。

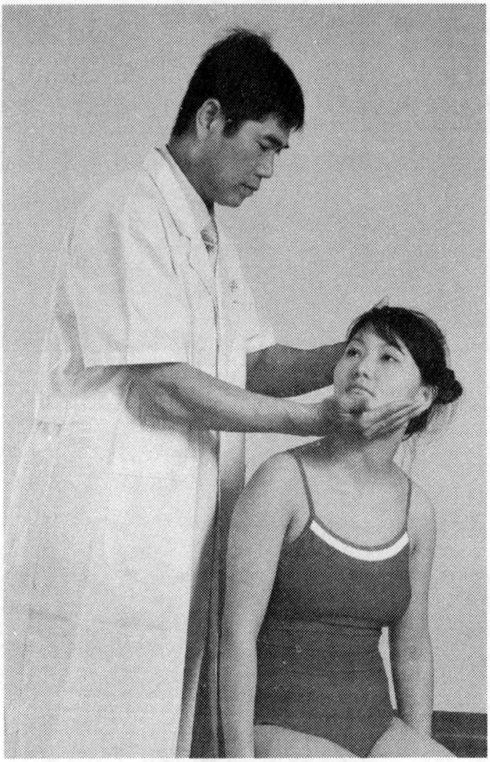

照片 109　摇颈法

9. 端牵法

操作技巧：术者一手托住病人后枕部，一手掌扶托下颌，固定其头部呈中立位，然后令病人吸气，顺势用力端提头部，呼气时，利用其自身重量对抗牵引下，端提之意更显（照片 110）。切忌粗暴施力。此法反复操作 2～4 次即止。

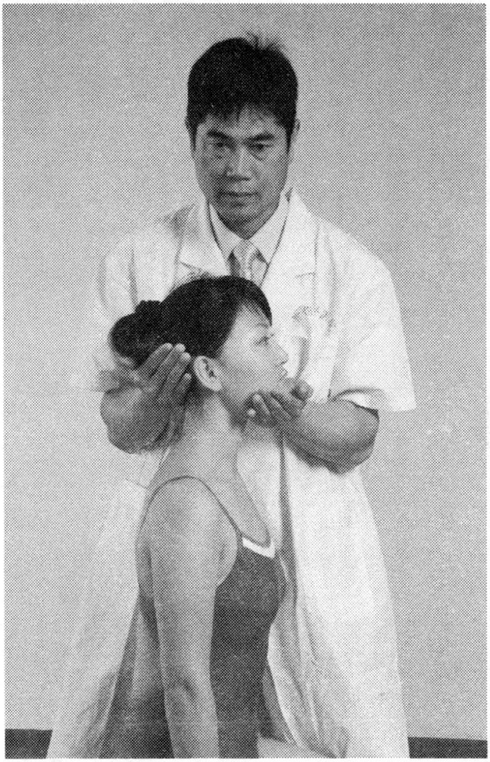

照片 110　端牵法

10. 牵引法

操作技巧：术者一手扶托病人下颌部，另一手掌心贴扶枕部，双手同时向远心端徐徐施力，牵拉颈项部（照片111）。用力以病人能忍受为度，切忌生拉硬拽，以免造成不良后果。

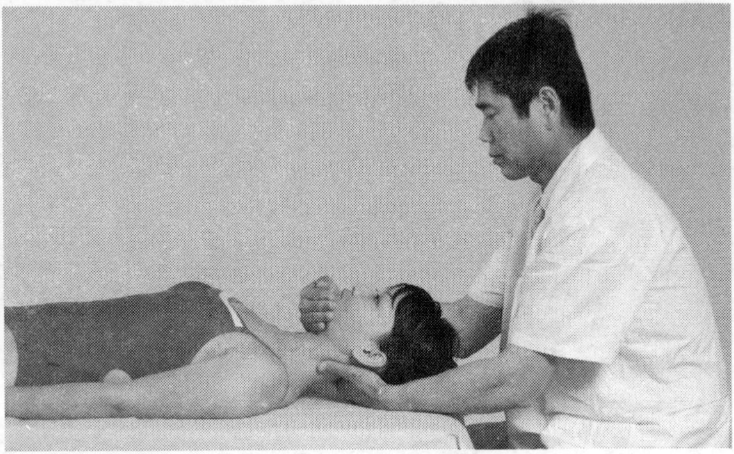

照片 111　牵引法

11. 扳法

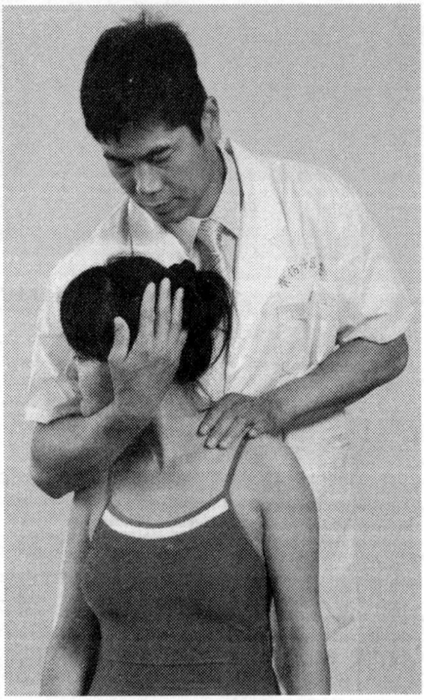

照片 112　扳法

在颈部施用扳法前，应拍摄常规位 X 线片，除外颈椎脱位、椎体结核、肿瘤等骨质病变，以免造成生命危险。

操作技巧：术者一侧屈肘，以上臂和前臂之角挟托患者下颌，同时上提旋转头部，另一手拇指指端抵于颈椎痛点处交错用力，提旋适度时，稍加施力，可闻及“喀喀”响声

（照片 112）。一侧结束，更换另侧。此法作用较强，扳时要谨慎小心，幅度应在颈椎生理活动范围内，倘手法运用得当，未闻响声也可。

12. 弹拨法

操作技巧：

（1）术者一手扶托固定患者对侧肩关节，另一手握空拳拇指伸直，以拇指指端着力于肩胛冈与肩胛内缘夹角处（定位图 10），左右轻轻弹拨局部筋结，此刻患者觉局部酸麻且传至手指（照片 113）。本法刺激很强，用力要适度，弹拨 2～4 次即可。

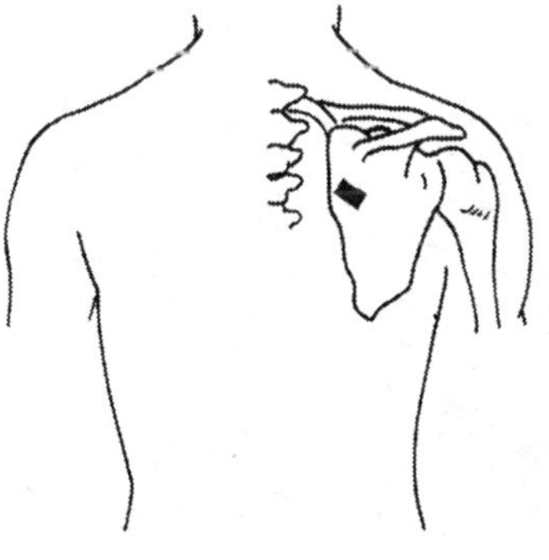

定位图 10

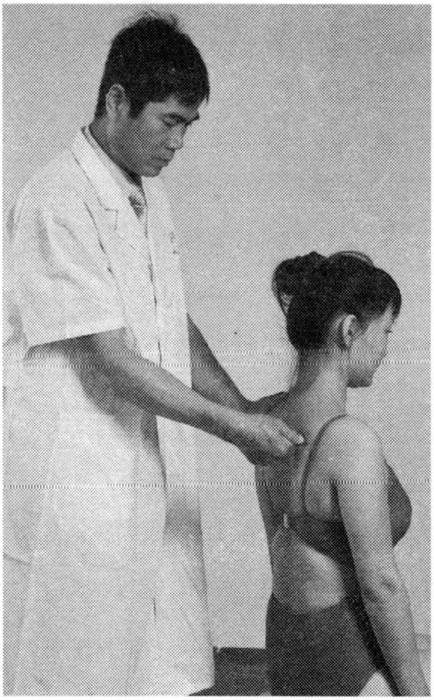

照片 113　弹拨法

（2）体位同上。患者上肢外展外旋位，术者一手扶托病人腕关节，另一手掌微屈，以中指指端弹拨其腋窝处的臂丛神经1～2次（定位图11），手法要轻巧快捷，不宜过强，此刻患者自觉有麻窜感，提示手法成功（照片114）。

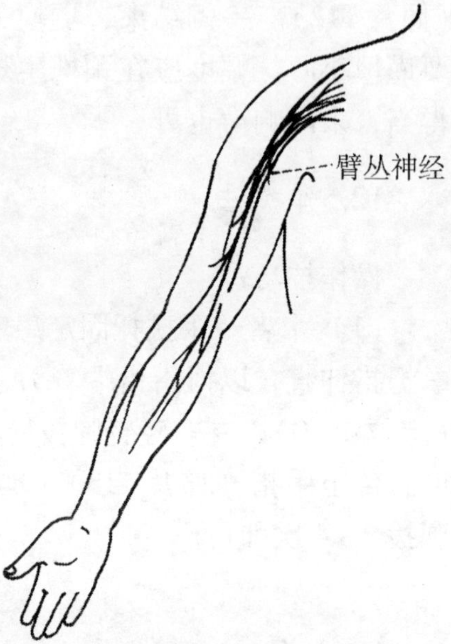

定位图11

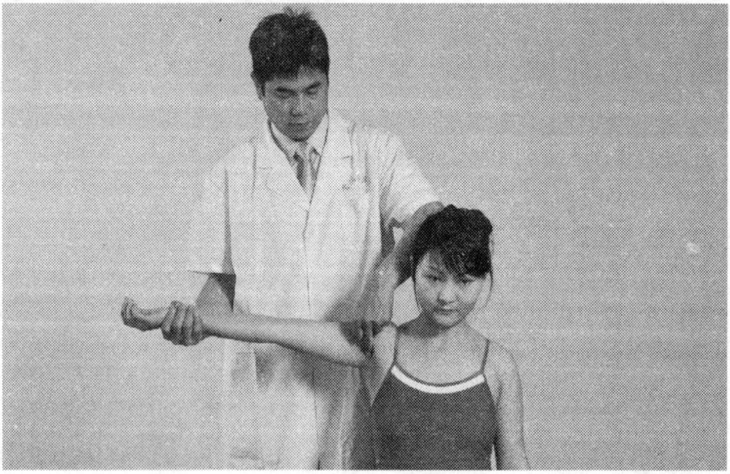

照片114　弹拨法

13. 拿颈肩部

操作技巧：术者双手拇指伸直，其余四指屈掌指关节，伸指间关节，以对指之力用指腹提拿患者颈肩部，用力轻巧而富有弹性（照片115）。此法可单手操作，也可双手交替进行。

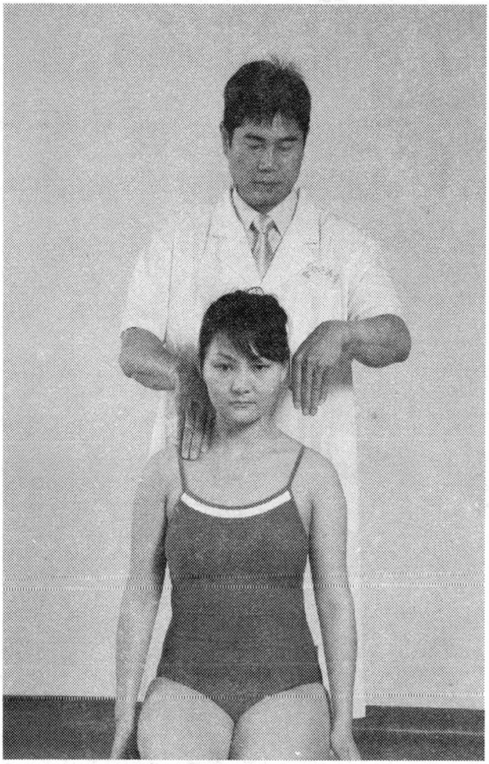

照片 115　拿颈肩部

14. 滚法

操作技巧：术者将小指掌指关节及小鱼际尺侧缘着于患者颈肩部，沉肩、悬肘，以前臂旋转之力带动腕关节，边滚边沿冈上肌走行往返移动，如此反复4~6次（照片116）。此法单手或双手同时操作均可，用力持续平稳并有逐渐透达之意。

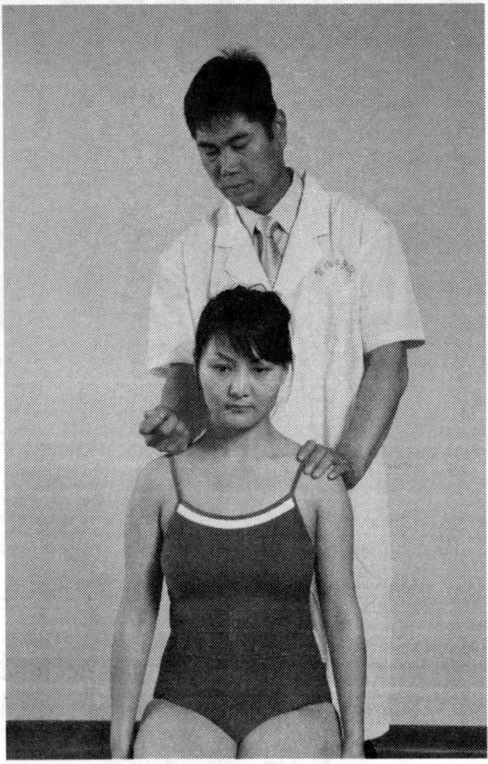

照片116　滚法

15. 推法

操作技巧：术者双手背伸腕关节，五指伸直，掌根着力于大椎穴旁，沿患者冈上肌肌纤维方向，双手同时用力向外推至肩峰处。也可术者一手扶按肩关节起固定作用，另一手掌根同上法推颈肩部。用力均匀，轻推宜慢，重推稍快，且力度透达深层肌肉（照片117）。

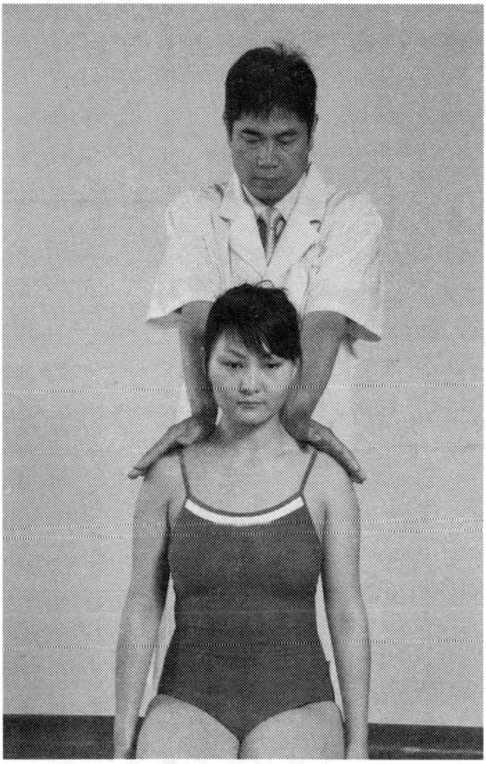

照片117　推法

16. 叩法

操作技巧：术者双手握空拳，拳眼相对，拳心向下，以五指中节背侧与大小鱼际肌处着力，交替叩击患者颈肩部（照片118）。用力轻巧，频率100~120次/分，此法系重刺激手法后的整理手法之一。

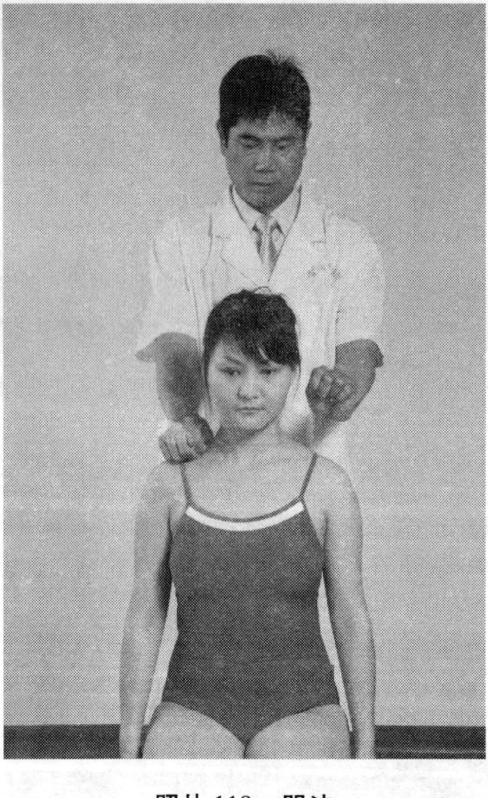

照片118　叩法

17. 摇肩法

操作技巧：患者双上肢外展屈肘，两手交叉抱于头后部，术者双手掌心相对分别抵住患者两肘后部，两手交错用力，使患者肩部作上下、前后回旋摇动（照片119）。用力协调柔缓，幅度由小渐大，反复4～6次即可。

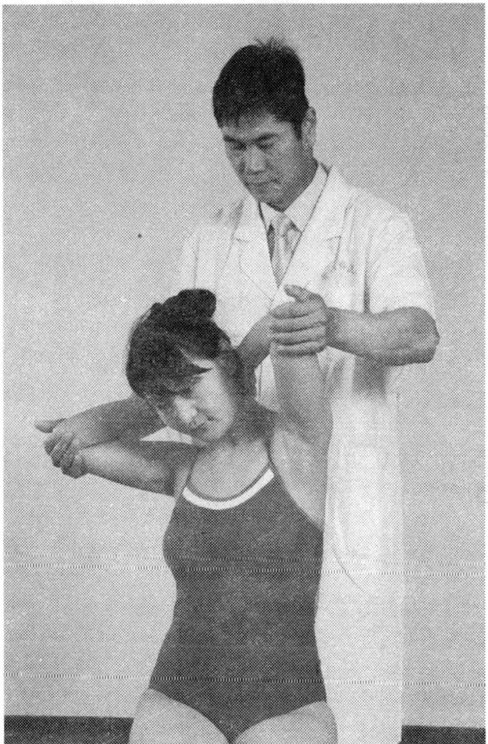

照片119　摇肩法

18. 扩胸法

操作技巧：患者双手五指交叉放于头后颈项部，两肘外展，术者以腹部抵住其后背，两手掌扶按双肘前方，同时向后用力拉肘，使患肢做扩胸动作（照片 120）。连续 4~6 次，注意扩胸要在肩关节生理活动范围内进行。

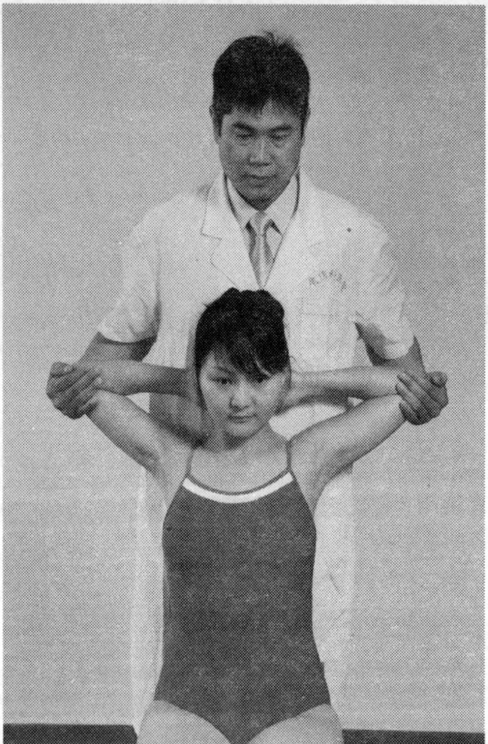

照片 120　扩胸法

19. 端提法

操作技巧：术者屈双肘关节，伸腕关节，两手四指并拢，掌心相对，插于患者腋窝处的食指桡侧向上着力，两拇指扳于三角肌下方，再同时向近心端施力。如此同时交错用力，即是肩关节端提法（照片 121）。一般端提 2 ~ 4 次为宜，切忌粗暴施治。

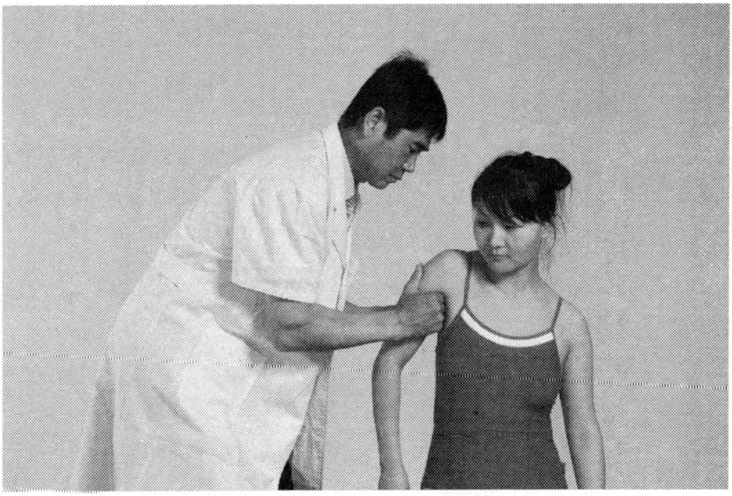

照片 121　端提法

20. 对拉法

操作技巧：

（1）患者双上肢伸直上举，两手交叉，掌心向上，术者左手握住病人双手拇指桡侧部向后施力，右手五指展开掌心贴按于病人项背部朝前推。如此交错用力，对拉双肩关节，反复 1 ~ 2 次。此法施力要轻柔稳妥，否则易造成肩关节损伤（定位图 12，照片 122）。

（2）患者双上肢外展 90°伸直，前臂内旋掌心向下，术者和助手分别站立两侧，握住其腕关节，同时向相反方向用力对拉。注意施力应对等，切忌生拉硬拽（照片 123）。

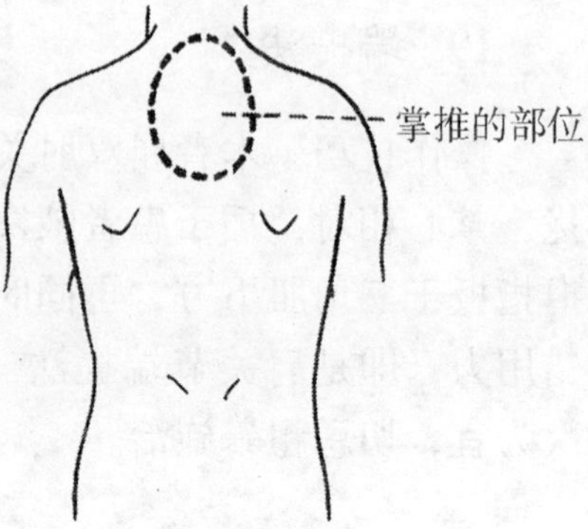

定位图 12

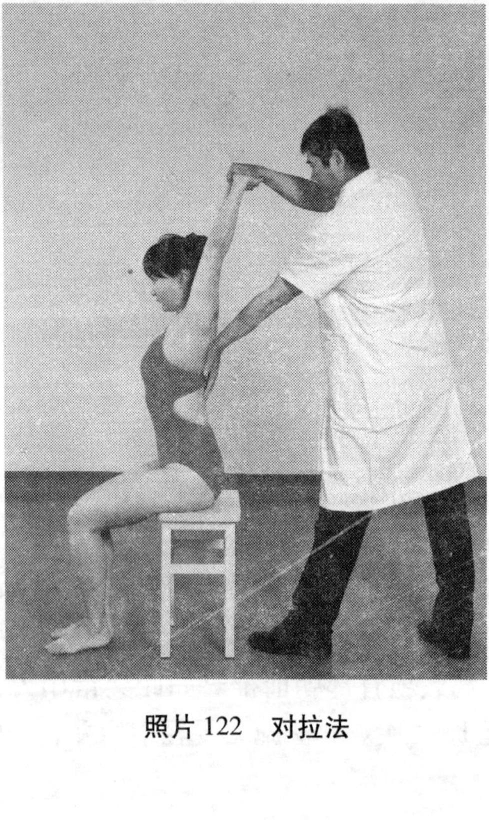
照片 122 对拉法

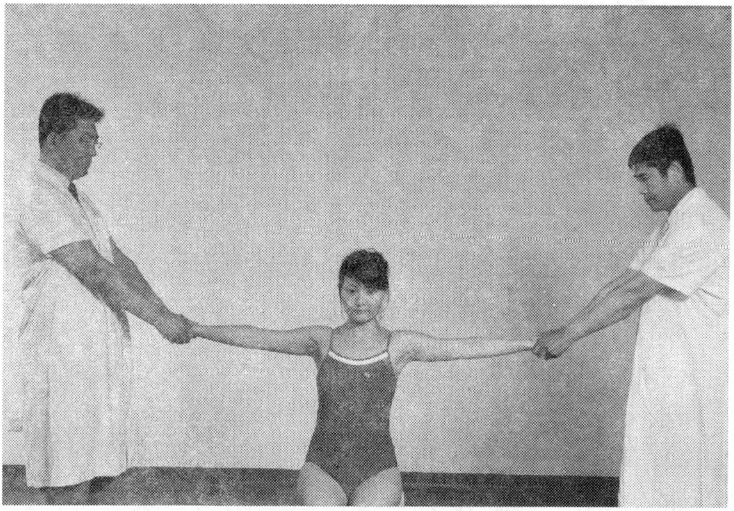

照片 123　对拉法

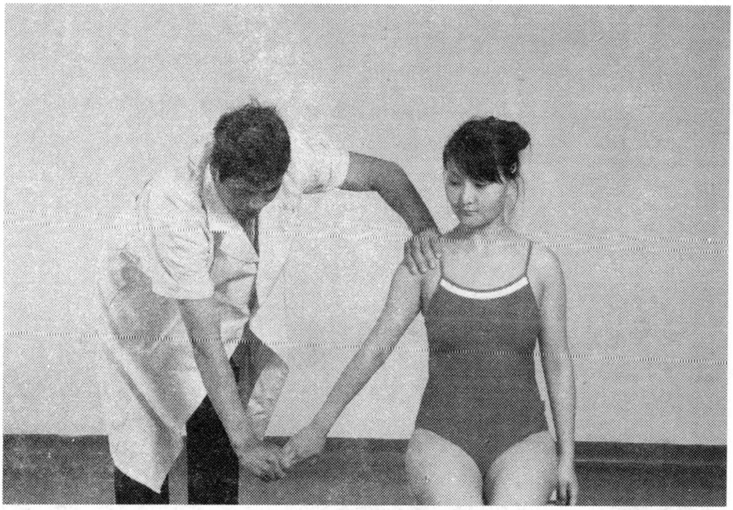

照片 124　牵抖法

21. 牵抖法

操作技巧：患者患肢外展 30°~40°，术者一手扶按其同侧肩关节，另一手拇指与食指、中指、环指相对，捏拿手指远端，在充分放松状态下，沿上肢轴线行向远心端方向的牵拉抖动之力（照片 124）。注意施力应持续，牵抖自然轻巧，频率以 240 次/分为宜。

22. 归挤法

操作技巧：术者双手五指交叉相扣，掌心分别贴按患者肩部前后方，相对用力归挤揉搓，使其自觉有舒适轻松感（照片 125）。一侧完毕，更换另侧。归挤时用力可稍重，但应以患者有舒适感为宜。

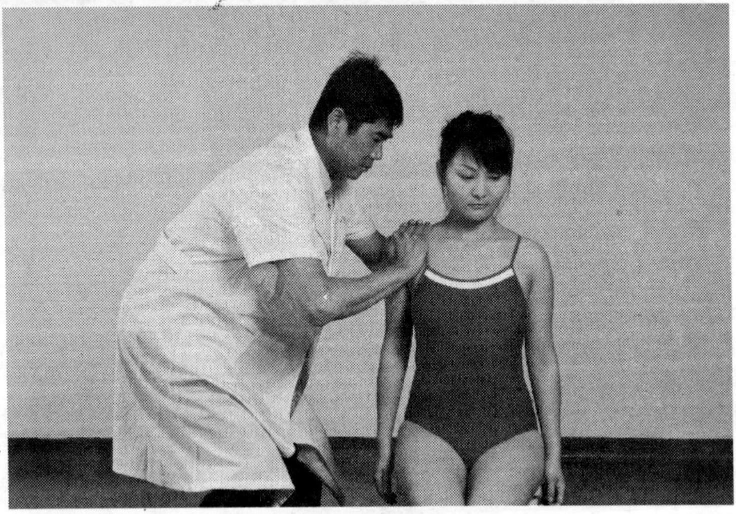

照片 125　归挤法

三、胸腹部

胸腹部疾患常见于胸壁挫伤、胸肋关节紊乱、肋软骨炎、肋间神经炎以及部分内、外、妇科病症。

1. 捋法

操作技巧：术者双手拇指伸直并外展，余指并拢，以拇指指腹的桡侧随其环转活动自患者胸骨角，向下交替捋理至剑突。操作时双拇指与胸骨体垂直，用力应适度，捋理 20 次为宜（定位图13，照片126）。

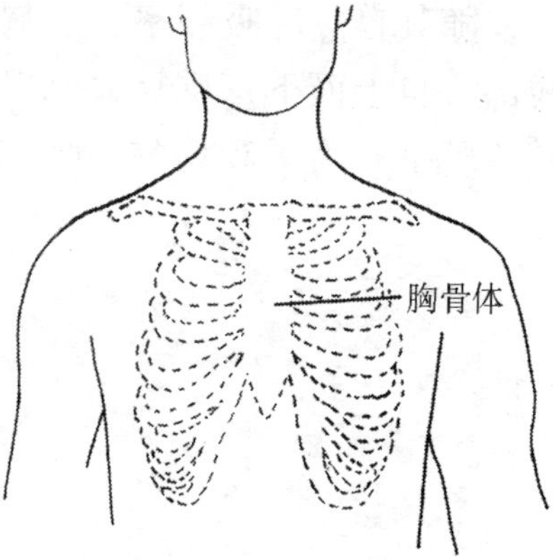

定位图 13

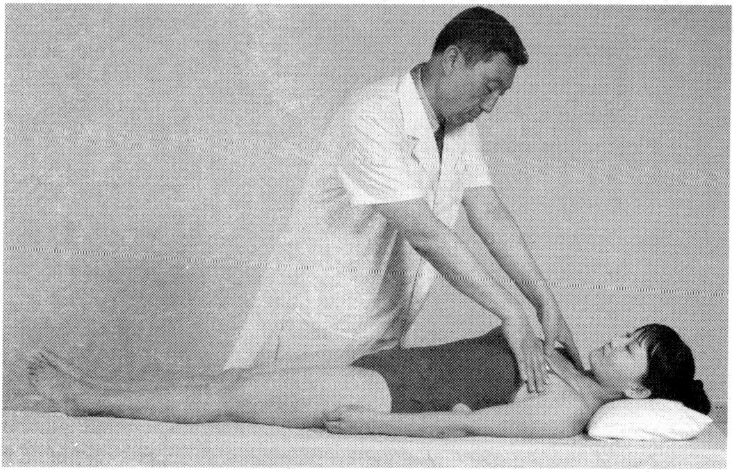

照片 126　捋法

2. 推法

操作技巧：术者双手掌平贴于患者前胸部，五指伸直展开，腕关节处于背伸尺偏位，以全手掌力，沿两侧肋弓，随其自然呼吸频率，从胸骨体同时向两侧分推至腋后线部，自上而下，反复2~4次。女性患者推前胸部时需绕其双乳，用力柔和均匀，呼气时分推，吸气时不推（照片127）。

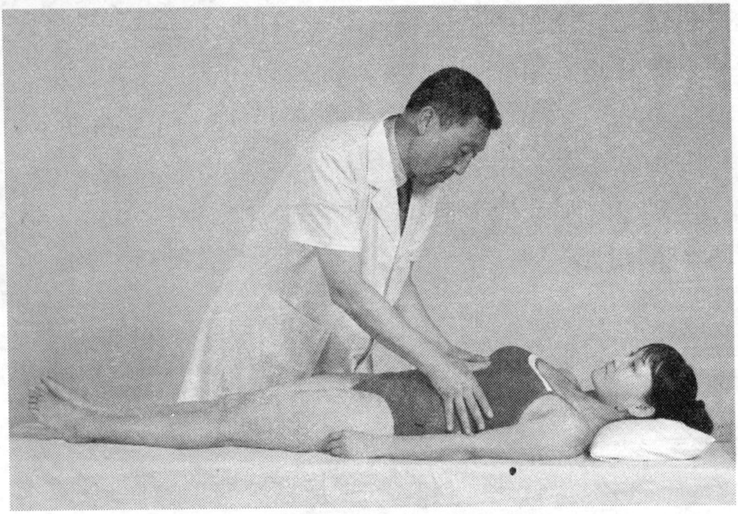

照片127　**推法**

3. 点法

（1）点膻中穴

部位：膻中穴位于前胸正中，两乳之间处。

操作技巧：术者一手中指屈掌指关节，伸指间关节，食指末节指腹叠压在中指远端指间关节背侧，以中指指端着力于患者膻中穴处，向下点颤，反复4~6次（定位图14，照片128）。用力柔和均匀，以病人产生舒适感为度。

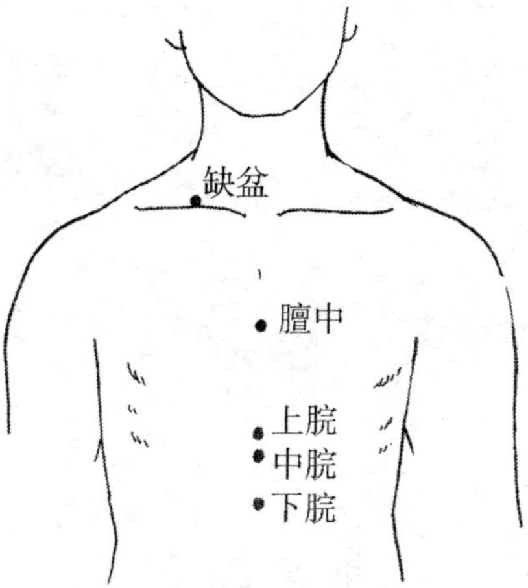

定位图 14

（2）点缺盆穴

部位：缺盆穴位于锁骨上窝中点凹陷处。

操作技巧：术者以

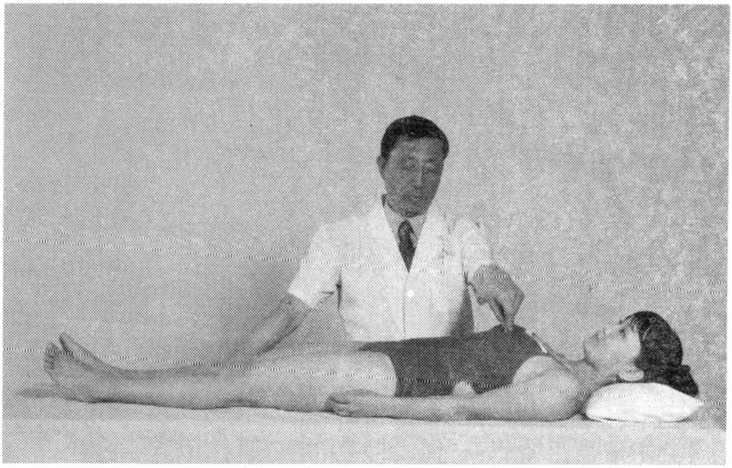
照片 128　点膻中穴

双手中指指端对准患者缺盆穴向后下方点按（照片129）。此手法用力不宜过重，点按2~4次即可。

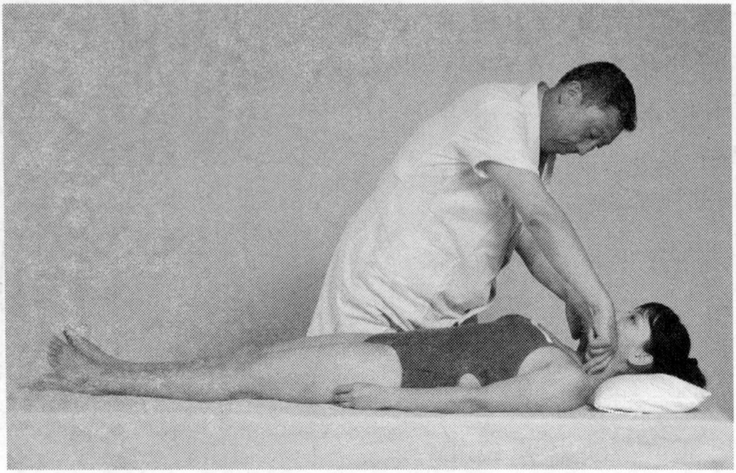

照片 129　点缺盆穴

(3) 点上、中、下三脘及足三里穴

部位：上脘穴位于前正中线脐上 5 寸处。中脘穴位于前正中线脐上 4 寸处。下脘穴位于前正中线脐上 2 寸处。足三里穴位于外膝眼下 3 寸处。

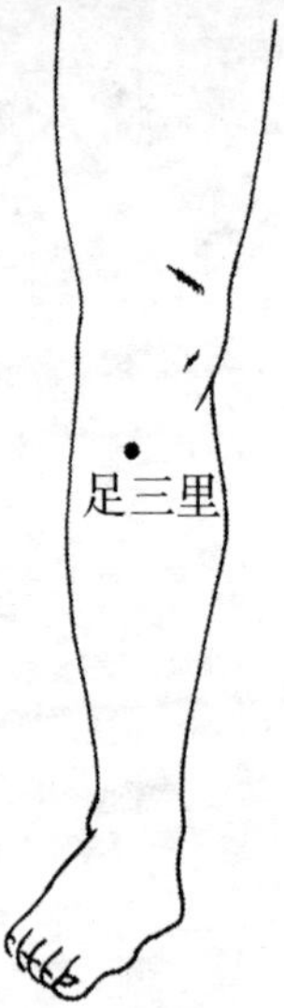

定位图 15

操作技巧：术者一手屈掌指关节，伸指间关节，中指指间关节微屈，并与相邻两指分开，以食、中、环指指端分别着力于患者上、中、下三脘穴的同一水平线上；同时另一手拇指外展屈掌指关节，伸指间关节，以其指端部点按一侧足三里穴。患者吸气时用力向下点颤足三里穴，呼气时另手点上、中、下三脘穴，如此双手随呼吸交替用力。

施治时，运力于指端穴位处，应缓缓下压点颤并渗透入里（定位图 15，照片 130）。一侧下肢完毕后，更换另侧。左右侧各点颤 4～6 次，其频率以 240 次/分为宜。

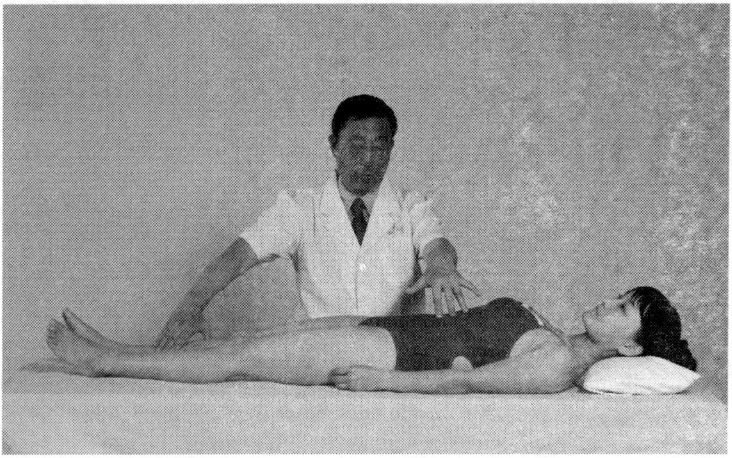

照片 130　点上、中、下三脘及足三里穴

（4）点关元穴及足三里穴

部位：关元穴位于前正中线，脐下 3 寸处。

操作技巧：术者一手中指屈掌指关节，伸指间关节，食指指腹叠压于中指远端指间关节背侧，运力于中指指端，对准患者关元穴，向下施力，同时右手拇指伸直，以其指端点按下肢足三里穴。吸气时点颤足三里穴，呼气时点颤关元

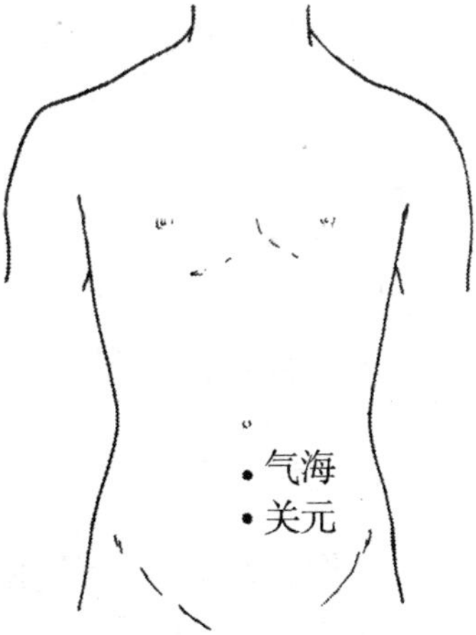

定位图 16

穴，双手随呼吸一上一下交替用力，力量深透于里。一侧下肢完毕，更换另一侧，每侧各点颤 4～6 次，其频率 240 次/分（定位图 16，照片 131）。

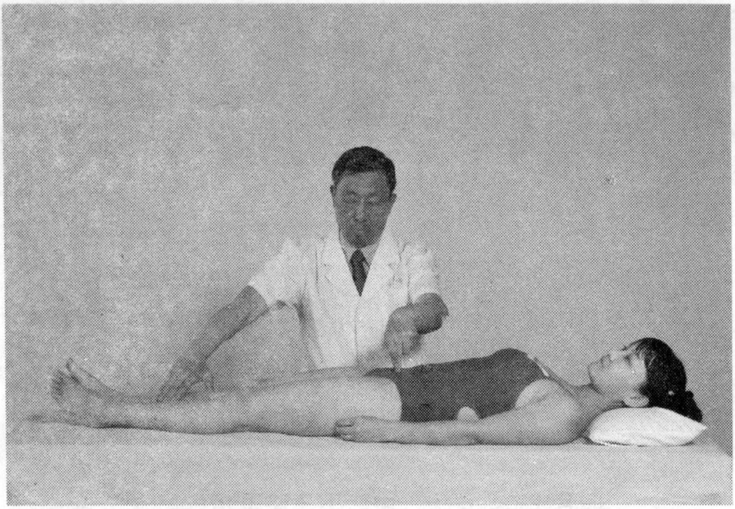

照片 131　点关元穴及足三里穴

（5）点气海穴及足三里穴

部位：气海穴位于前正中线脐下 1.5 寸处。

操作技巧：术者一手运力中指指端，点颤患者气海穴，另一手拇指指端点颤足三里穴，随患者自然呼吸，一上一下交替点颤，其施力与点颤频率同上（照片 132）。

4. 滚按法

操作技巧：术者上肢伸直，一手腕关节略背伸，五指伸直并拢，运力于全掌，按于患者腹部，另一手叠压于施治手背面，双手垂直发力作按压震颤，着力点从小指及小

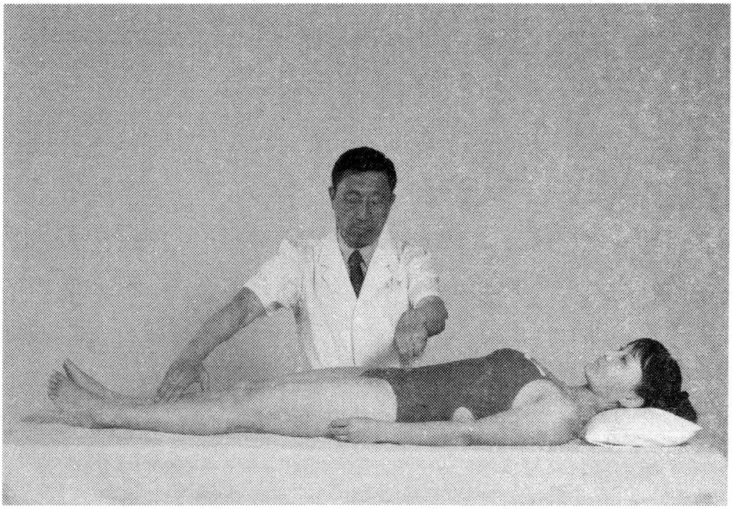

照片 132　点气海穴及足三里穴

鱼际肌尺侧经环指、中指、食指而达拇指，当拇指用力最大时，小指抬起，以中指指端为支点，其余手指同时向下移动约半个手掌，再重复以上动作（照片 133）。如此均匀有序、持续连贯，反复 4 ~ 6 次，速度宜慢，用力应柔缓持续。

5. 摩法

操作技巧：术者上肢肘关节微屈，腕部放松，五指分开自然伸直，全掌平伏于患者腹部皮肤表面，以腕关节带动手掌作缓和协调的环旋抚摩。自肋弓下移至少腹，分别沿腋前线、锁骨中线、前正中线自上而下顺序摩动（照片 134）。用力均匀和缓，频率较慢，以每分钟 40 ~ 60 次为宜，使患者产生较强的舒适感。

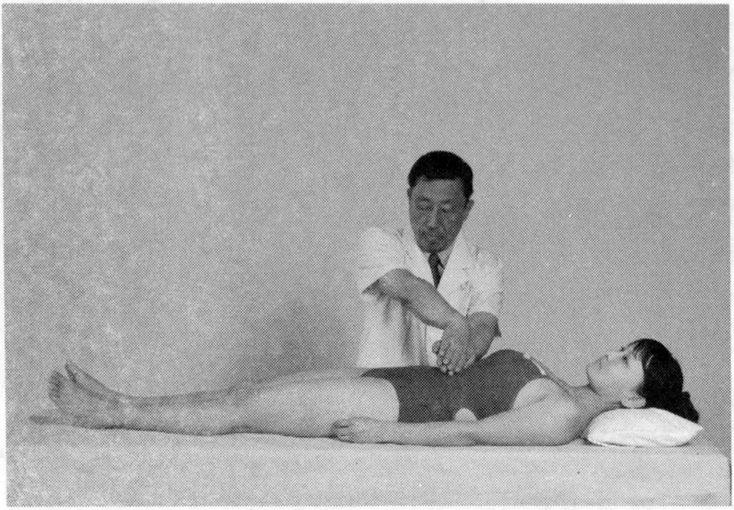

照片 133　滚按法

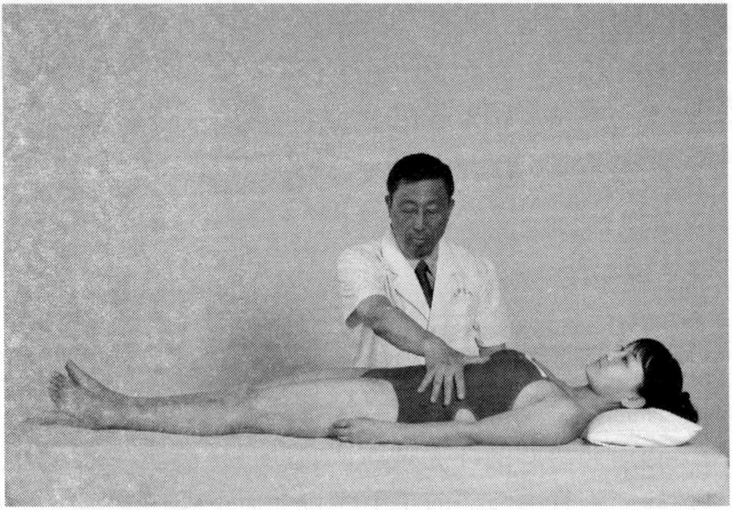

照片 134　摩法

6. 振法

操作技巧：术者双臂伸直，一手腕关节背伸，五指并拢伸直，以全掌着于患者腹部；另一手掌平伸，叠压于施治手背侧，集前臂肌群轻微振动之力向下传导，使局部随之发生震颤（照片135）。操作时应以上腹、中腹、少腹为序。用力实而不虚，既连续又有间歇，使气力透达组织深处。振动频率以300次/分为宜，反复操作2~4次即可。

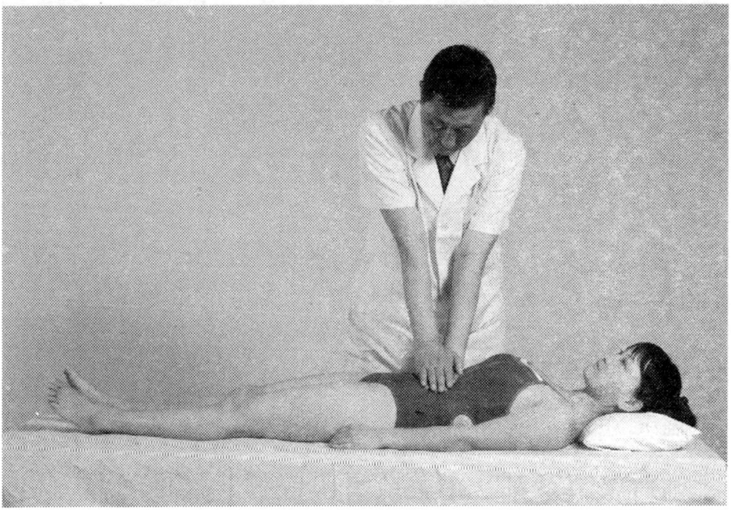

照片135　**振法**

7. 拿法

操作技巧：术者五指掌指关节屈曲，指间关节伸直，拇指与其余四指对指呈钳形，腕部放松，以指腹着力，沿患者任脉走行，自剑突下至少腹，作由下而上的提拿动作

（照片 136）。用力应均匀对称，自轻而重，频率约 240 次/分。此法单手、双手同时操作或交替用力均可。

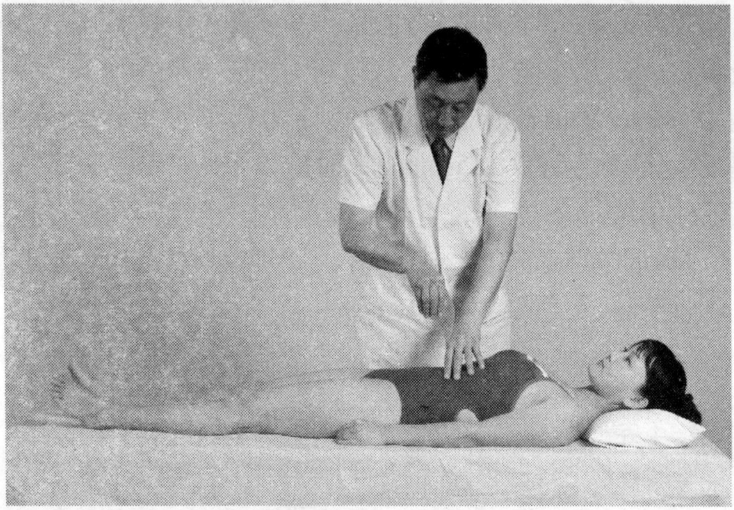

照片 136　拿法

四、腰背部

腰背部疾患常见于腰背肌劳损、肌筋膜炎、腰扭伤、胸腰椎后关节紊乱、小关节滑膜嵌顿、腰椎间盘突出症、腰椎椎管狭窄、第三腰椎横突综合征、强直性脊柱炎、骨质增生、梨状肌综合征、骶髂关节扭伤等。

1. 揉法

操作技巧：患者俯卧，双上肢置于躯体两侧，头偏向一侧，腰背部自然放松。术者腕关节背伸，五指稍分伸直，全掌紧贴皮肤表面，以前臂带动腕部及手掌作小幅度自上而下、自内而外的回旋揉动（照片137）。用力轻而不浮、持续和缓，使其产生舒适感为度。揉的频率宜慢不宜快，反复操作2~4次即可。

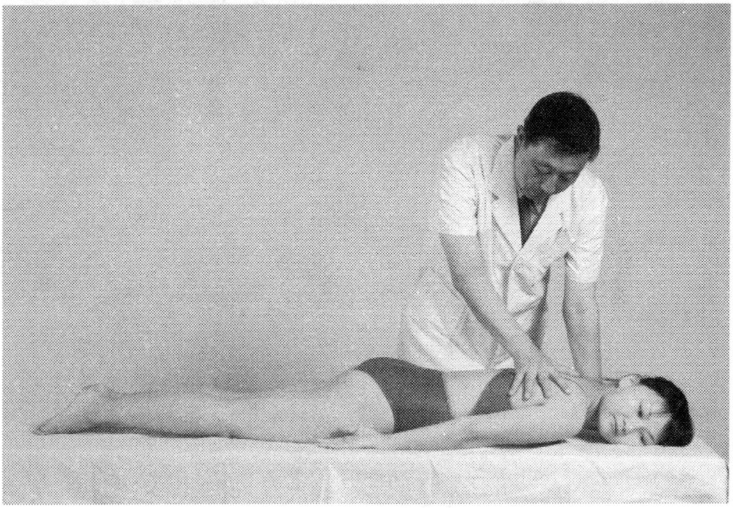

照片137　揉法

2. 滚法

操作技巧：术者前臂外旋，腕部放松，掌心向上，五指略屈自然展开，以掌背着于皮肤作自上而下由内向外的持续滚动，频率以120次/分为宜。此法可单手操作，从颈后滚至下腰部，亦可双手同时进行，分别由颈后及下腰部滚向中间（照片138）。动作应均匀有序，和谐连贯。

3. 擦法

操作技巧：术者双腕关节略背伸，掌指并拢伸直，全

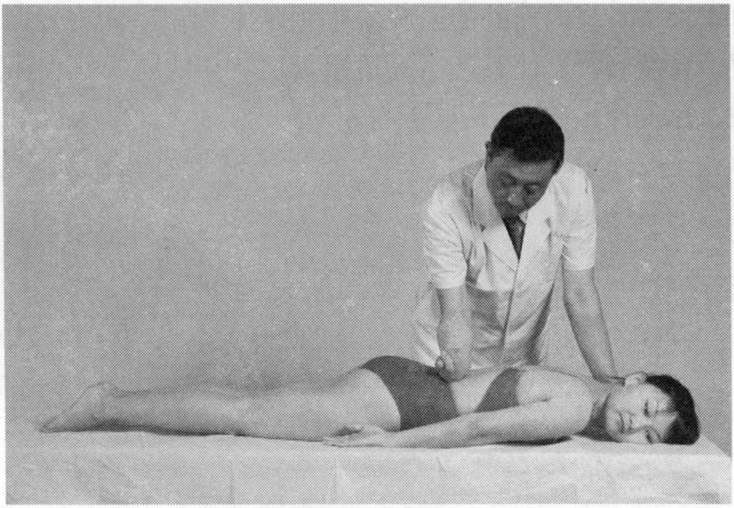

照片 138　滚法

掌紧贴患者体表，顺腰背肌肌纤维方向作由颈肩至腰臀部的连续往返摩擦，其动作如拉锯状，不宜间歇停顿，用力均匀适度，深透入里，以摩擦时皮肤不起皱褶为度（照片 139）。频率约 100 次/分即可。此法柔和舒适，系重刺激后的缓解手法之一。

4. 摩法

操作技巧：术者垂肩伸肘，背伸腕关节，掌心向下平铺于患者皮表，沿两侧肩胛下角线以颈肩向臀部为序作持续协调的环旋抚摩（照片 140）。用力轻而不浮，柔缓均匀，频率稍慢，以 40～60 次/分为宜。连续操作 4～6 次即可。

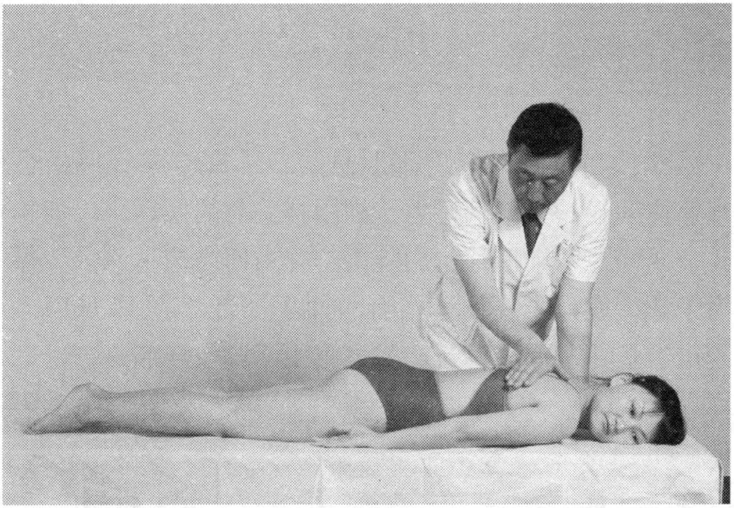

照片 139　擦法

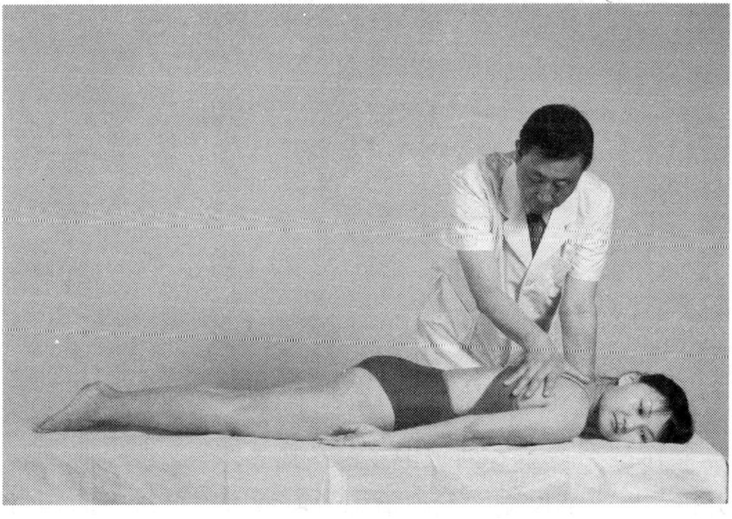

照片 140　摩法

5. 推法

（1）一指禅推法

操作技巧：术者沉肩垂肘悬腕，手握空拳，拇指自然伸直盖住拳眼，其指端着力，利用腕关节的摆动带以拇指指间关节屈伸，紧推慢移，用腕指的合力使之透达深入，做到蓄力于掌，发力于指，运指有力而不僵硬（照片141）。该法既可沿腰背部循经运行，又可施用于穴位或痛点。

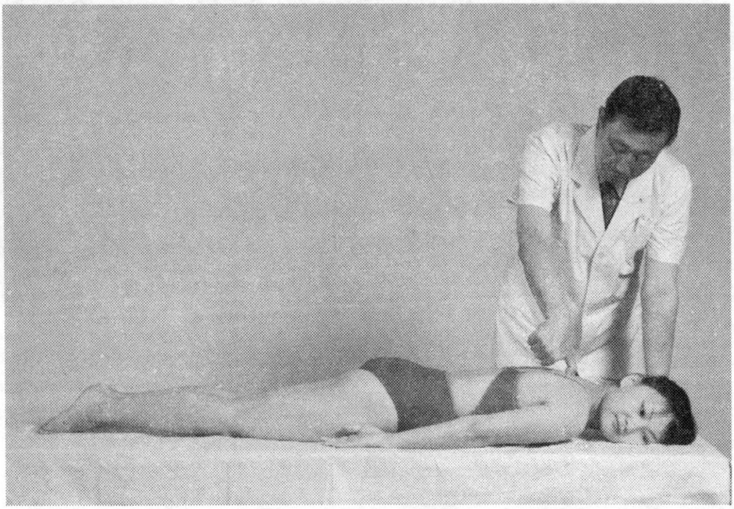

照片141　一指禅推法

（2）立掌推

操作技巧：术者前臂中立位，腕部伸直，手掌平伸，五指并拢，以手掌尺侧缘着力沿患者骶棘肌肌纤维方向作由上向下徐徐推动（照片142）。速度不宜过快，力量均匀和缓，深透于里，反复4~6次，以患者局部有温热舒适感为宜。

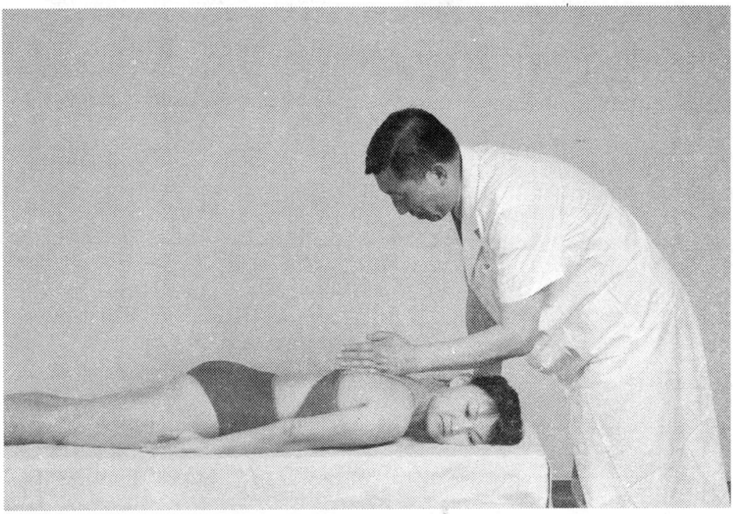

照片 142　立掌推

（3）全掌推法

操作技巧：术者腕关节略背伸，五指并拢，全掌着力于患者腰背部皮表，由颈肩向下腰沿骶棘肌肌纤维方向自上而下缓缓推动，反复 4~6 次即可（照片 143）。推进时应施适度的压力按之，使力度透达组织深层。此法单手、双手操作均可。

6. 按法

（1）指按法

操作技巧：术者一手背伸腕关节，伸食、中指掌指关节，屈指间关节且分开，以两指中节指骨背侧分别着力于患者棘突两侧夹脊穴，并循经自上而下按压（照片 144）。用力要适度，以患者有酸胀感为宜。如此反复 4~6 次。

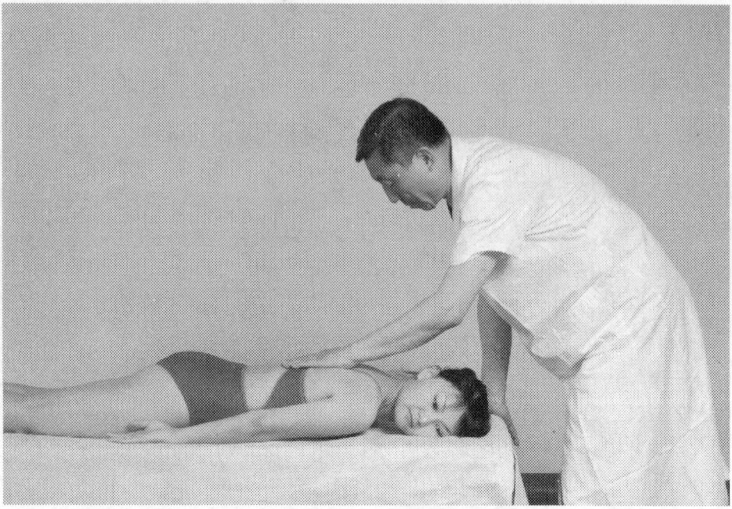

照片 143　全掌推法

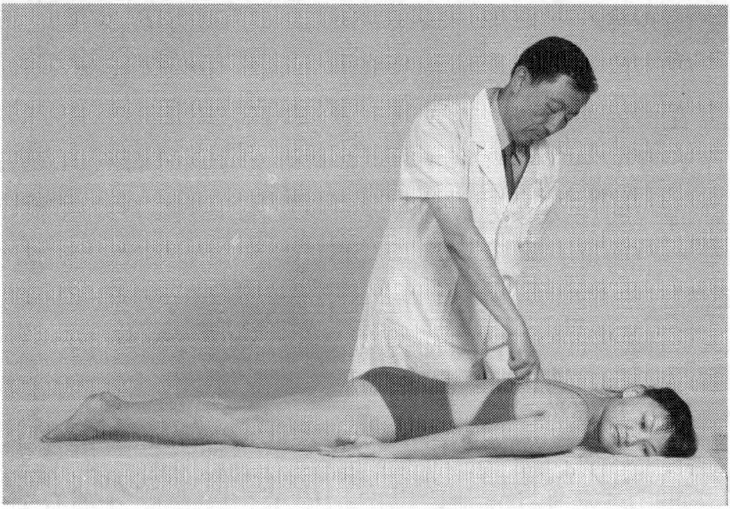

照片 144　指按法

（2）掌按法

操作技巧：术者上肢伸直，腕部背伸，五指并拢，手掌根部按于患者上胸椎棘突；另一手叠压于手掌背部，运力于掌根垂直向下按压，至适度时再突然用力旋按，可听到清脆的小关节弹响声，示手法成功（照片 145）。此法可纠正胸椎小关节错缝、滑膜嵌顿等。

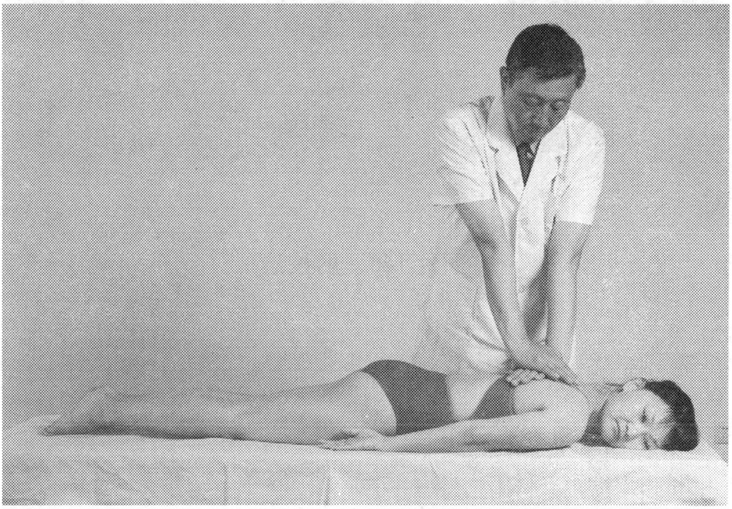

照片 145　掌按法

（3）肘按法

操作技巧：术者屈肘，上臂与前臂约成 60°夹角，以尺骨鹰嘴对准患者痛点或穴位，垂直用力，压揉并重（照片 146）。此法作用面小，刺激较强，多用于肌肉丰满的臀部或下腰部。

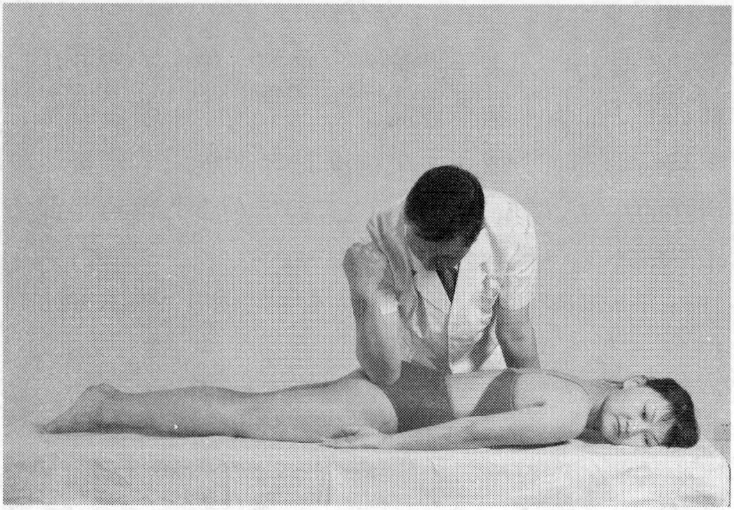

照片 146　肘按法

7. 弹法

操作技巧：术者一手扶托患者肘部以固定体位，一手腕关节背伸，拇指与其余四指微屈对指呈钳形，沿肩胛骨内缘及棘突外侧垂直插入提拿，作垂直于骶棘肌肌纤维方向的捏压，再迅速放开，使肌肉弹回，指下有弹琴弦之感（定位图 17，照片 147）。如此反复 1～2 次即可。动作灵巧轻柔，以患者无不适感为度。

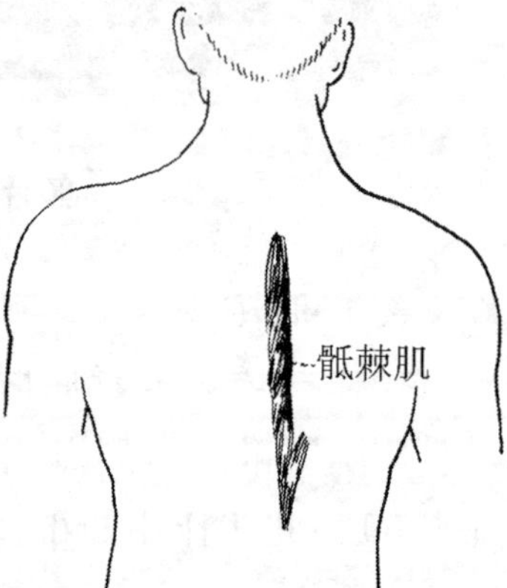

定位图 17

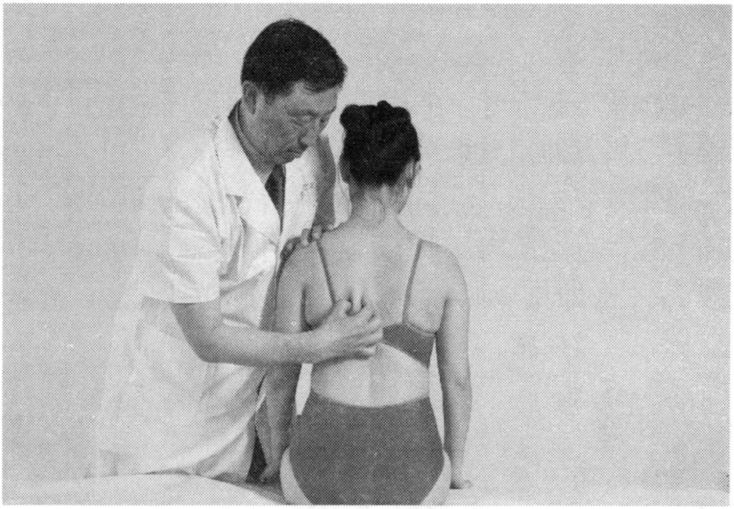

照片 147　弹法

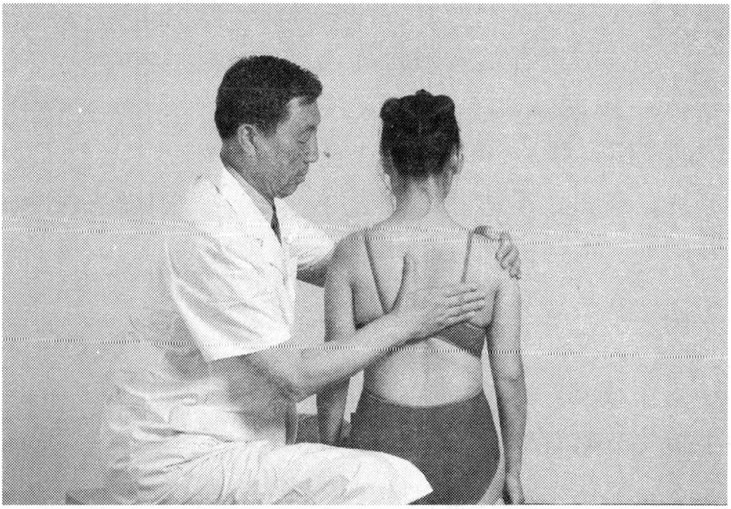

照片 148　拨法

8. 拨法

操作技巧：术者一手扶托患者肩部以固定体位，另一手腕关节略背伸，拇指掌指及指间关节伸直，以其指端深插一侧骶棘肌边缘，沿与肌纤维垂直方向来回拨动。力度均衡一致，直达肌肉深处。行拨法时指下应有弹动感，连续拨2~4次即止（照片148）。此法刺激性较强，患者有酸、麻、胀或痛感，应以其能忍耐为度。

9. 点穴法

操作技巧：术者一手略屈掌指及指间关节，拇、食、中三指末节对指聚成一体，或五指指端并拢呈梅花状，随腕关节背伸掌屈的活动，沿患者足太阳膀胱经循经行一虚两实的循经点穴法（定位图18，照片149）。手法轻巧灵活，患者无不适感。此法可提升阳气，增强机体免疫机能。

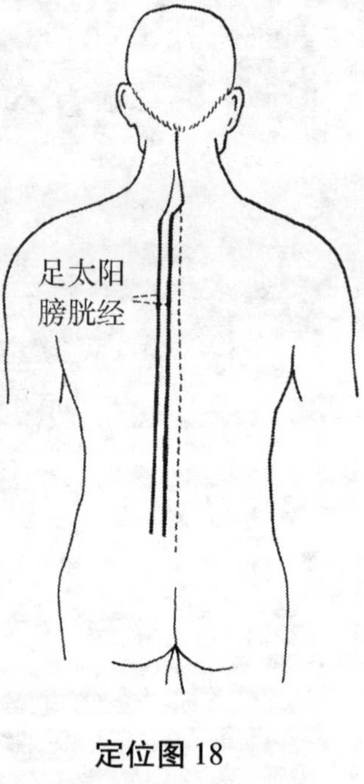

定位图18

10. 叩击法

操作技巧：术者沉肩悬肘，一手腕关节略背伸，五指并拢伸直，全掌平放于患者背部皮表。一手握空拳，拳眼向上，以小指尺侧缘叩击另一手掌背部。自颈肩至下腰部叩击。施力均匀和缓，透达于里，频率以120次/分为宜，使患者

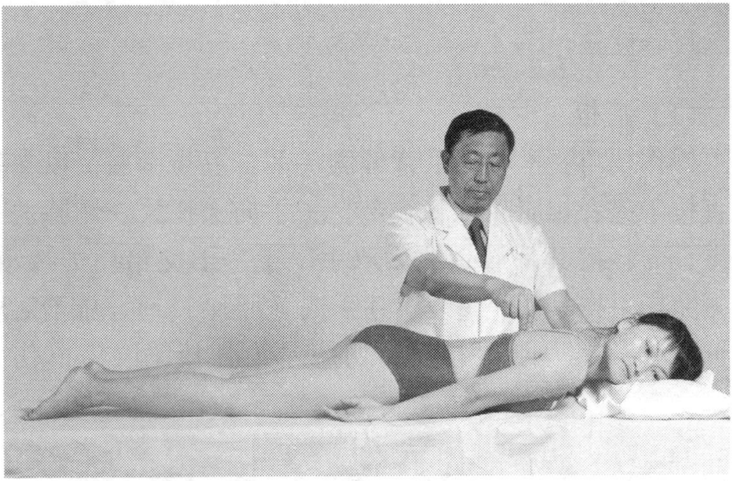

照片 149　点穴法

产生较强的舒适感（照片 150）。

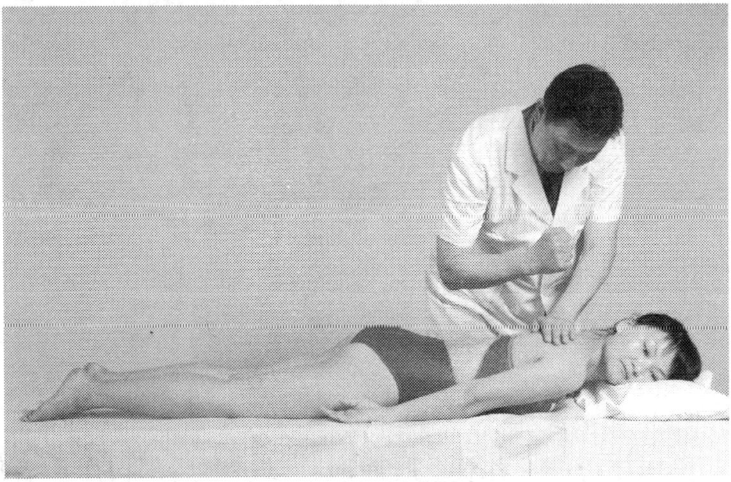

照片 150　叩击法

11. 扳法

(1) 后扳法

操作技巧：术者一手背伸腕关节，五指微屈，以掌根垂直按于患者相应腰椎棘突部，一手向上托扶一侧膝关节前方，先轻摇其下肢，然后双手一上一下交错用力扳动，一侧完毕更换另侧，重复上述手法（照片151）。施治时应谨慎稳妥，用力刚柔相济，切忌暴力强扳，以免损伤关节。

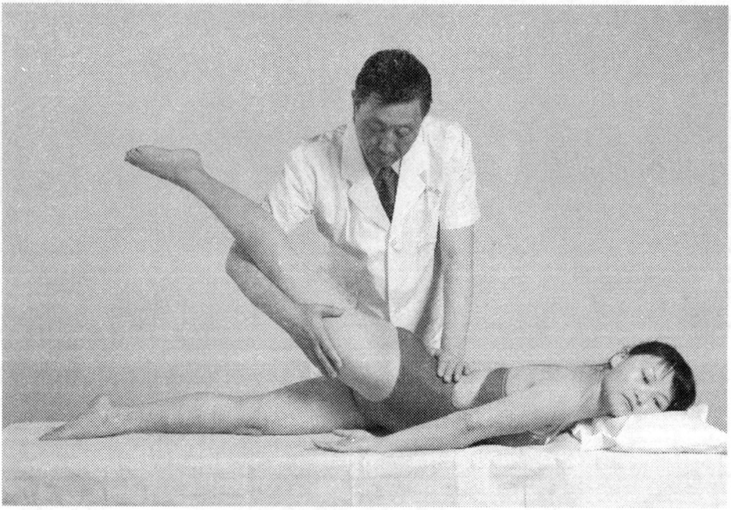

照片151 后扳法

(2) 侧扳法

操作技巧：术者双上肢屈肘，以一肘后部按压患者肩关节前方；另一肘关节下压臀外侧，两肘部先同时向前后摆动，以摇晃放松躯干部，反复2~4次后，两肘再徐徐向下同时行按压之力，至适度时，再稍加施力，即可闻及“喀喀”之声。一侧完成，同法操作对侧（照片152）。注意用力要稳妥适中，以患者有轻松感为宜。

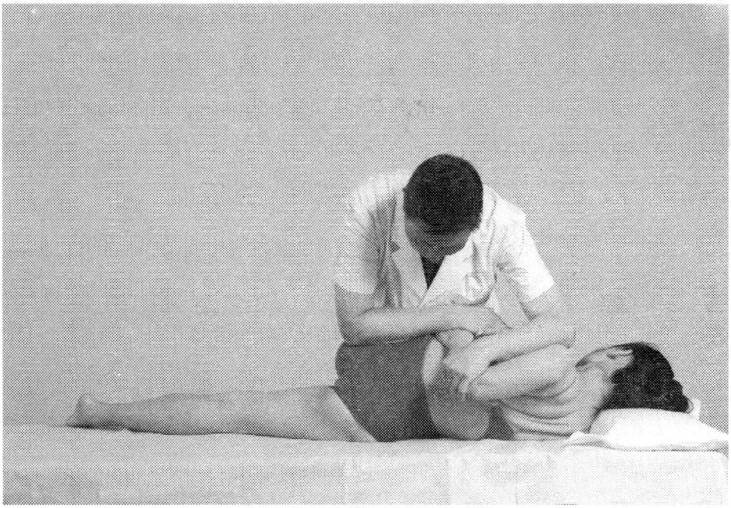

照片152　侧扳法

（3）推扳法

操作技巧：术者一手托推患者肩关节后方，一手压按另侧膝部，双手向相对方向同时交错推扳，使患者腰部被动扭转（照片153）。注意用力应稳妥轻巧。一侧完毕，同法推扳对侧。

（4）坐扳法

操作技巧：术者以双膝部挟住患者一侧下肢以固定体位，双手分别置其两肩的前后部，一手向前内，一手朝后外，同时交错用力（照片154）。注意推的幅度不宜超出生理功能活动范围。一侧完毕，同法操作对侧。

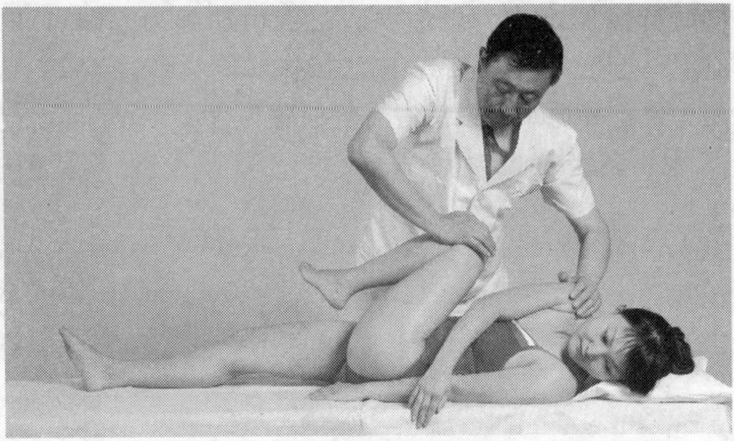

照片 153　推扳法

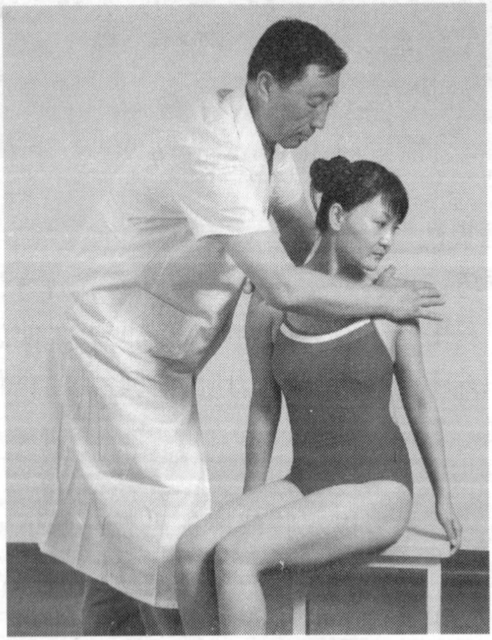

照片 154　坐扳法

12. 旋转法

操作技巧：助手面对病人而立，双手按压其膝关节上方以固定体位。术者一手从其腋下绕过肩前按于颈后，使头部略前屈，另一手扶托于患者腰部，并以其为支点，缓慢轻柔地旋转腰部，幅度从小到大，循序渐进，使腰部肌肉得到最大幅度的伸展。频率宜慢，用力均衡持续，勿超出生理功能范围（照片 155）。

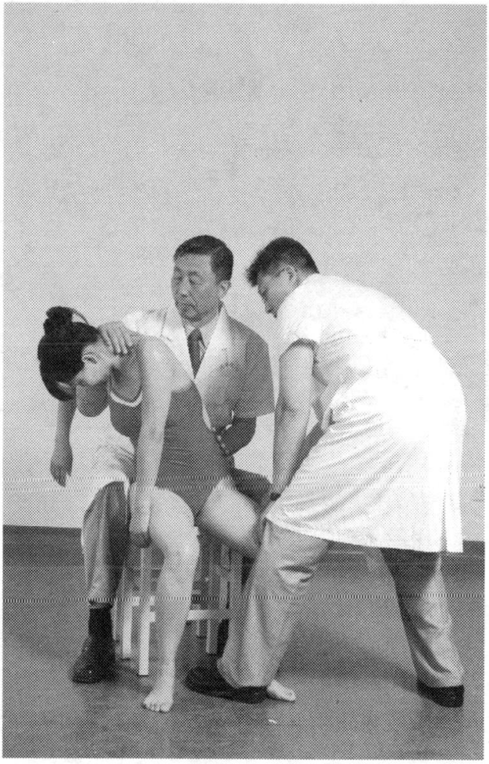

照片 155　旋转法

13. 拔晃法

操作技巧：术者一手腕关节背伸，掌心向下扶按患者腰部；另一手微屈腕，掌心朝上，五指并拢托扶于双侧膝关节前上方，以按腰之手为轴心作顺时针或逆时针方向的环转拔晃（照片 156）。双手用力应协调柔缓、平稳持续，幅度由小渐大，反复操作 4~6 次即可。

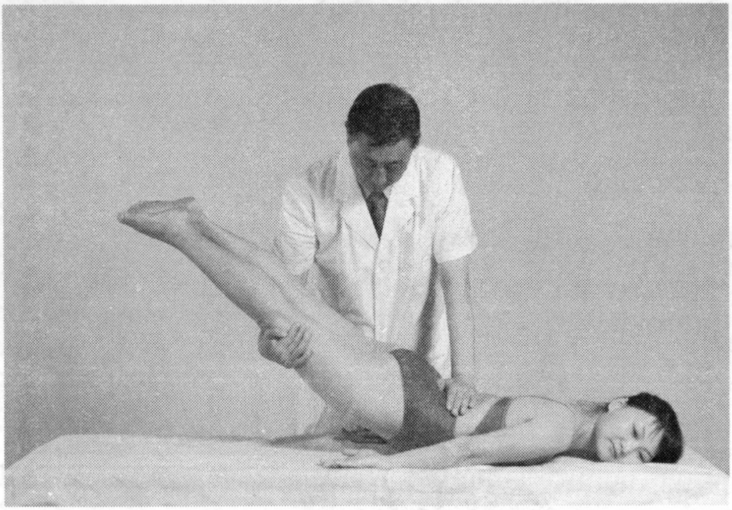

照片 156　拔晃法

14. 牵按法

操作技巧：术者一手腕关节背伸，手掌向下按压患者腰部，一手握住踝关节向后上方牵拔。用力要轻柔协调，持续适度，牵按幅度由小到大。一侧完毕，同法牵按对侧（照片 157）。

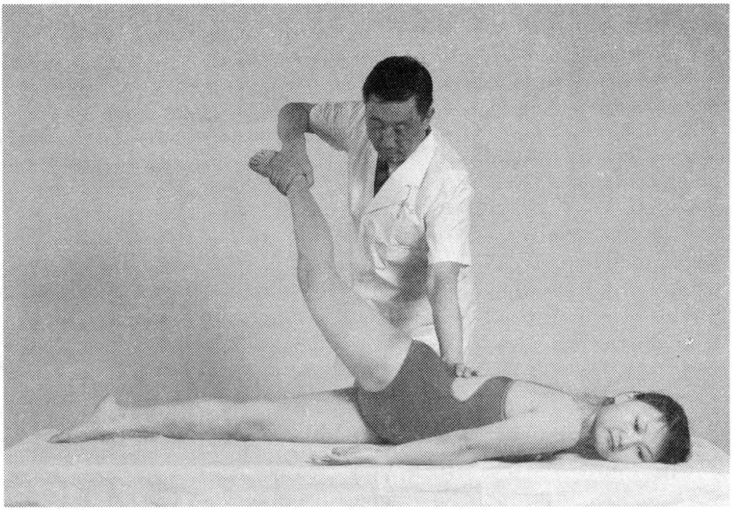

照片 157　牵按法

15. 托挺法

操作技巧：患者腰部后伸抬臀，术者双手同时用力向上端托，使其腰臀部离开床面，处于过伸状态（照片158）。如此反复 2～4 次，切忌粗暴用力，速度不宜过快。

16. 按膝托臀法

操作技巧：术者一手前臂按压患者双膝前下方，一手掌心朝上托扶臀部，双臂一按一托，向下、上方交错用力，反复操作 2～4 次（照片 159）。注意用力协调，切忌粗暴操作。

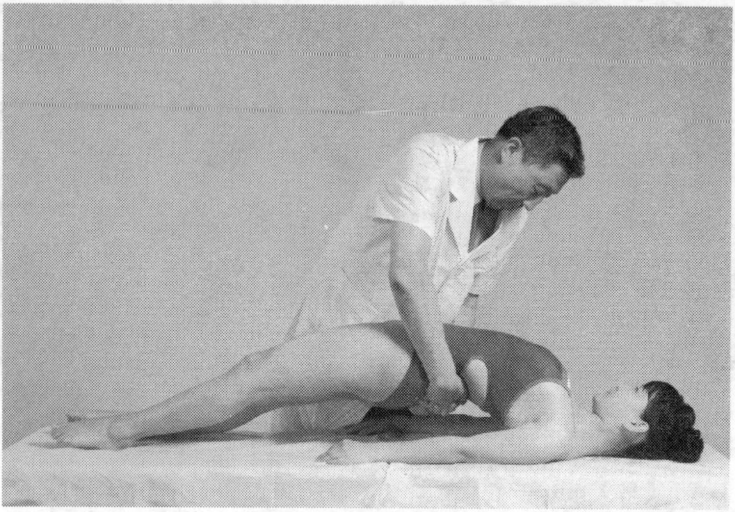

照片 158　托挺法

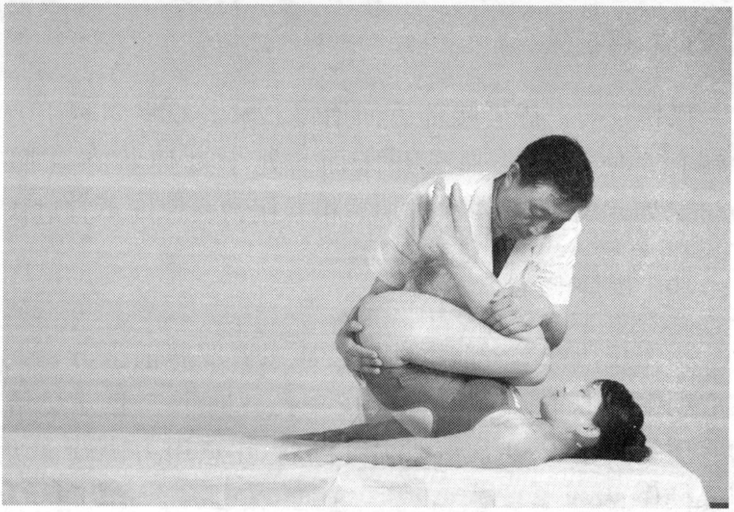

照片 159　按膝托臀法

17. 滚床法

操作技巧：术者一手向上扶托患者颈后，一手扶于双小腿前方，并向下按压。如此双手一上一下交错用力，使患者自臀至肩呈连续滚动状态（照片160）。动作均匀有序，反复操作2~4次。

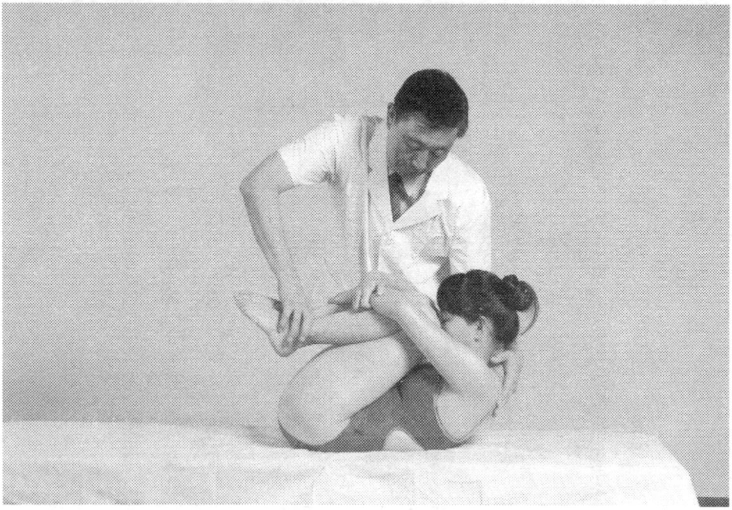

照片160　滚床法

18. 摇法

操作技巧：助手扶握患者双手以固定体位，术者双手扶按其腰之两侧，以足部为轴，同时行前后左右推拉之力，使腰部环转回旋摇动。顺时针、逆时针各摇4~6次，速度宜慢，动作轻柔灵巧，在患者充分放松的状态下进行效果更佳（照片161）。

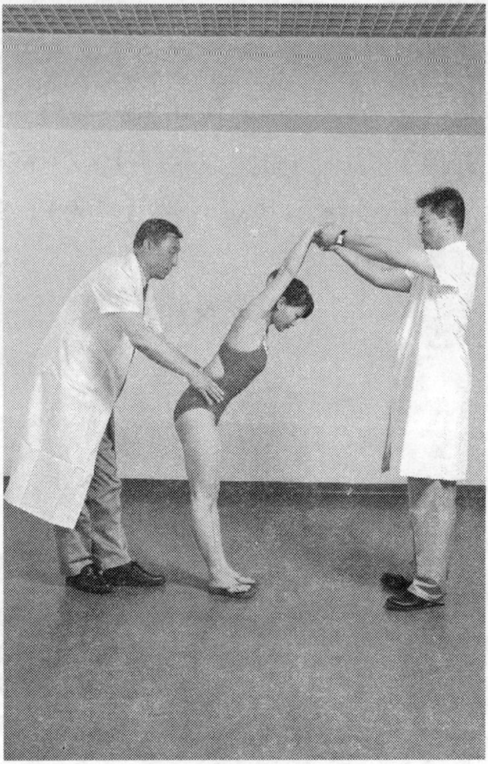

照片 161　摇法

19. 激法

操作技巧：术者用拇指桡侧偏峰着力于患者棘突旁，垂直棘突施力，作自上而下疾速有力的推压，反复 3～5 次，用力均匀适度（定位图 19，照片 162）。一侧完毕，同法操作对侧。此法为强刺激手法之一，施治时应以病人能忍耐为度。

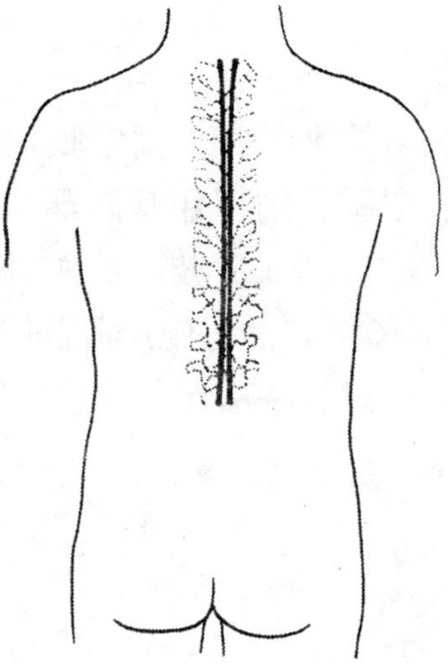

定位图 19

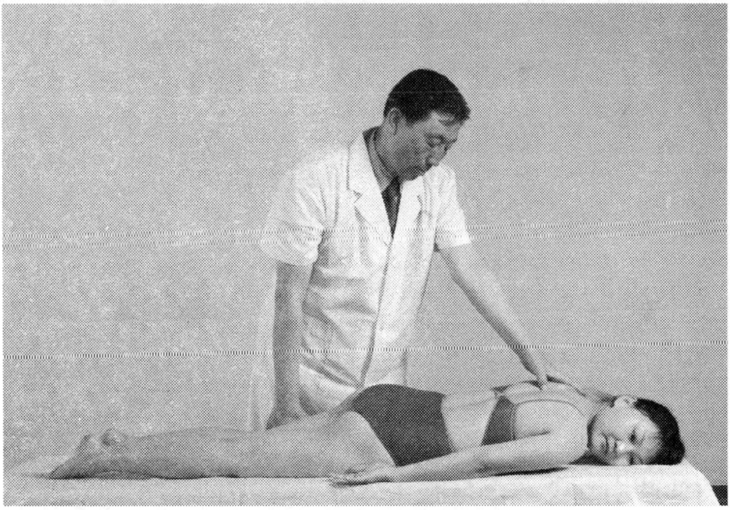

照片 162　激法

20. 牵法

操作技巧：患者俯卧，两手固定扶握于床头。术者两足分开与肩同宽，双手分别握住其两踝，向远心端用力牵拉，同时上下或左右抖动双下肢。操作时亦可由助手行对抗牵引之力（照片 163）。注意施用此法时，用力要轻柔和缓，平稳连贯，应在患者腰部充分放松状态下进行。

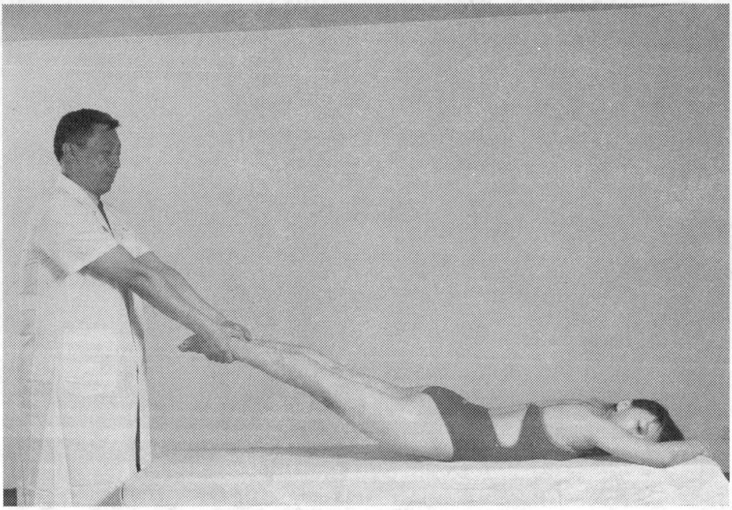

照片 163　牵法

21. “十”字牵拉法

操作技巧：患者两臂上举 90°，伸肘，双手十字交叉，下肢伸膝中立位，双足抵于术者膝关节前上方。术者两手分别握其双腕，沿上臂纵轴向远心端用力牵拉，连续操作 4~6 次即可（照片 164）。施用此法要求患者双手十字交叉，以求受力稳妥均匀，且作用点集中于腰部正中线。

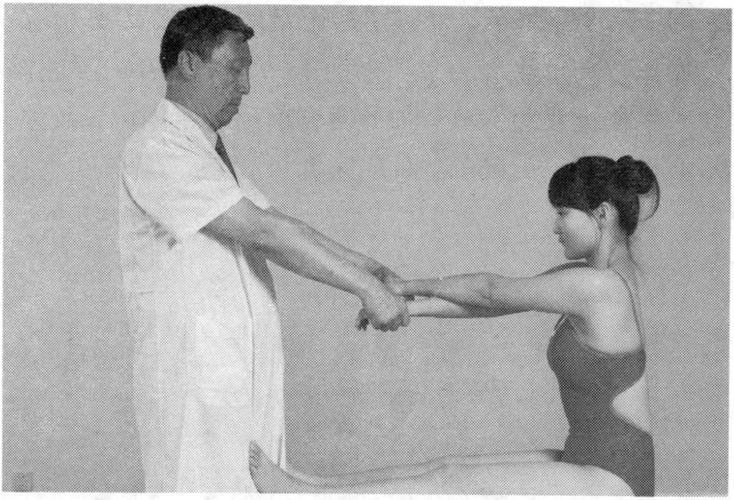

照片 164 “十”字牵拉法

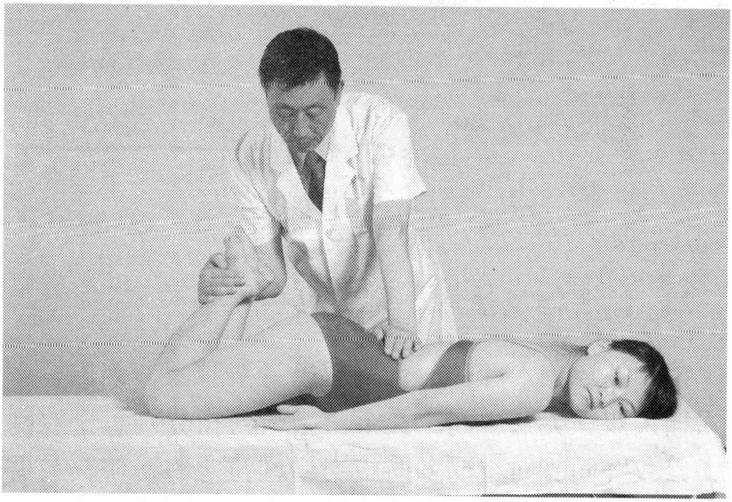

照片 165 推拉法

22. 推拉法

操作技巧：患者双膝并拢屈曲90°，术者一手屈腕拉腰，一手扶推双踝关节。如此两臂前后交错用力，反复4～6次（照片165、166）。推拉速度可稍快，但幅度不宜过大。

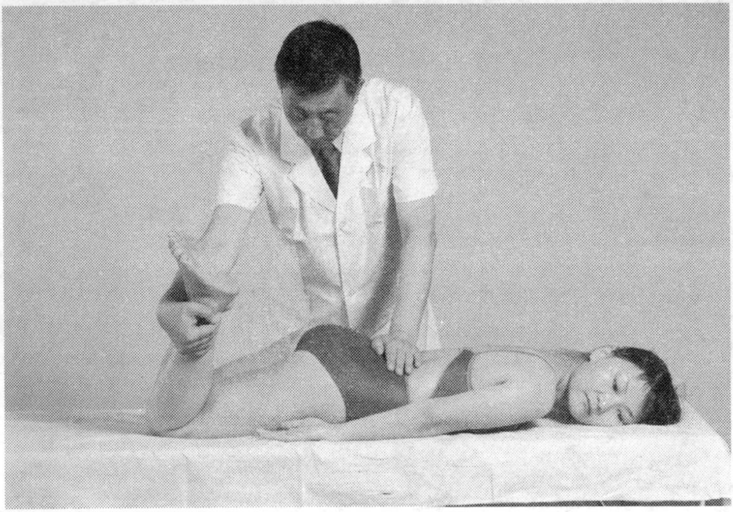

照片166　推拉法

23. 摇头摆尾法

操作技巧：术者一前臂按压患者双膝关节前方，一手食指插入双踝关节中间，其余三指与拇指分别置于双踝两侧，以双臂同时向相反方向施交错推拉之力，使头与臀部随之自然摆动，形似“摇头摆尾”之状（照片167、168）。注意用力稳妥灵巧，反复操作4～6次即可。

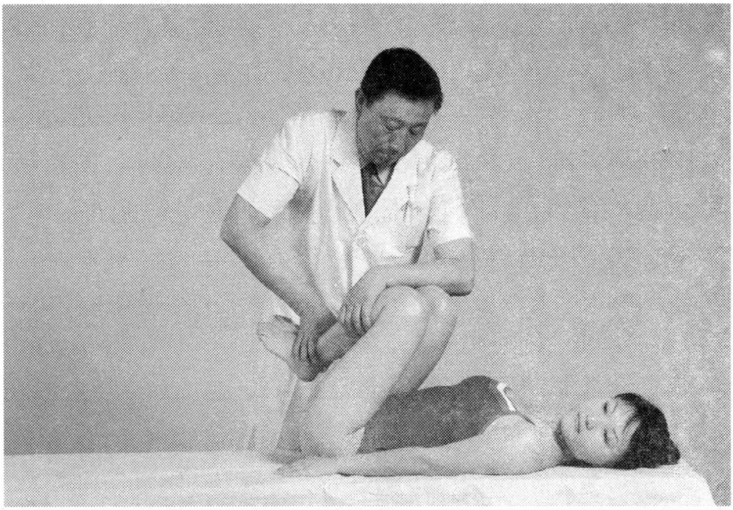

照片 167　摇头摆尾法

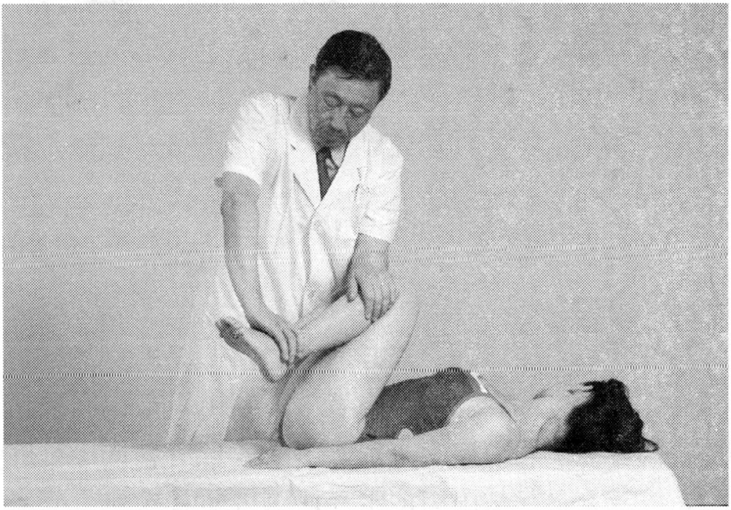

照片 168　摇头摆尾法

24. 推拉摇膝法

操作技巧：术者一手扶按患者腰部，施推拉之力，一手扶托双踝关节前方，以双膝关节为轴，做前后左右旋转小腿的动作。注意推拉与摇的速度应适中，幅度由小到大，顺时针或逆时针摇均可（照片 169）。

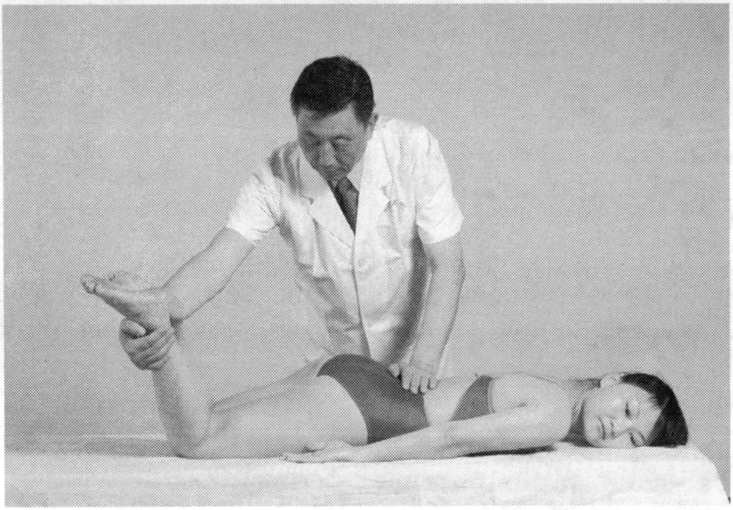

照片 169　推拉摇膝法

25. 端提法

操作技巧：术者双手自患者腋下穿出，五指交叉扣于胸前，两臂缓缓用力向上端提，与患者自身重量作对抗牵引，持续片刻，突然施力向上，此时可闻其松动关节之声（照片 170）。施治时用力均衡适宜，要做到持续牵引时柔和稳重，突然拔伸时灵活轻巧。

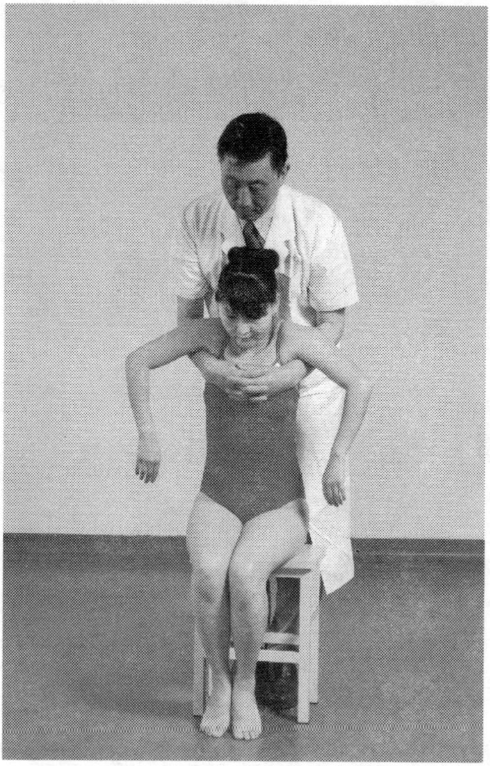

照片 170　端提法

26. 叠挤法

操作技巧：术者双膝微屈，两手按压患者双肩，力度由小到大，循序渐进，反复 4～6 次（照片 171）。注意用力均衡稳妥，切忌粗暴施力。

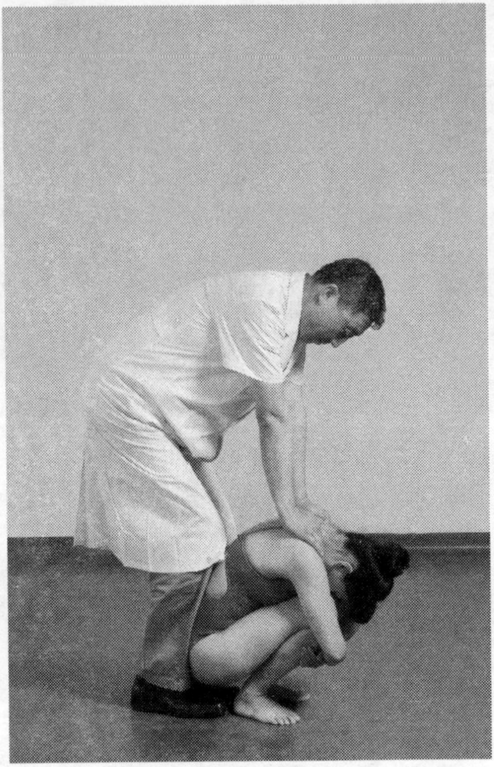

照片 171　叠挤法

五、上肢部

上肢推拿手法常用于治疗肱骨外上髁炎、尺骨鹰嘴滑囊炎、腕管综合征及上肢各部位的软组织损伤、肌肉劳损、肌腱炎、腱鞘囊肿等疾患。

1. 推法

操作技巧：术者一手托住患肢的前臂及肘部以固定体

位，另一手屈肘，背伸腕关节，拇指外展，四指并拢，用掌心和掌根的力量从近心端向远心端推，用力均匀持续，上肢内、外侧分别推4～6次为宜（照片172、173）。一侧完毕，同法操作对侧。

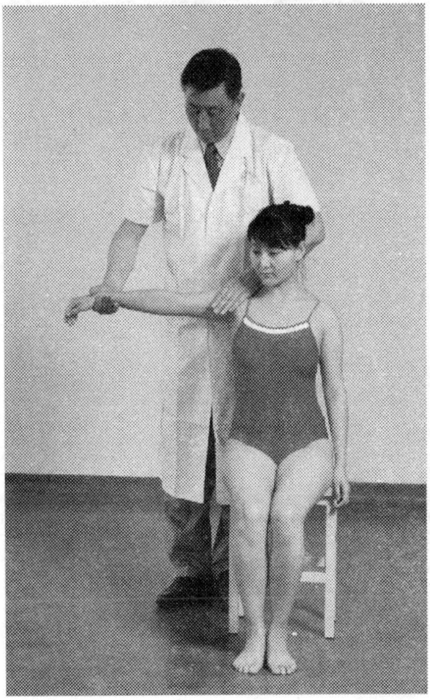

照片172　推法

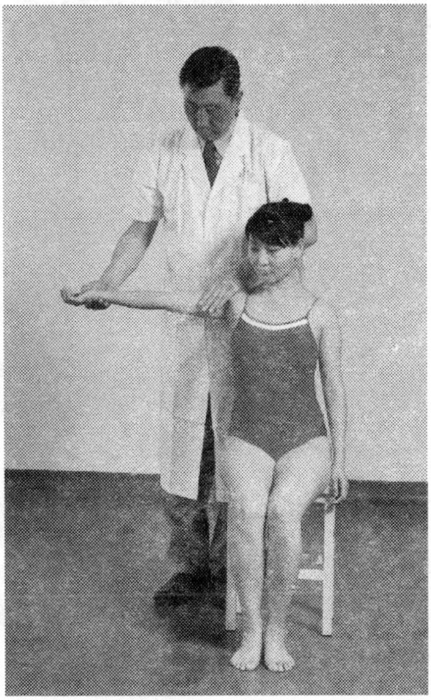

照片173　推法

2. 拿法

操作技巧：术者双手背伸腕关节，屈掌指关节，指间关节伸直，沿肌肉走行垂直作对指提拿动作，从患者肢体近端拿向远端（照片174、175、176）。单手拿、双手同时拿或交替拿均可，速度240次/分为宜。

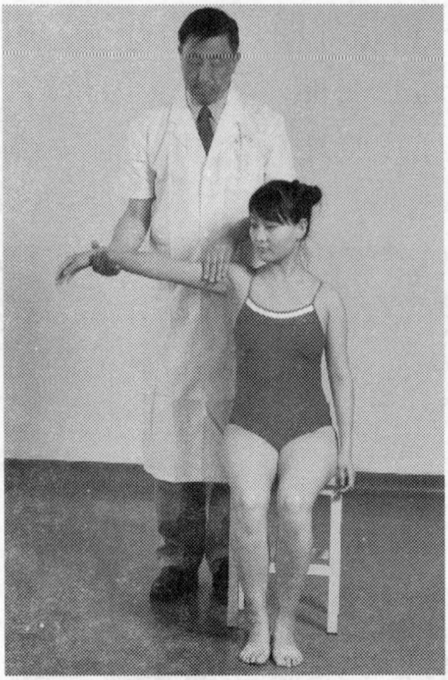

照片 174　拿法

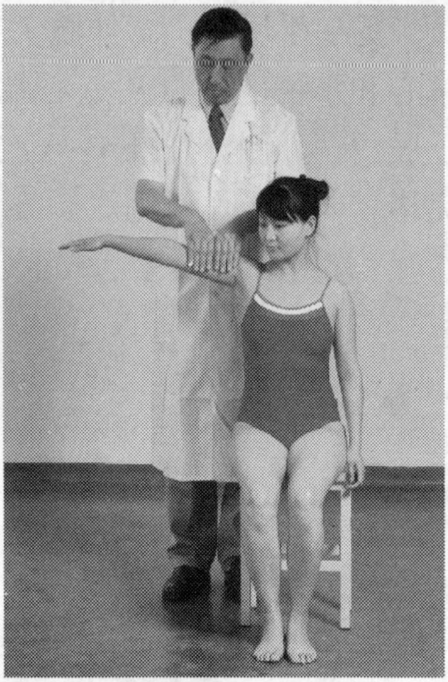

照片 175　拿法

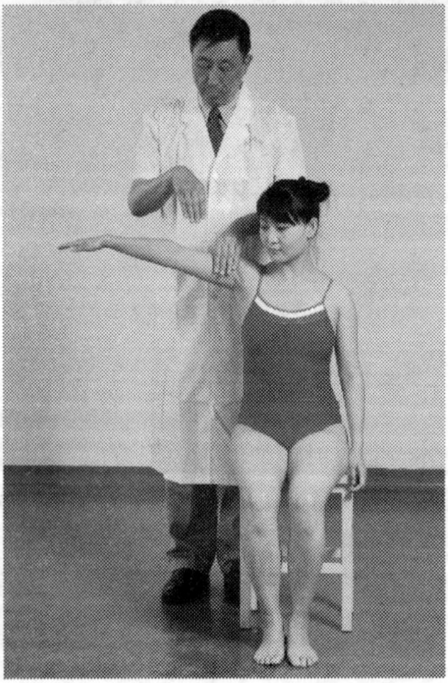

照片 176　拿法

3. 拨法

(1) 拨桡神经

操作技巧：术者一手托扶患肢远端以固定体位，另一手拇指屈掌指关节和指间关节，用该指指端沿三角肌后缘桡神经走向作垂直弹拨（照片 177）。此时患者有放射到拇指的麻窜感，表示动作成功，一般弹拨 1~2 次即可。

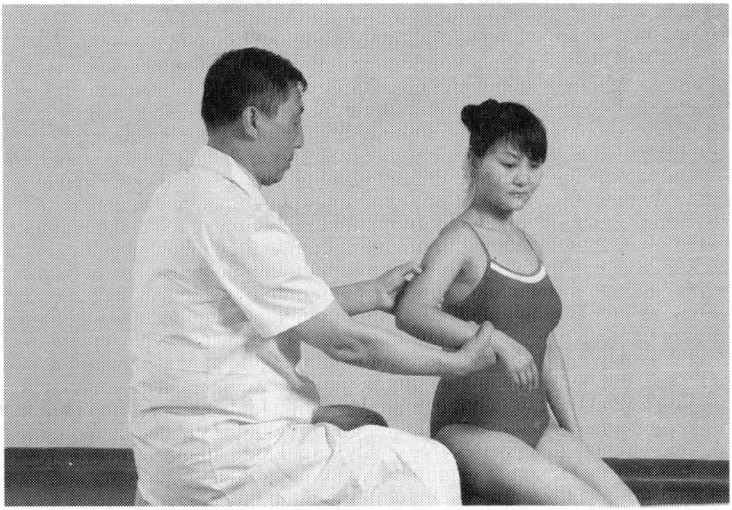

照片 177 拨桡神经

(2) 拨尺神经

操作技巧：术者一手握住患肢的腕关节，用另一手中指指端摸准肘部鹰嘴尺神经沟处，从内向外弹拨，以有麻窜感放射至手指，提示为成功（照片 178）。一般弹拨 1~2 次。

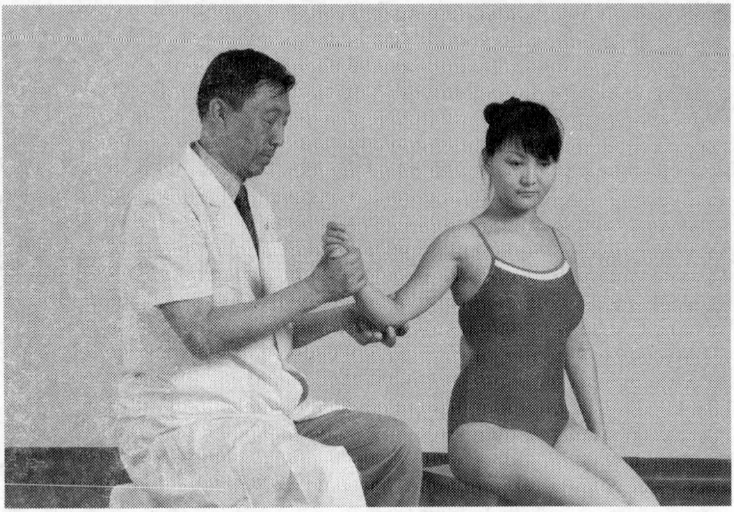

照片 178　拨尺神经

4. 摇法

（1）梳头摇肩法

操作技巧：术者一手扶住患者健侧肩关节，固定体位；另一手用拇指和食指（即虎口）及肘关节外侧托住患侧腕关节的掌侧与肘部，用中指指端点准劳宫穴，拇、食指呈对钳状下压，使患者腕关节掌屈，以肩关节为轴，作前上、后下，如梳头状的环转摇动（照片 179、180）。速度均衡有序，反复 4~6 次。

（2）云手摇肩法

操作技巧：术者前臂托住患者肘关节下方，中指点准劳宫穴，拇、食指呈对钳状，扶住腕关节并使其掌屈，以其肘关节为轴心作逆时针的环转摇动（照片 181）。速度均匀，一般操作 4~6 次，更换另侧。

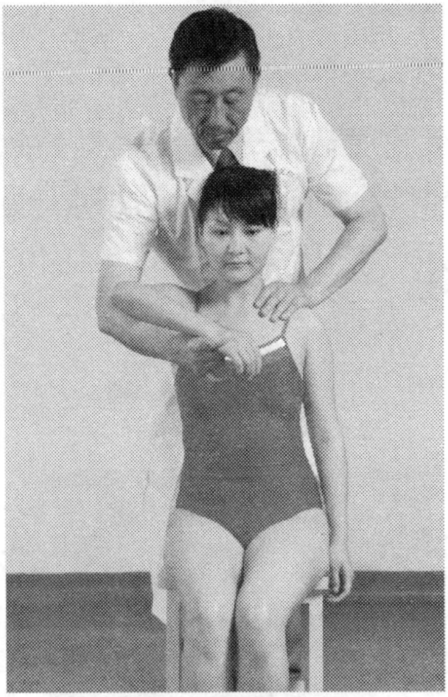

照片 179　梳头摇肩法

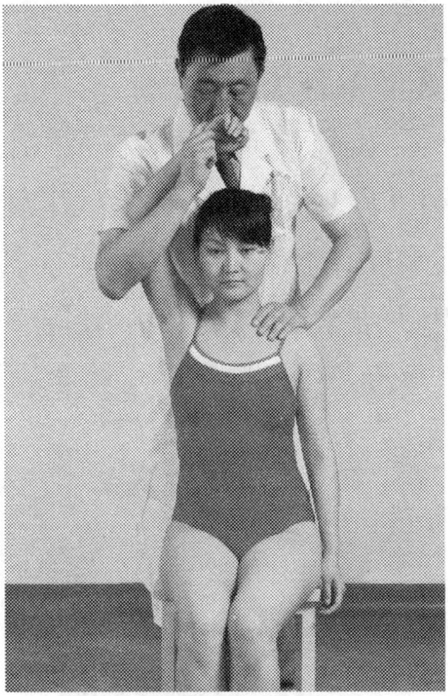

照片 180　梳头摇肩法

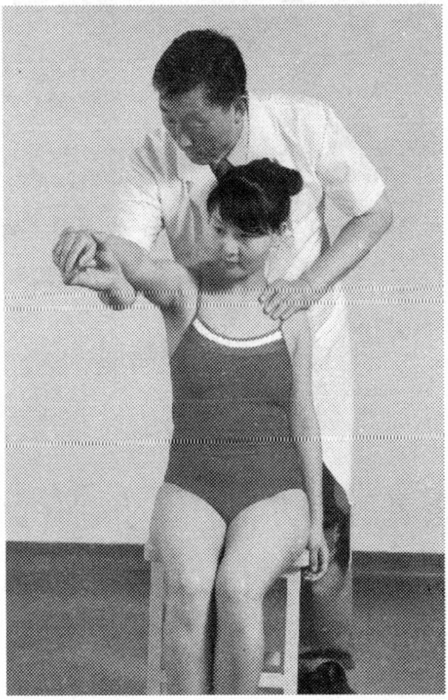

照片 181　云手摇肩法

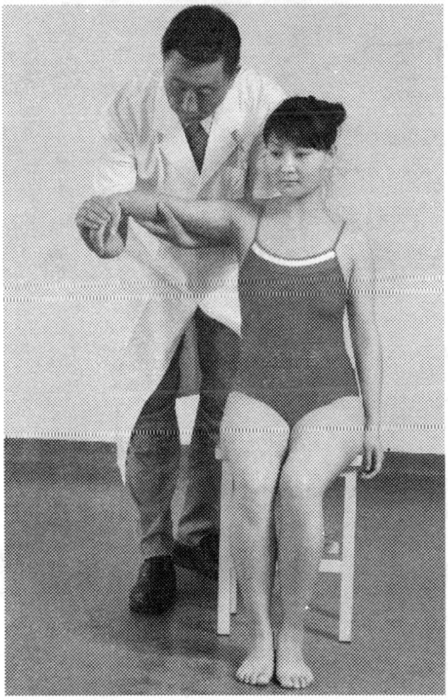

照片 182　单鞭摇肘法

(3) 单鞭摇肘法

操作技巧：术者一手托扶患肢肘后方，另一手握住远端，以肘关节为轴心，作屈肘屈腕，前臂内旋，伸肘，如太极拳的单鞭式的回旋摇转动作（照片182、183、184）。用力要灵巧稳妥，一般摇2~4次为宜。

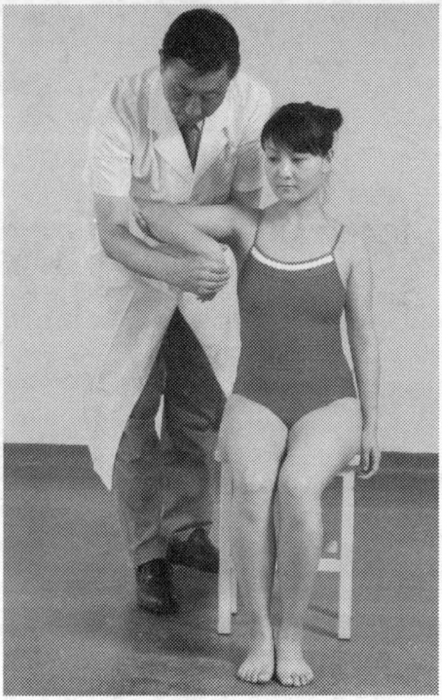

照片183　单鞭摇肘法

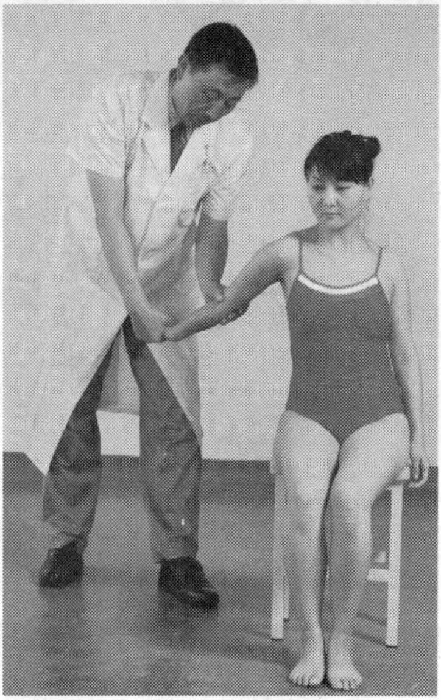

照片184　单鞭摇肘法

(4) 环转摇肘法

操作技巧：术者一手托扶患者肘后方，另一手握住其腕关节，以肘关节为轴心作环转摇动（照片185）。逆时针或顺时针环转摇动4~6次，用力不宜过大。

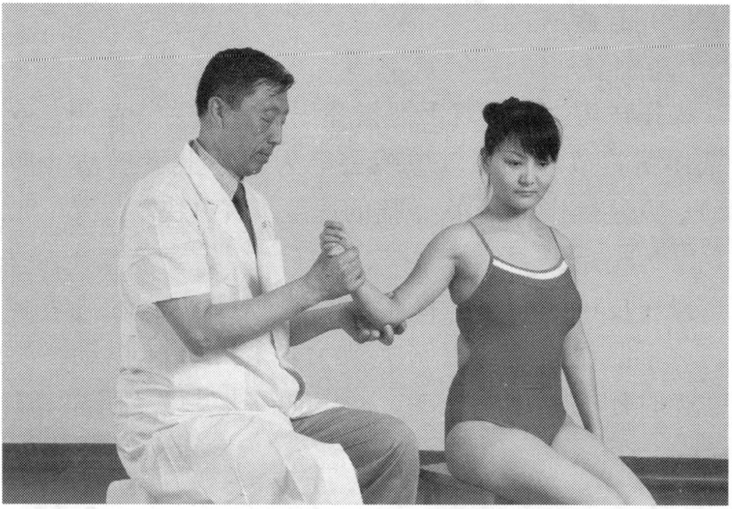

照片 185　环转摇肘法

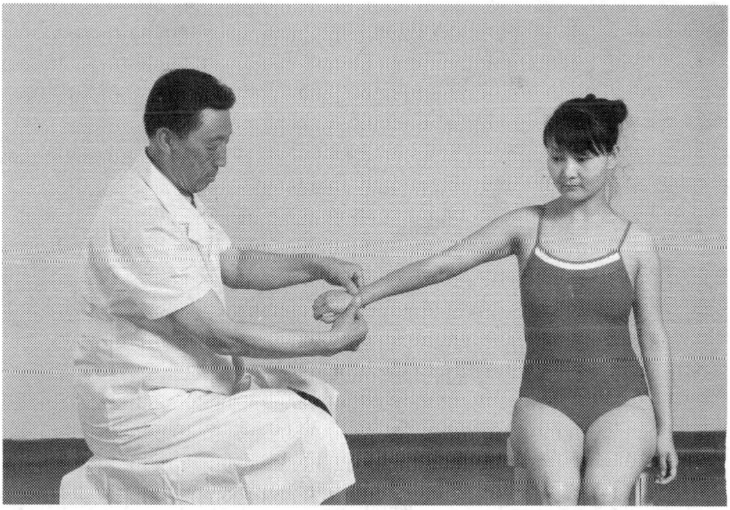

照片 186　指摇法

（5）摇腕法

①指摇法

操作技巧：术者双手拇指叠压患者腕关节背侧，双食指抵在腕关节掌侧，以患腕关节为轴作上下摇动（照片186）。反复操作4~6次，摇的速度不宜过快。

②远端摇法

操作技巧：术者一手拇、食指呈对钳状握住患者腕关节，一手握住指端，以腕关节为轴心作环转摇动，顺时针、逆时针各摇10~20次，动作应轻快灵巧（照片187）。

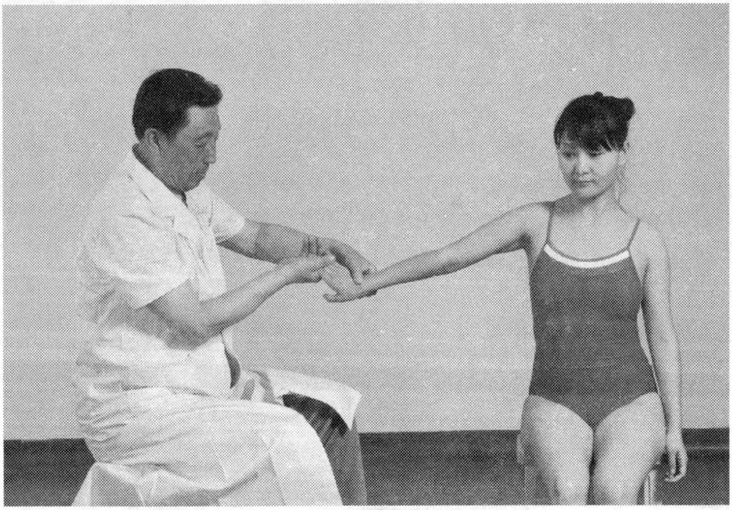

照片187　远端摇法

③近端摇法

操作技巧：术者一手握住患手的指端不动以起固定作用，另一手拇、食指握住腕关节，以指端为轴心做顺时针、逆时针的环转摇动（照片188）。次数10~20次。余同上。

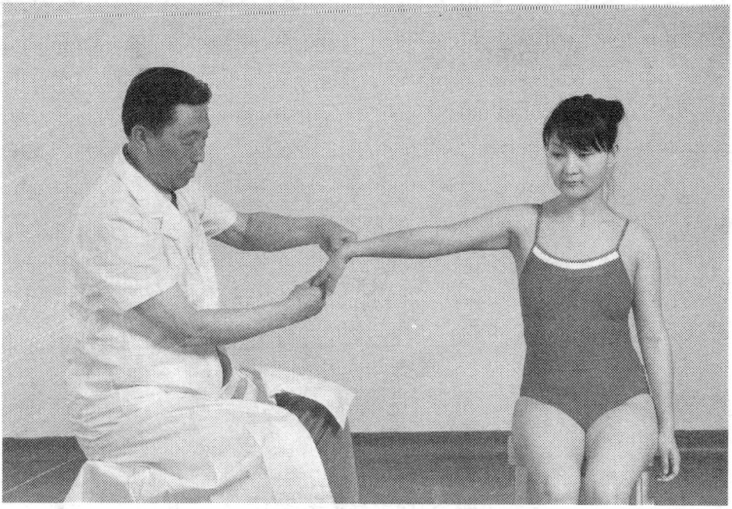

照片 188　近端摇法

④交错摇法

操作技巧：术者一手握住患者腕关节，另一手拿住指端，两手同时做相反方向的环转摇动（照片 189、190）。力量轻柔灵巧，速度适中，次数以摇 10～20 次为宜。

（6）摇指法

操作技巧：术者一手握患者腕部，另一手用食、中指近节并指钳住指端，以掌指关节为轴心，作上下左右的环状摇动，十指交替摇晃（照片 191）。速度适中，力量均衡，次数各 10～20 次。

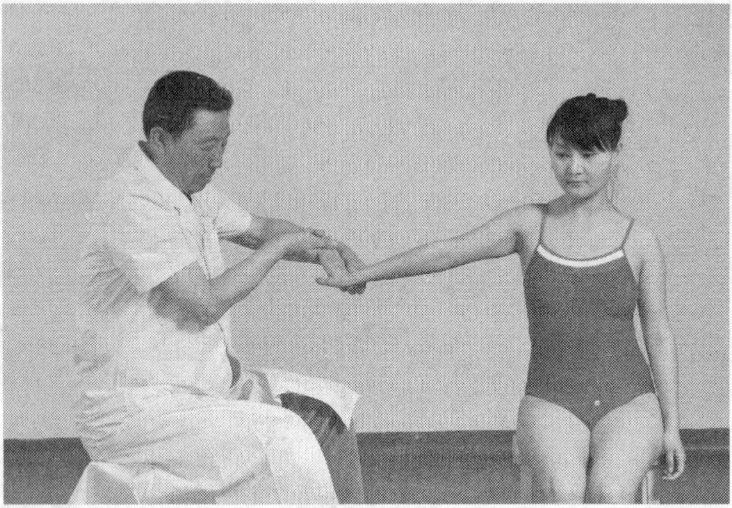

照片 189　交错摇法

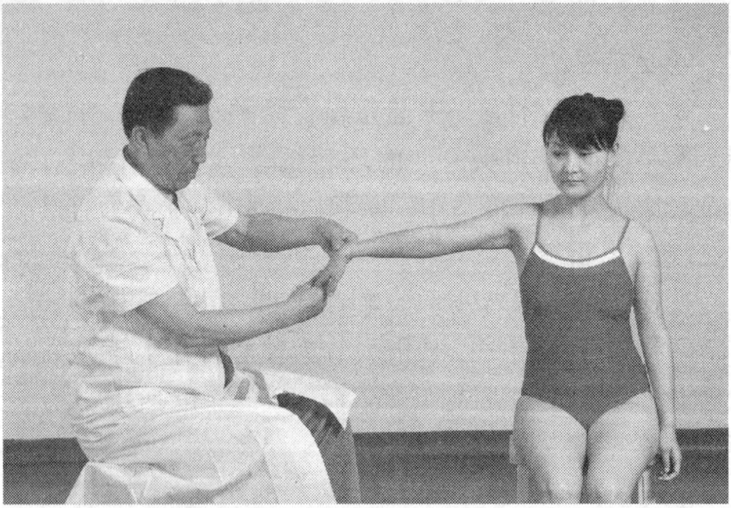

照片 190　交错摇法

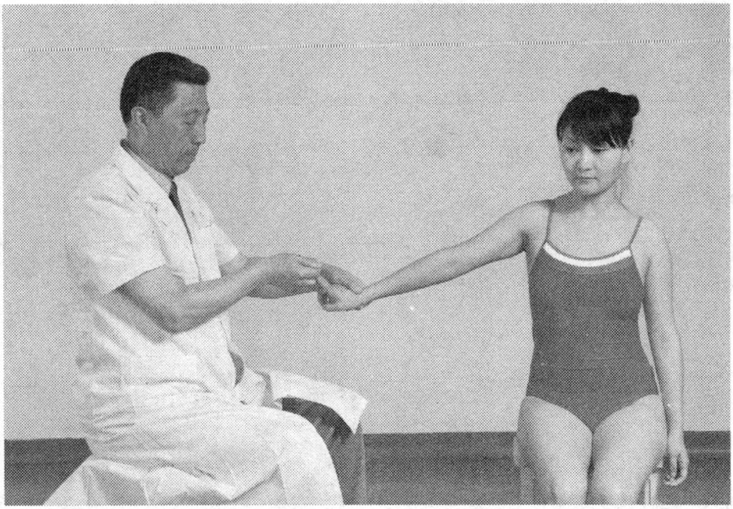

照片 191　摇指法

5. 通三关

操作技巧：术者一手扶托患者肘后部，另手握其四指，使其逐渐屈肩、肘、腕关节。前臂外旋上举使肩关节呈 180°。而后屈腕屈肘，前臂内旋，术者握指之手用惯力牵患肢向自身方向拉，即患手从其胸前、胁下做伸肘关节动作，此时掌心向上（照片 192、193、194、195）。其操作过程也是肩、肘、腕关节同时摇动的过程，着力要持续连贯，灵巧熟练，以 4~6 次为宜。

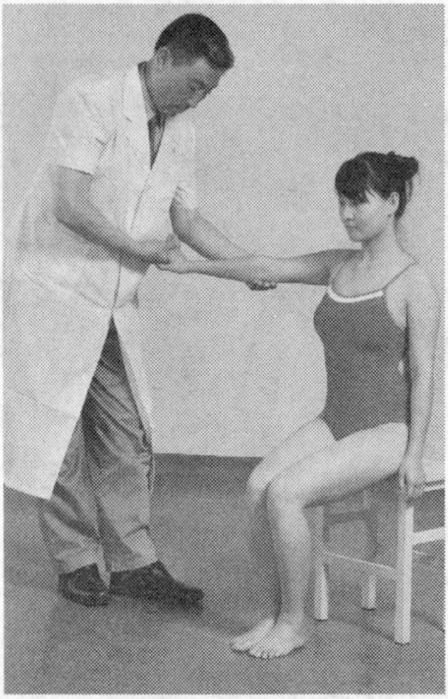
照片 192　通三关

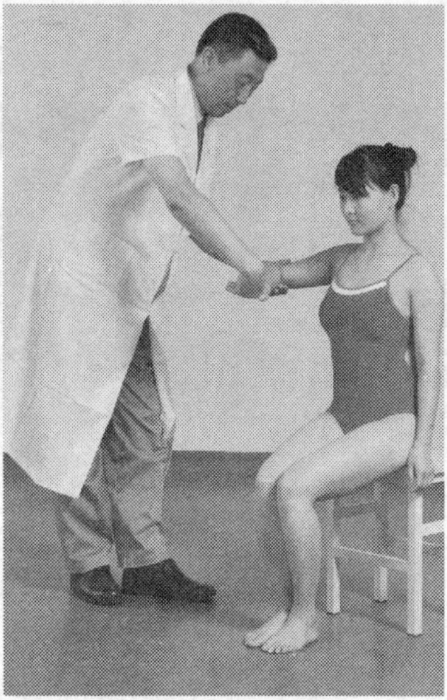
照片 193　通三关

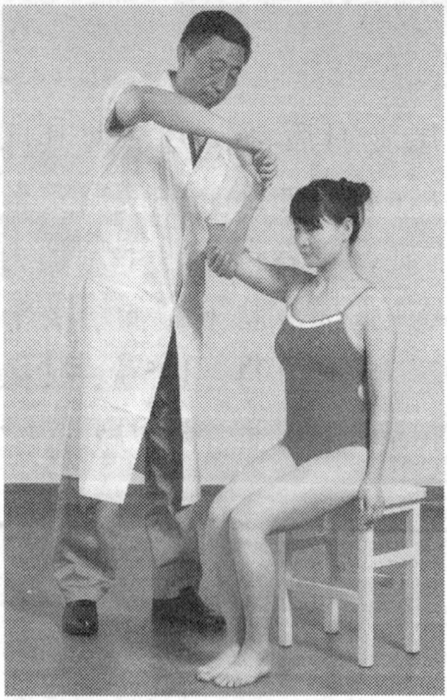
照片 194　通三关

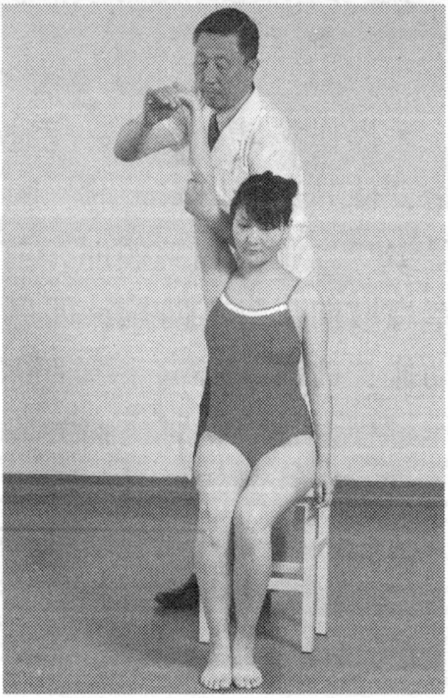
照片 195　通三关

6. 屈伸法

（1）运肘屈伸法

操作技巧：术者一手扶住患者肩关节以固定肢体，一手托握腕关节尺侧，并向前牵伸至伸肘位，再回力屈肘。如此使肘关节一屈一伸，注意施力适度，以患者无不适感为宜（照片 196）。一般屈伸 4～6 次即可。

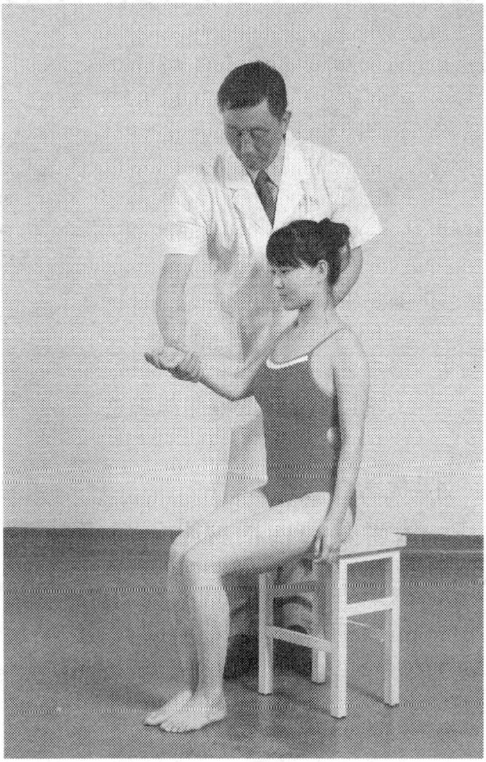

照片 196　运肘屈伸法

（2）掌根屈伸腕法

操作技巧：术者双手掌根分别紧贴于患腕的掌背侧，双手指自然伸直，运力于掌根部，做上下交错用力，使腕关节灵活屈伸（照片197）。速度稍快。频率以180次/分为宜。

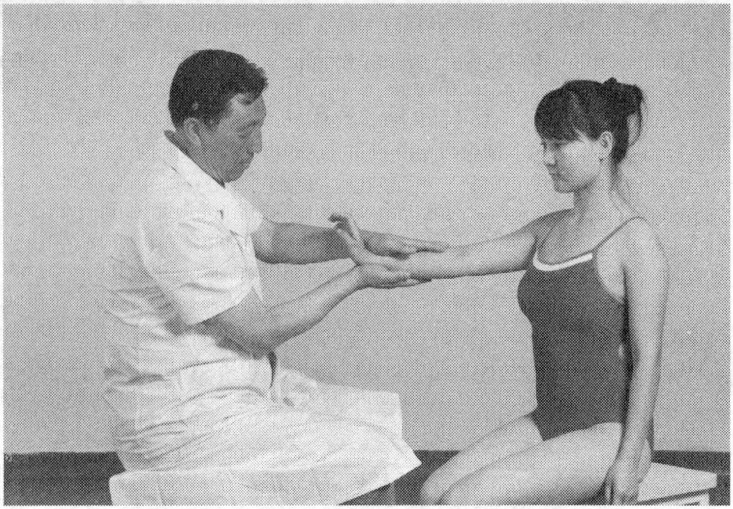

照片197　掌根屈伸腕法

（3）指屈伸腕法

操作技巧：术者双拇指指腹贴于患者腕关节背侧，双食指指腹扶按其腕关节掌侧，双中指置于掌心处，双环指指背附贴患腕背部，通过术者中指向外挑，环指朝内推的动作，前后屈伸腕关节（照片198）。速度稍快，频率同上。

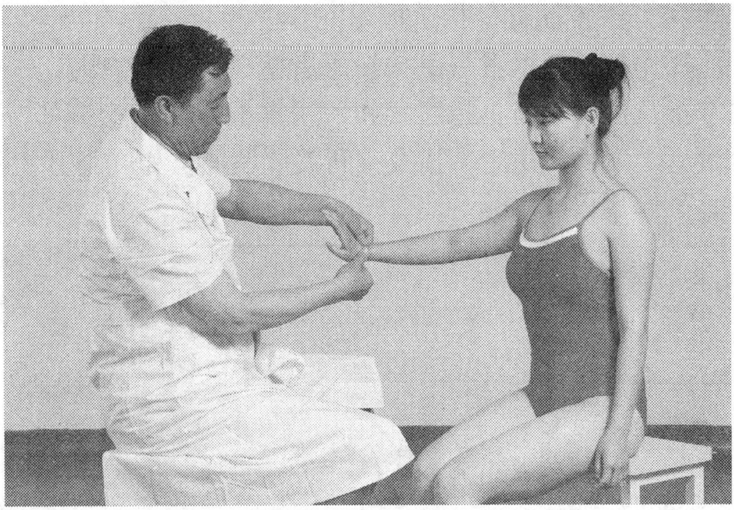

照片 198　指屈伸腕法

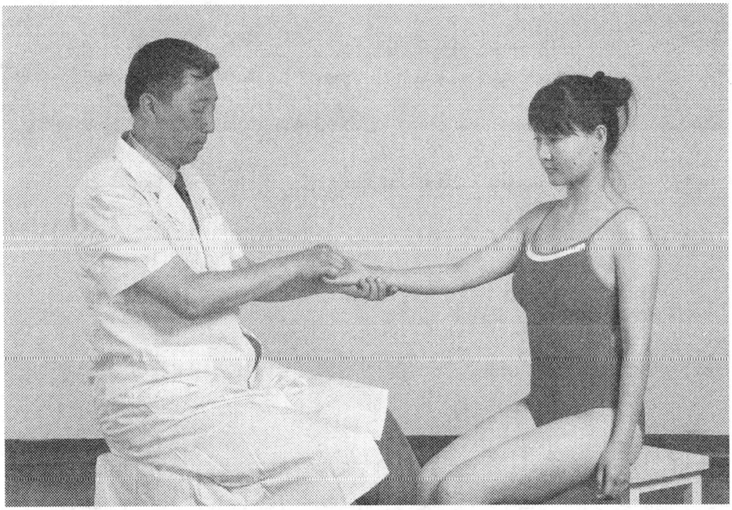

照片 199　滚推屈伸掌指、指间关节法

(4) 滚推屈伸掌指、指间关节法

操作技巧：术者一手扶托患者腕关节及掌背侧，一手屈掌指及指间关节，指腹相扣，用掌根及四指指端部行推拉滚运之力，使患者掌指及指间关节屈伸自如（照片199、200）。频率以40次/分为宜。

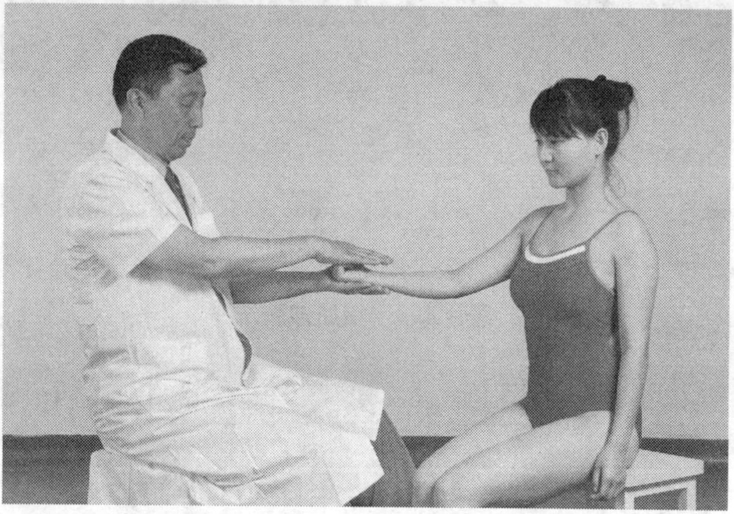

照片200　滚推屈伸掌指、指间关节法

7. 点穴法

上肢点穴法是根据上肢手三阳经、手三阴经走向，由近端向远端进行点压，一般多采用单指或三指点穴法。

(1) 手三阳点穴法

操作技巧：术者一手握住患者腕部，掌心向下，一手用中指或聚拇、食、中指末节于一体，循手三阳经，分别从近端随腕关节快速而准确地屈伸动作，行一虚二实点穴法至腕部，实点虚不点（定位图20，照片201、202）。用力不可过重，实点频率以60次/分为宜。

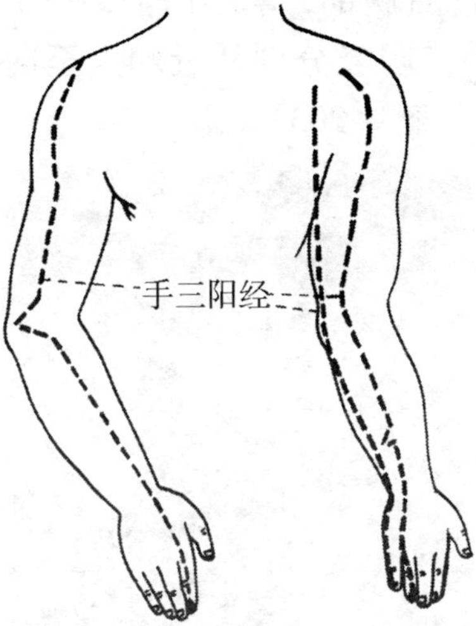

定位图20

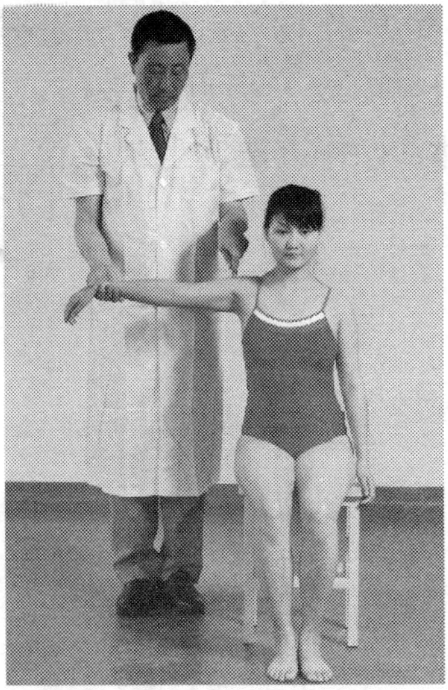

照片201　手三阳点穴法

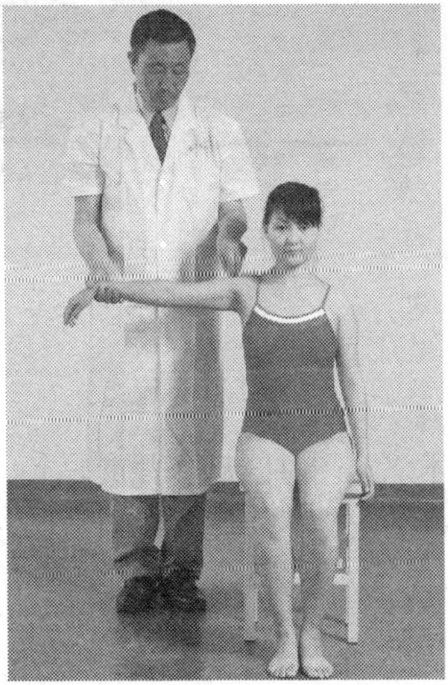

照片202　手三阳点穴法

（2）手三阴点穴法

操作技巧：术者一手握住患者腕部，掌心向上，一手用中指或三指点穴手法，循手三阴经分别从近端点至腕部，操作方法同上（定位图 21，照片 203）。

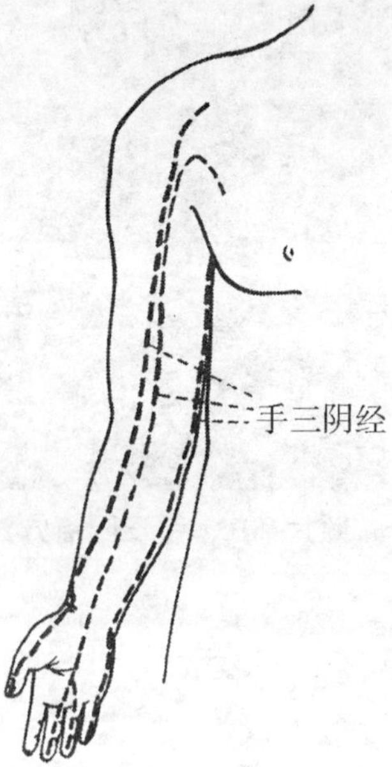

定位图 21

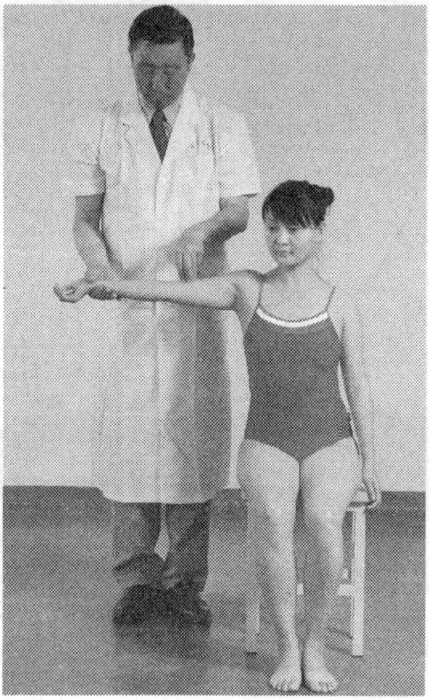

照片 203　手三阴点穴法

8. 滚法

操作技巧：术者一手托扶患者肘后，另一手从肩到腕关节做掌背侧滚法，反复 2～4 次，用力均匀有序，持续连贯（照片 204）。

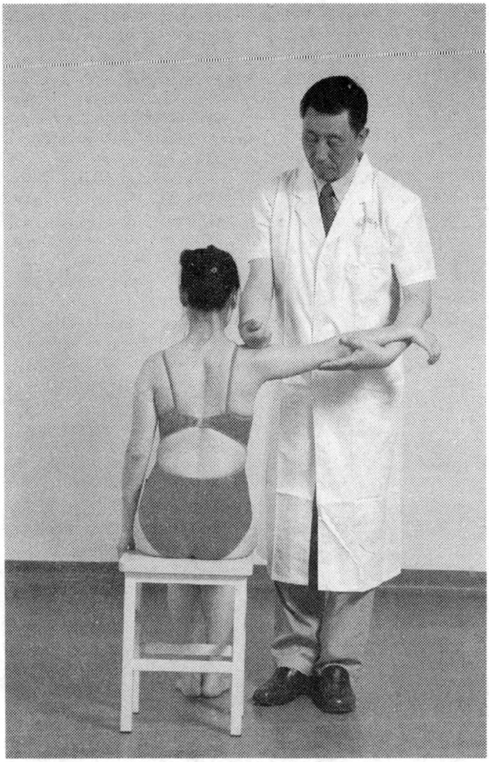

照片 204　滚法

9. 击打法

操作技巧：术者一手握住患肢的肘关节，另一手从其近端向远端行指击打法。击打时用力均匀有序，节律相同，可在上肢内、外侧交替击打。反复 4 ~ 6 次（照片 205）。

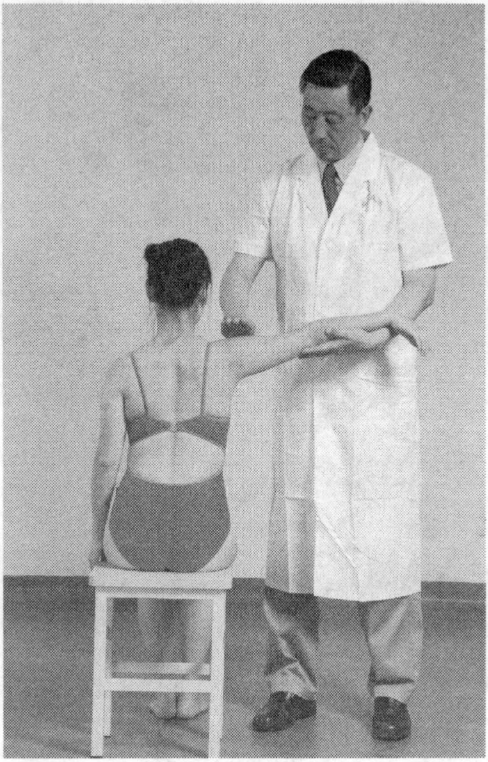

照片205　击打法

10. 压牵法

操作技巧：术者站于患肢后外侧，一前臂抵压患侧颈肩部，一手握住患肢腕关节向下牵拉，两臂同时交错用力。注意施力应由轻渐重，平稳持续，不宜过猛，以免拉伤肩关节（照片206）。

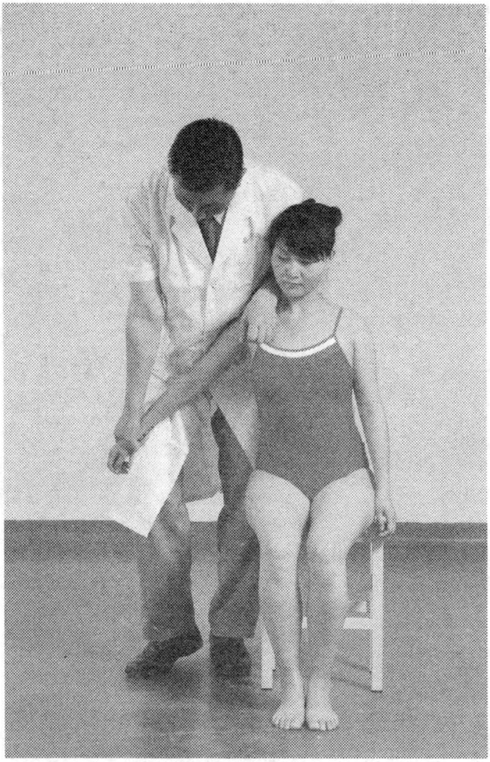

照片 206　压牵法

11. 提拉法

操作技巧：患者上肢外展，前臂内旋位，术者双手食指桡侧顶住腕关节掌侧面，双拇指下压其手背部，用力向术者自身方向持续牵提，瞬间可稍施突然提拉之力（照片207）。如此反复 2～4 次即可。注意着力不可过大，以免造成软组织损伤。

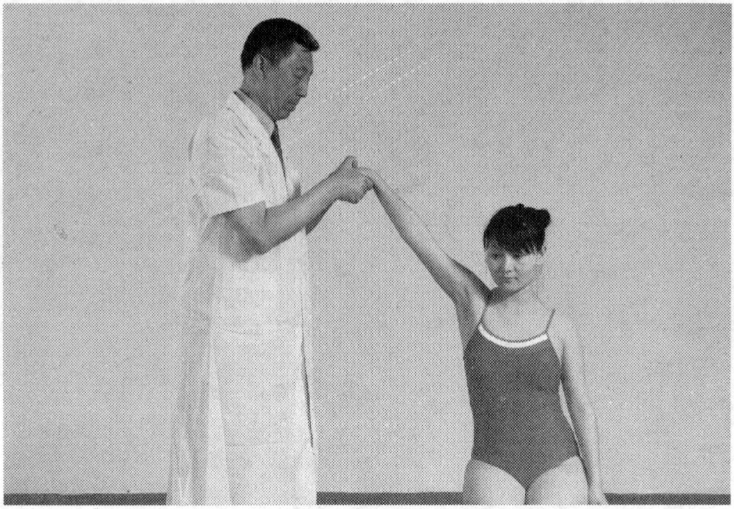

照片 207　提拉法

12. 手指拔伸法

操作技巧：术者一手握住患者腕关节起固定作用，另一手用食指、中指的中节挟住其指端，用力向远心端做突然拔伸动作，听到“喀喀”的响声，表示动作成功，之后再施挟挑提拉之力，又可闻术者并指之声，为此法结束（照片 208）。双手各指均可拔伸。

13. 扳肘法

操作技巧：患者上肢外展伸肘，掌心向上。术者一手握其腕部，一手掌推肘后方，两手同时交错适力推扳，常听“啪啪”响声，为此法成功，但不闻其声手法准确亦可（照片 209）。此法应在摇肘后进行，注意不可粗暴用力，以免造成肘关节损伤。

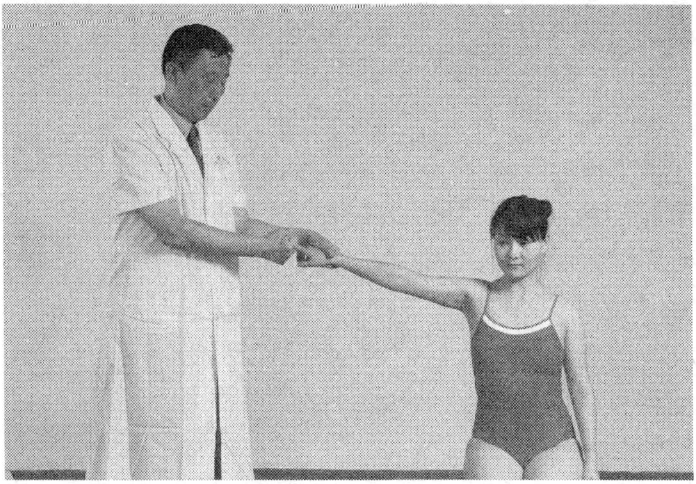

照片 208　手指拔伸法

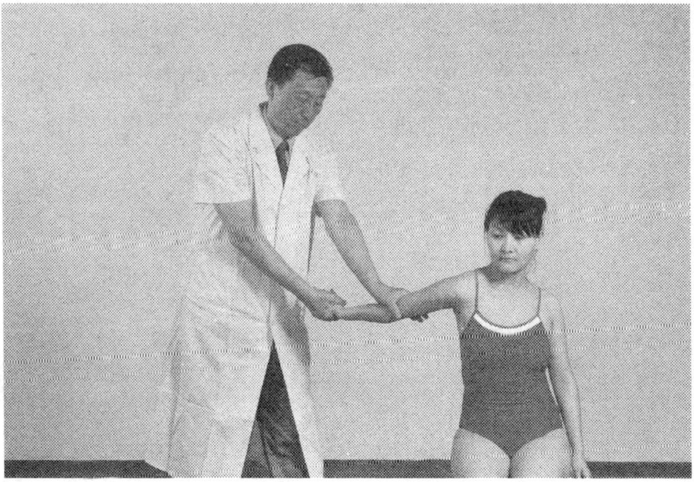

照片 209　扳肘法

14. 点抖劳宫穴

部位：劳宫穴位于手掌心横纹中，第二、三掌骨之间。

操作技巧：术者一手掌心紧贴于患者掌背侧，一手拇指指端点准其劳宫穴，作频频的点按抖动，反复4～6次（定位图22，照片210）。频率以240次/分为宜。

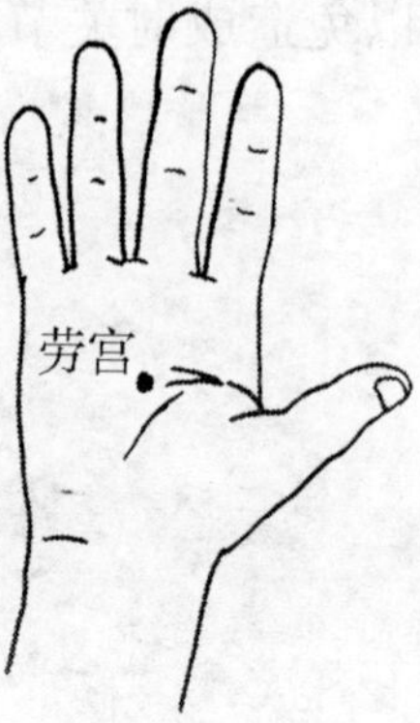

定位图22

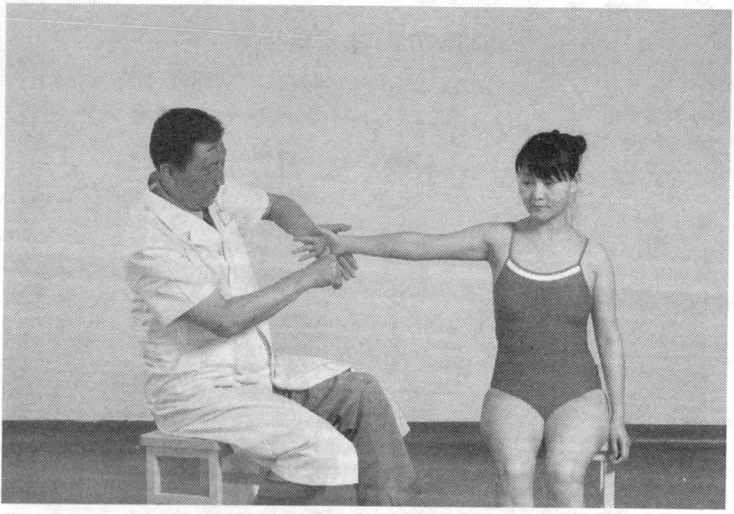

照片210　点抖劳宫穴

15. 掐法

（1）掐甲根

操作技巧：术者一手紧握患者腕关节起固定作用，一手食指、中指的中节挟住患指，用拇指指端掐压甲根部，掐的力量较强，以病人能忍耐为度。各指交替，以掐压2～4次为宜（照片211）。

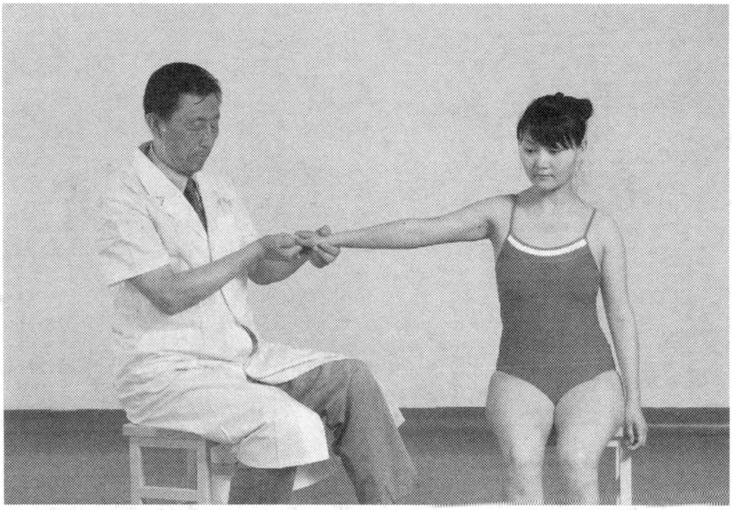

照片211　掐甲根

（2）掐十宣

部位：十宣穴位于十指尖端，距爪甲节1分处。

操作技巧：术者用食指、中指挟住患者远端指间关节，以拇指指端掐压十宣穴，十指依次操作，每指掐2～4次（定位图23，照片212）。此法多用于急症患者，临床使用较少。

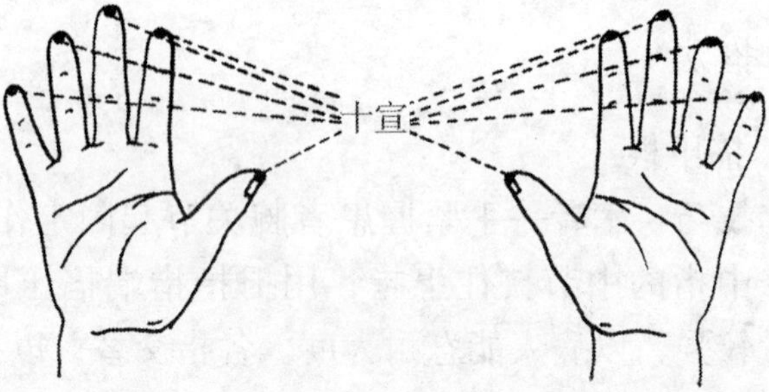

定位图 23

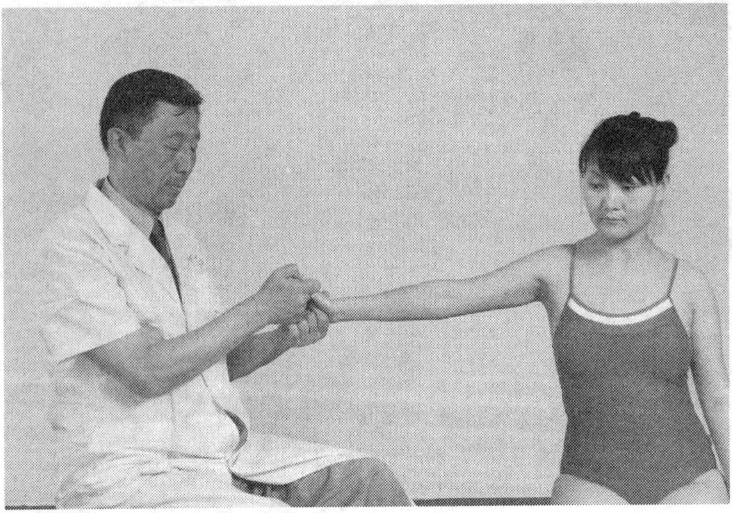

照片 212　掐十宣

16. 劈法

操作技巧：患者一侧上肢略外展，前臂旋后，掌心向上，五指微屈。术者一手掌托扶其腕关节，一手五指并拢，掌指和指间关节伸直，以手掌尺侧缘向斜下方劈患者五指掌侧指间关节处（照片 213）。连续操作 4 ~ 6 次，用力掌握适中，一侧完毕，同法操作对侧。

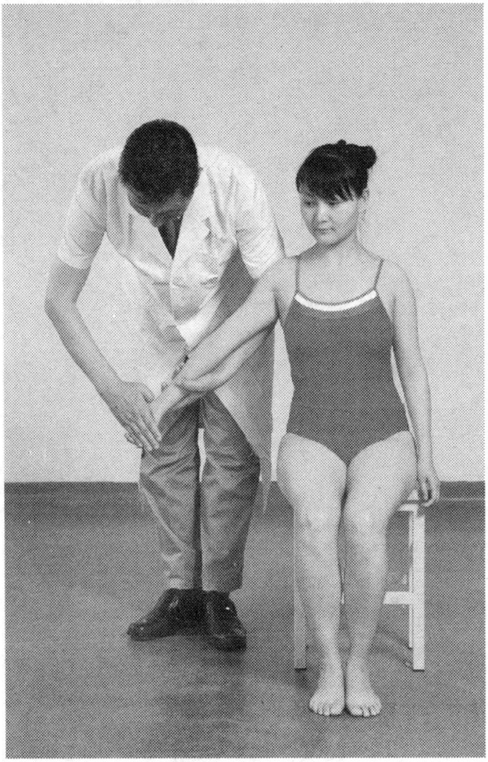

照片 213　劈法

17. 展筋法

操作技巧：患者上肢上举 180°，前臂旋后伸肘。术者一手扶托肘后部，以保持肘关节伸直位，一手紧握患者四指，极度背伸腕关节，并施向下之压力。其指端可朝后、外两侧背伸（照片 214）。用力不宜过大，以免造成前臂软组织牵拉伤。

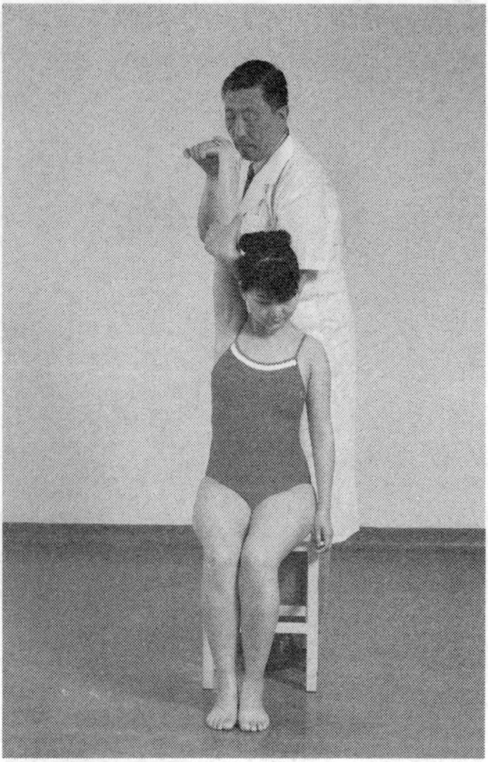

照片 214　展筋法

18. 搓法

操作技巧：术者两手掌心相对挟住患肢，手指伸直，两手从近心端至远心端行前后交错方向的搓擦之力，次数 4~6 次，力宜均匀，节奏有序（照片 215）。

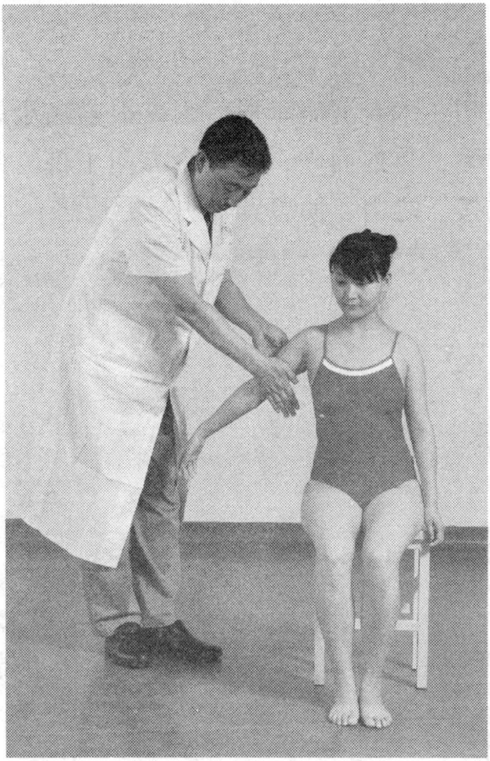

照片 215　搓法

六、下肢部

下肢手法常用于治疗腰椎间盘脱出、臀肌筋膜炎、膝关节急慢性滑膜炎、腘窝囊肿、腓总神经麻痹、踝关节扭伤、跖管综合征、足踝部腱鞘炎、腱鞘囊肿及下肢各部位软组织损伤、肌肉劳损等疾病。

1. 推法

操作技巧：术者沉肩垂肘，用掌根紧贴于患者下肢近端，自上而下，自内而外，朝一个方向平推。此法应稍施均匀持续的按压之力，使患者有明显舒适感（照片216）。

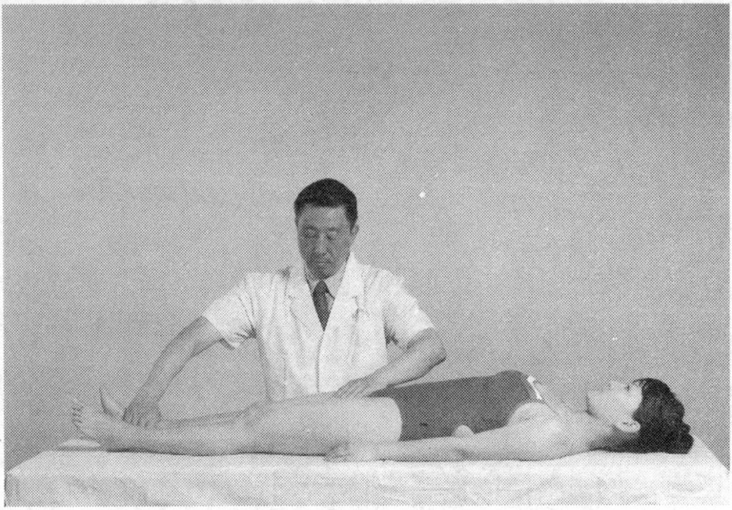

照片216　推法

2. 拿法

操作技巧：术者以双手拇指与其余并拢伸直的四指呈对指状，着力于患者下肢近端，自上而下循序提拿至踝部。频率为160次/分，单手、双手同时或交替拿均可，反复4～6次。切忌屈指间关节，用指甲伤及表皮（照片217）。

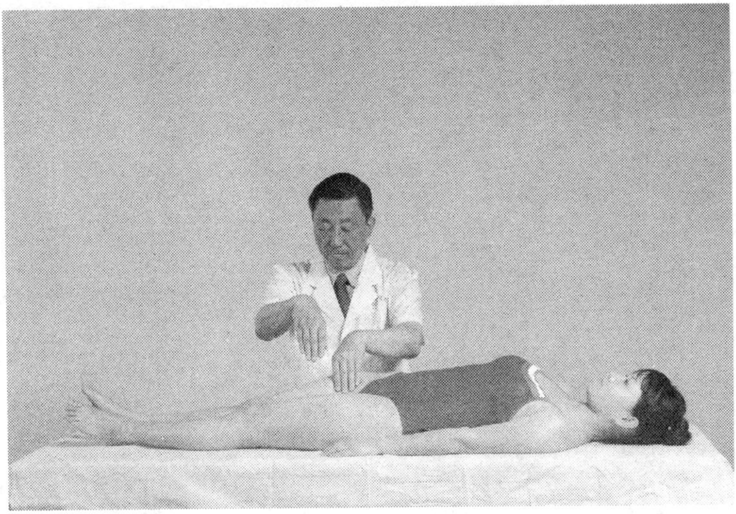

照片 217　拿法

3. 理法

操作技巧：术者一手握患者踝部起固定作用，另一手以拿法手式，手不离皮表，自近而远，自内而外将下肢肌肉捏拿顺理，做一捏一松移动操作（照片 218）。反复 2～4 次。

4. 搓法

操作技巧：医生两手掌相对分别置于患者下肢近端的前后侧，施自近而远交错推捋之力，边搓边向下移动。反复 4～6 次。动作应轻柔深透，以患者有舒适感为宜（照片 219）

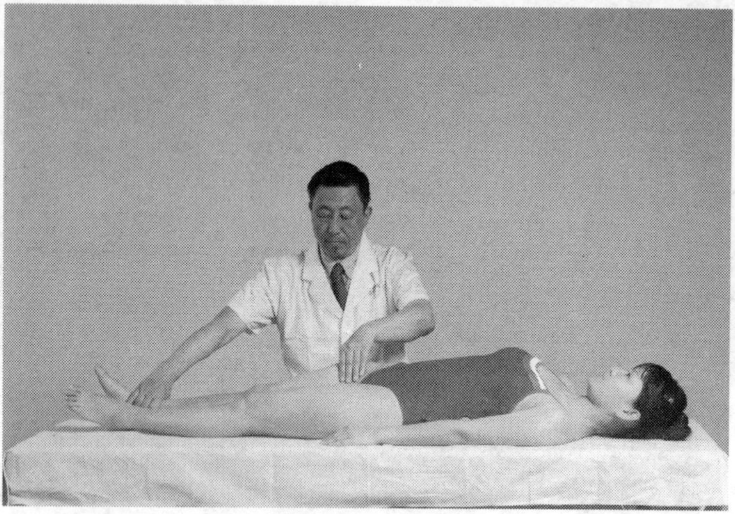

照片 218　理法

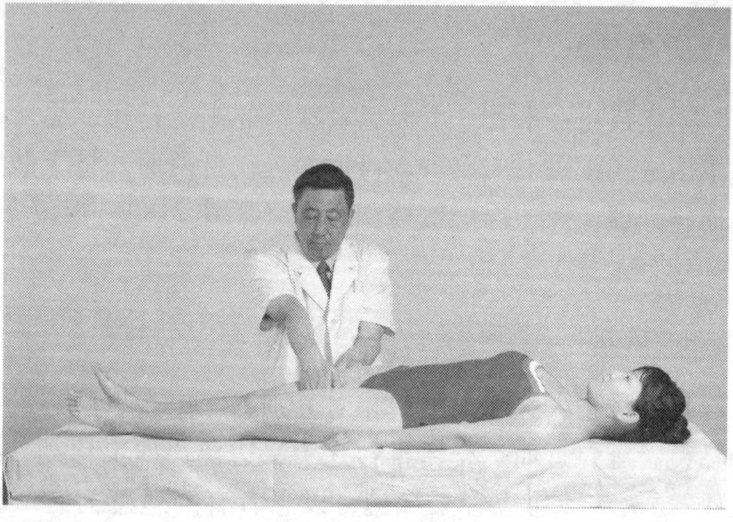

照片 219　搓法

5. 扳法

操作技巧：术者以大腿外侧抵于患者健肢外侧，一手托扶患肢跟腱部，另一手扶按于膝关节前方，两手徐徐伸直，作相反方向的推拉交错用力，将患肢徐徐提高到极限（照片 220）。双下肢交替，扳一次即可。切忌粗暴用力，以免造成软组织损伤。

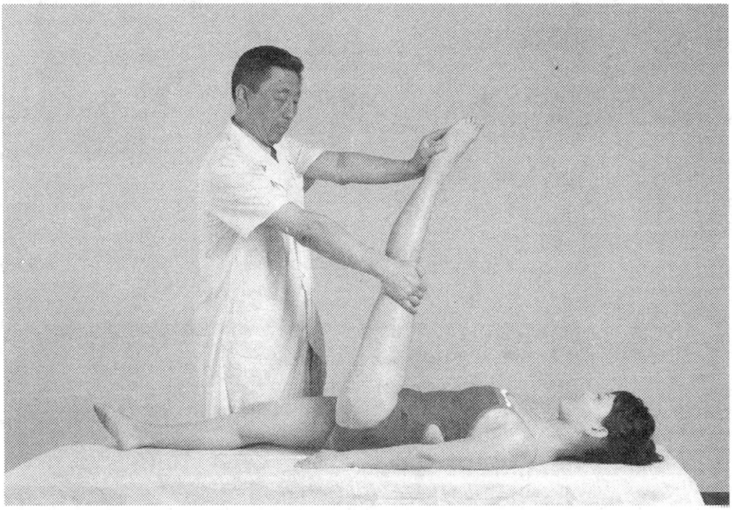

照片 220　扳法

6. 通三关（髋、膝、踝）

操作技巧：患者仰卧位，患肢屈髋屈膝位。术者立于健侧，一手扶按患肢膝部，一手握踝关节，将患肢内收内旋、屈髋屈膝，再外展外旋伸膝关节。如此连续动作，使髋、膝、踝三关节均处于摇动状态（照片 221、222、

223）。手法应轻柔灵巧，和缓稳妥。顺时针、逆时针各摇2～4次，速度不宜过快。

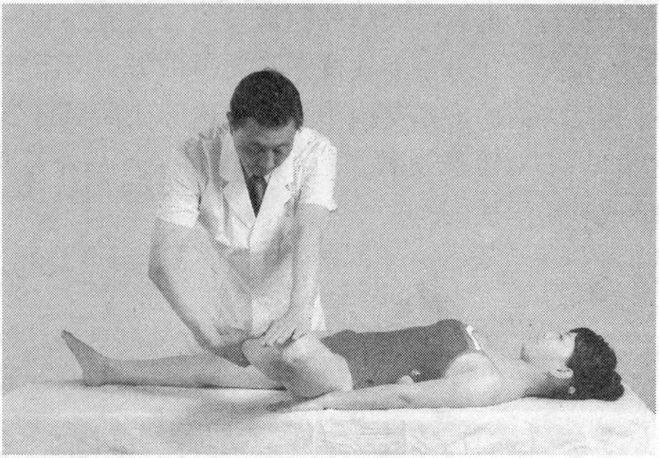

照片221　通三关髋

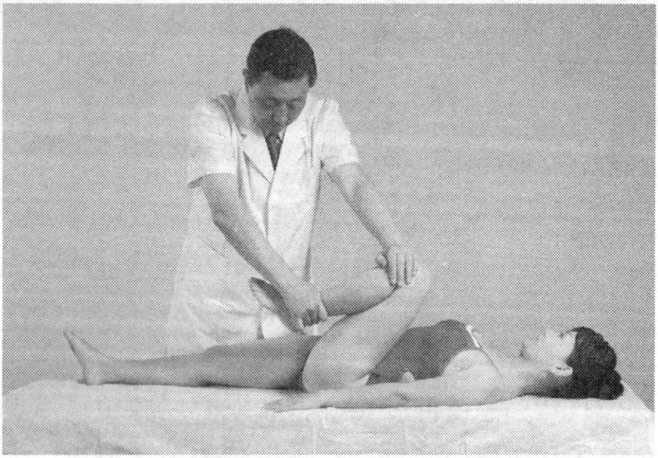

照片222　通三关膝

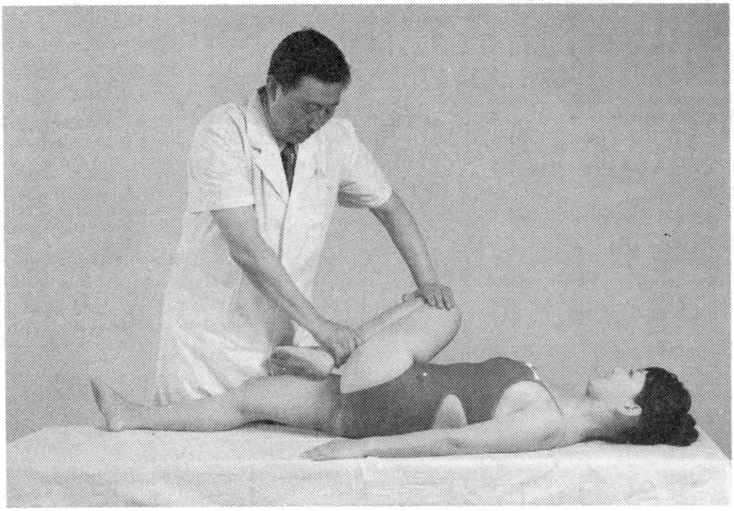

照片 223　通三关踝

7. 点穴法

下肢点穴法是根据下肢三阳经和三阴经走行由上而下进行点压，单指点、三指点和五指点三种方法均可使用。

(1) 下肢三阴经点穴法

操作技巧：术者用两虚三实点穴法从患者下肢近端循足三阴经依次点至踝部（定位图 24，照片 224）。

(2) 下肢三阳经点穴法

操作技巧：术者用两虚三实点

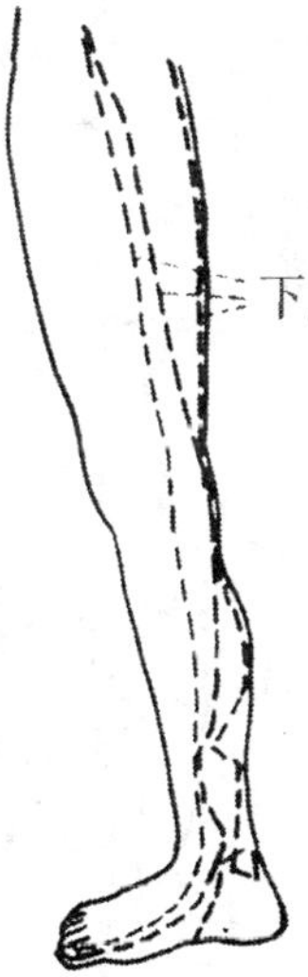

定位图 24

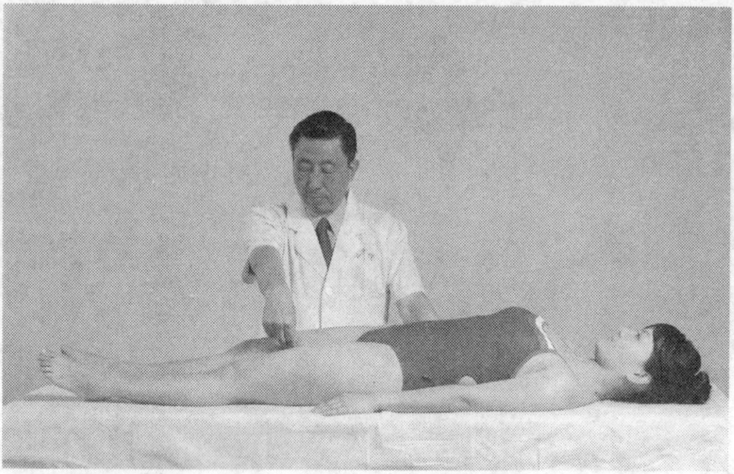

照片 224　下肢三阴经点穴法

穴法从患者下肢近端外侧，循足三阳经依次点至踝部（定位图 25，照片 225）。

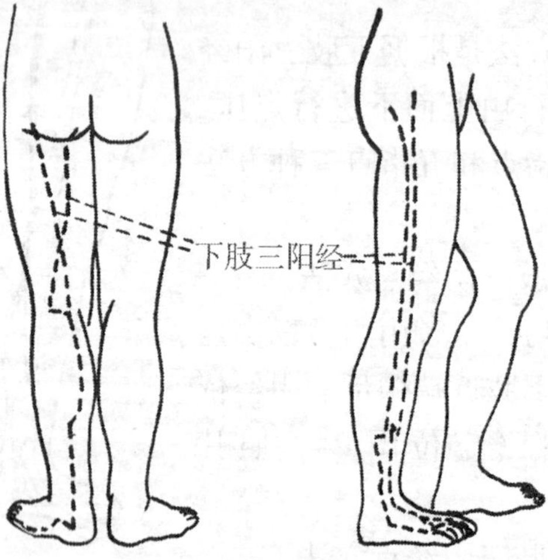

定位图 25

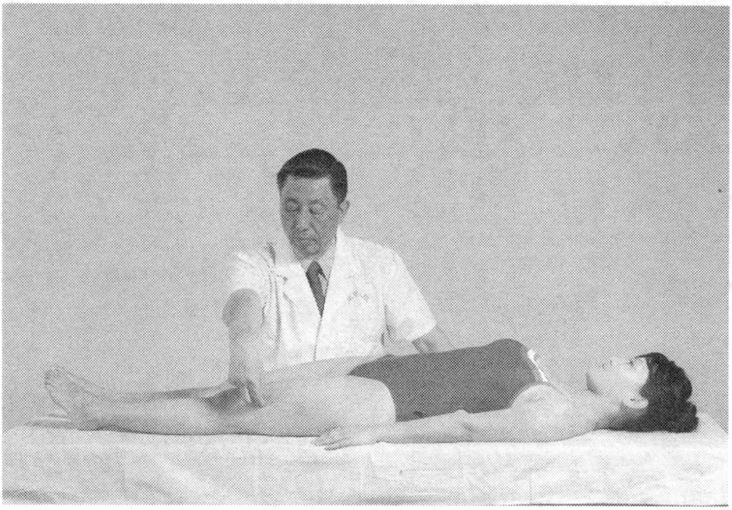

照片 225　下肢三阳经点穴法

8. 拨筋法

操作技巧：术者一手握患者踝关节扶托固定，另一手四指放于患肢膝关节前方，用拇指指端按压腓骨小头后侧，由内向外弹拨腓总神经，如拨琴弦之感（照片 226）。以患者有麻胀感为佳，拨 1～2 次即可。

9. 捋跟腱法

操作技巧：术者沉肩悬肘，一手握住患者前足部，使踝关节背伸，足心向上，另一手拇、食指屈指间关节，以拇指指间关节尺侧及食指远端指间关节桡侧分别夹住跟腱两侧，作快速往返捋动（照片 227）。施力均匀连贯，反复 4～6 次即可。

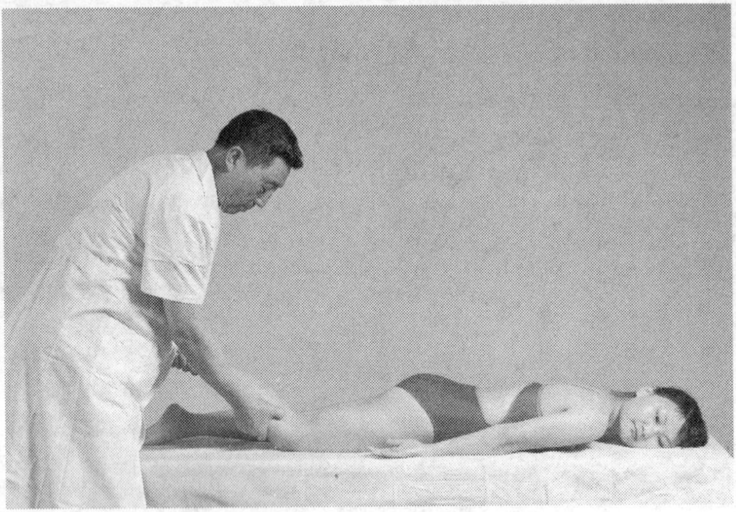
照片 226　拨筋法

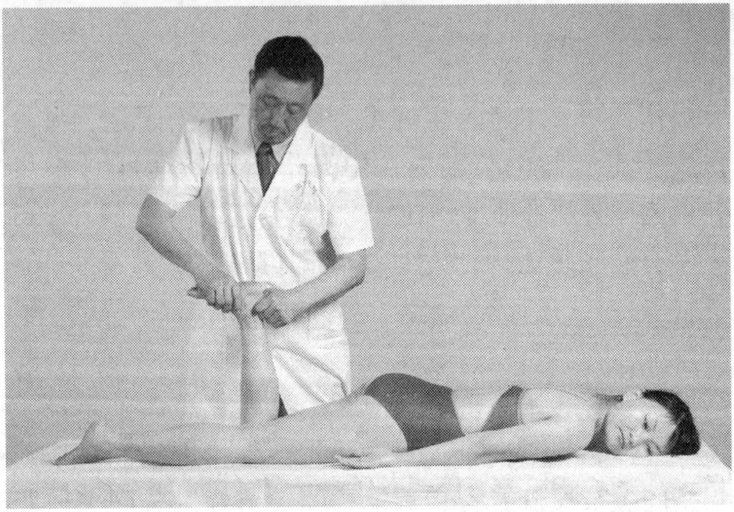
照片 227　捋跟腱法

10. 摇踝法

操作技巧：术者一手掌心向上扶托患者跟骨，另一手拇指与其余四指呈对钳状握前足部；以踝关节为轴心，作前后左右环转摇动，顺时针或逆时针均可（照片228）。动作灵巧轻快，幅度不宜过大，一侧完毕，同法操作对侧。

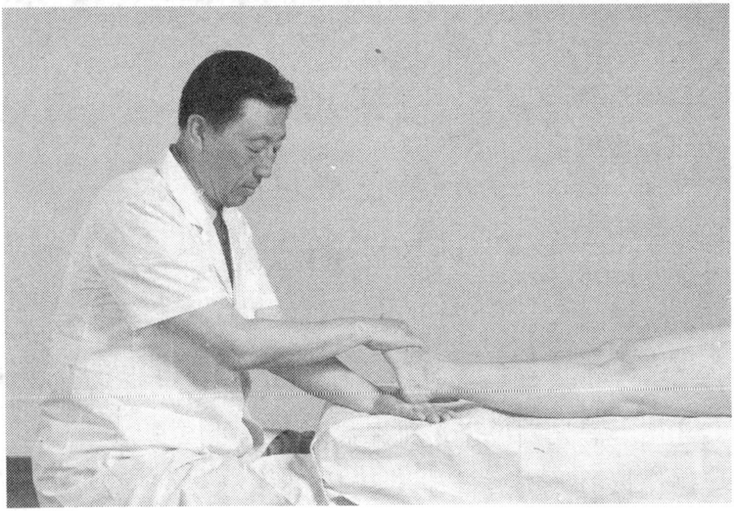

照片228 摇踝法

11. 搓晃法

操作技巧：术者双手腕关节背伸，以掌根着力于患足内、外踝处，掌心相对，以前臂带动腕关节上下交错用力，使足连续内外翻。动作由慢及快，用力均匀持续（照片229）。

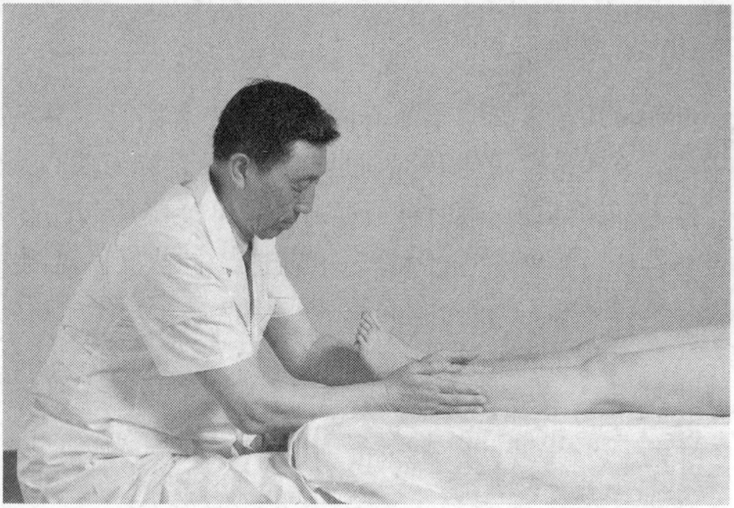

照片 229　搓晃法

12. 点涌泉穴

部位：涌泉穴位于足趾跖屈时凹陷处。

操作技巧：术者一手掌扶托患者踝关节背侧，另一手中指掌指关节屈曲，指间关节伸直，用指端对准穴位，食指指腹叠压于中指远端指间关节背侧，点颤涌泉穴（定位图 26，照片 230）。反复 4～6 次，点颤频率以 240 次/分为宜。

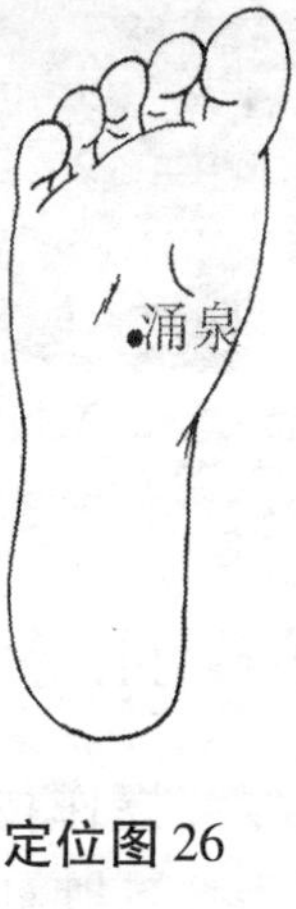

定位图 26

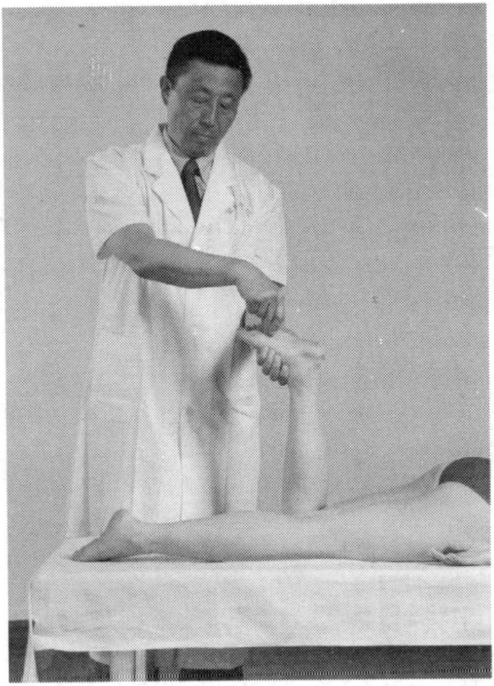

照片 230　点涌泉穴

13. 拿足趾趾蹼

操作技巧：术者一手握紧患者前足部，另一手拇、食指略屈掌指和指间关节，以拇指指端的尺侧缘与食指指端的桡侧缘呈对合状，着力于各趾蹼间，向上对捏提拿（定位图 27，照片 231）。用力适中，每趾蹼捏拿 40～60 次，以患者有较强的舒适感为宜。

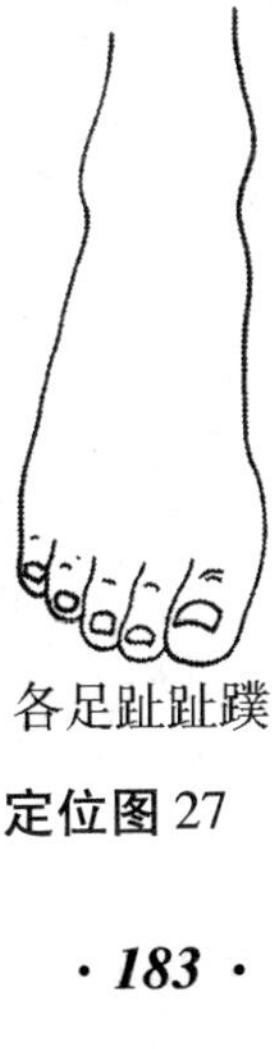

定位图 27

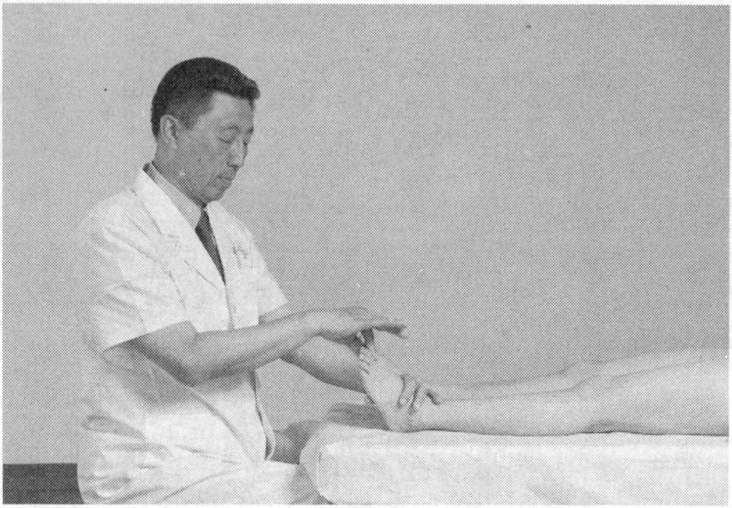

照片 231　拿足趾趾蹼

14. 足趾拔伸法

操作技巧：术者一手紧握患者前足部，起固定作用，另一手拇、食两指略屈掌指和指间关节，以拇指指端及食指末节桡侧缘分别对捏五趾末节背跖侧，向远心端适力拔伸，可闻及关节松动声（照片 232）。此法操作力求轻巧稳妥，每趾拔伸一次即可。

15. 抖法

操作技巧：患者取俯卧位，助手站其前方，扶按双腋下，术者双手分别握紧其两踝部，作左右上下的抖动（照片 233）。注意施力均匀，抖动不宜过大。

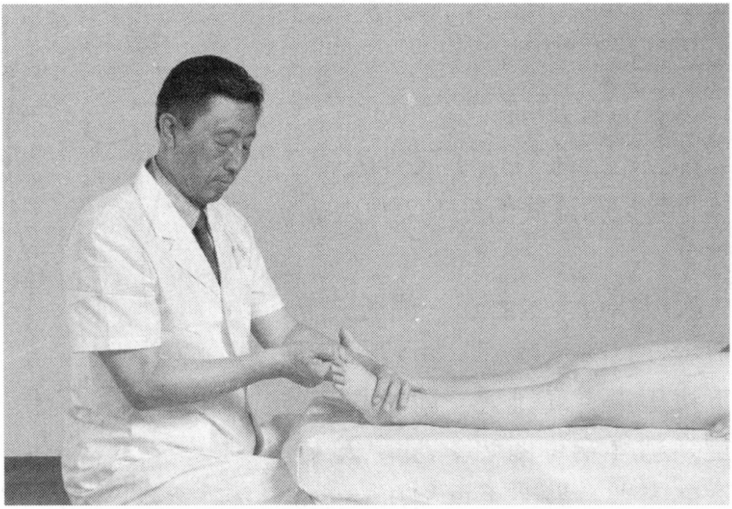

照片 232　足趾拔伸法

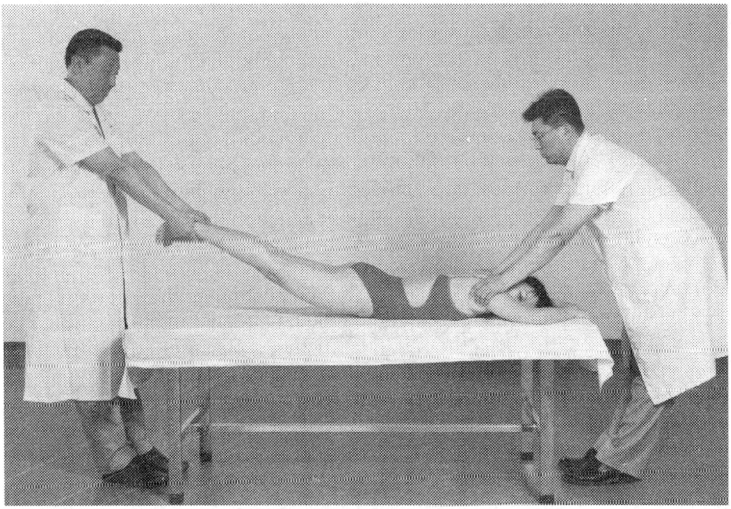

照片 233　抖法

16. 点穴法

(1) 点环跳穴

部位：环跳穴位于股骨大转子与骶骨管裂孔连线的外1/3与内2/3交界处。

操作技巧：术者屈一侧肘关节，用肘尖（尺骨鹰嘴部）由浅入深地向下按压患者环跳穴，同时作环转回旋揉动（定位图28，照片234）。对体胖患者，另一手可加压在施治手掌根部以上，其力度应适中，以患者能忍受为宜。一般做2~4次。

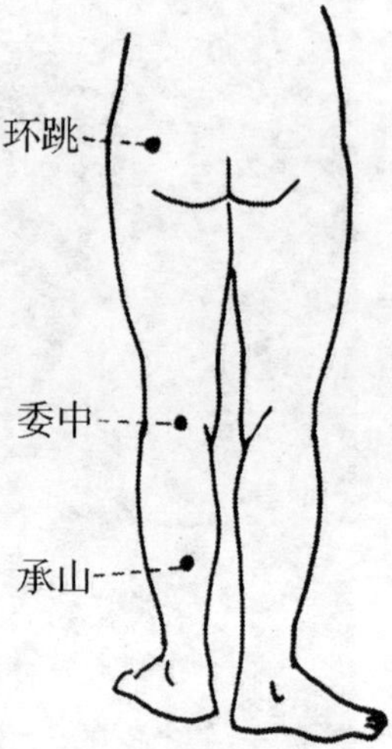

定位图28

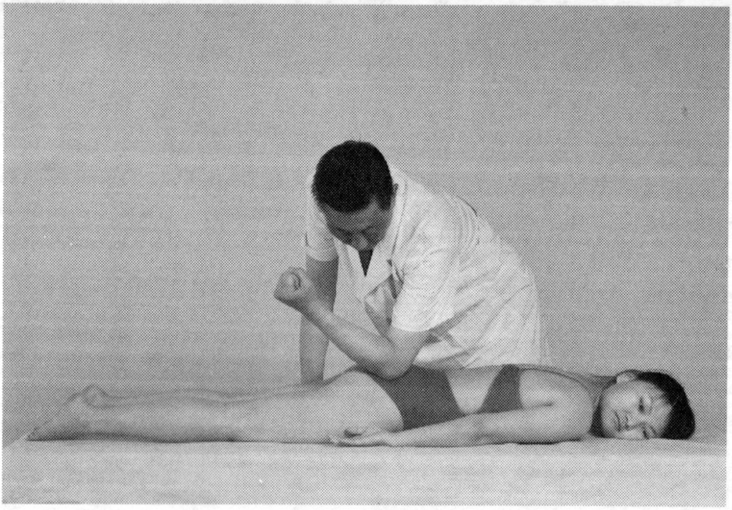

照片234　点环跳穴

(2) 点颤委中穴

部位：腘窝横纹中央处。

操作技巧：术者一手伸腕，中指掌指关节屈曲，指间关节伸直，食指末节按于中指远端指间关节背部，运力于指端，对准患者委中穴，作由上而下，由浅入深的点颤（照片 235）。以局部有酸胀感为宜，频率 240 次/分，反复 4～6 次即可。

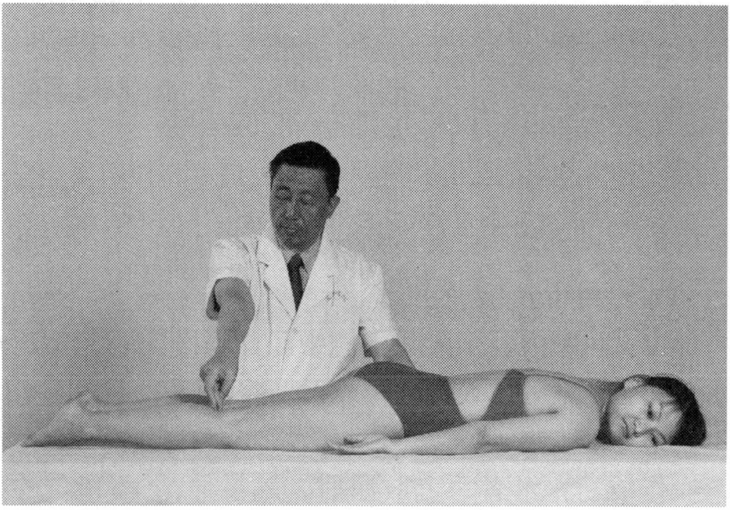

照片 235　点颤委中穴

(3) 点颤承山穴

部位：承山穴位于腓肠肌两肌腹之间凹陷的顶端处。

操作技巧：术者一手伸腕，中指掌指关节屈曲，指间关节伸直，食指叠按于远端指间关节背侧，对准患者承山穴，作由上而下、由浅入深的点颤，以局部有酸胀感为宜（照片 236）。频率 240 次/分，反复 2～4 次即可。

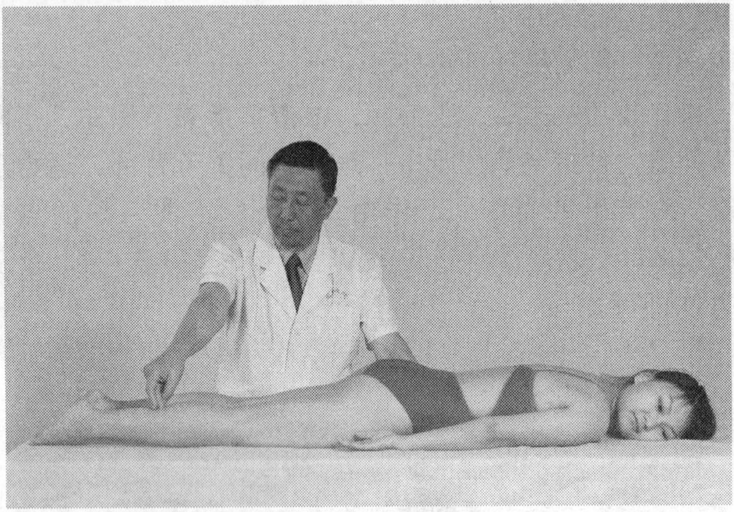

照片 236　点颤承山穴

（4）点风市穴

部位：风市穴位于大腿外侧中间、腘横纹水平线上 7 寸处，或直立位，两臂自然下垂中指指尖处。

操作技巧：术者一上肢屈肘，腕平伸，屈拇指指间关节，以其指端着力于患者风市穴处，点颤按压，以局部有酸胀感为宜（定位图 29，照片 237）。频率 240 次/分，一般点颤 2～4 次为宜。

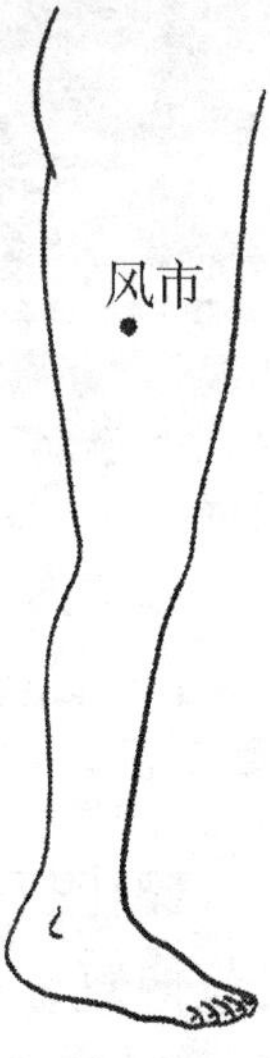

定位图 29

（5）点血海穴

部位：血海穴位于髌骨内上方 2 寸处。

操作技巧：术者一手扶按患者大腿，以固定体位，另一手拇、食指指端夹住中指远

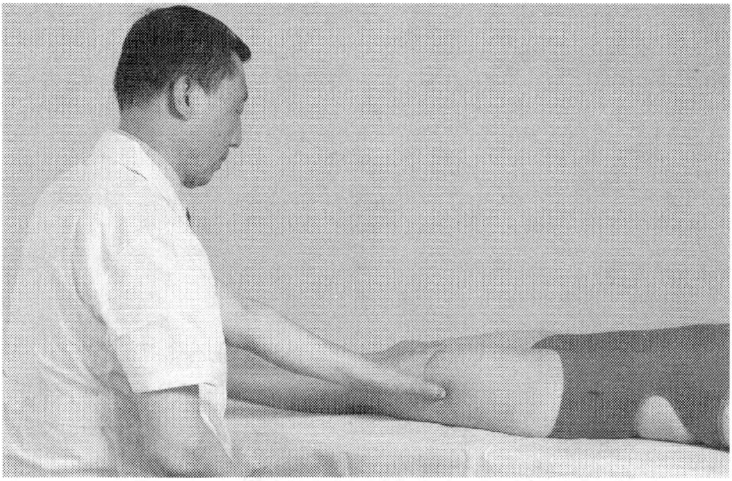

照片 237　点风市穴

端指间关节，运力于中指指端点颤血海穴，以局部有酸胀感为宜（定位图 30，照片 238）。频率 240 次/分，反复操作 2～4 次。

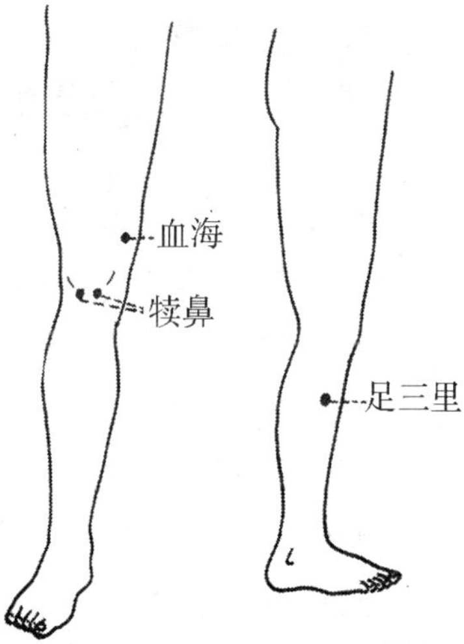

定位图 30

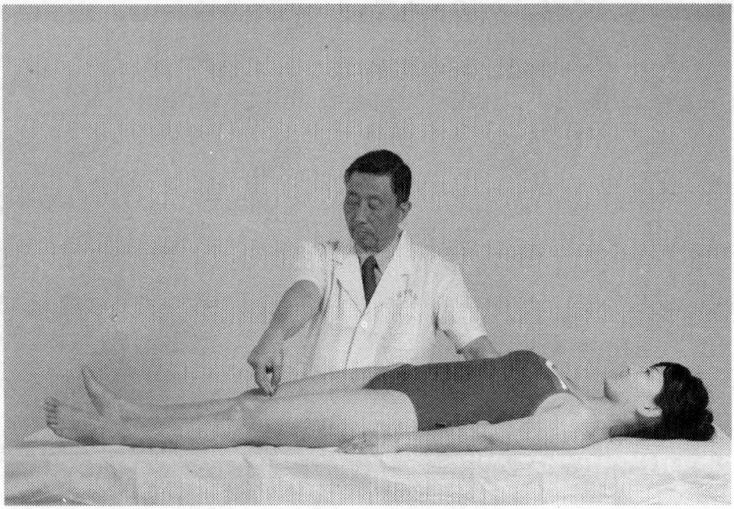

照片 238　点血海穴

（6）点犊鼻穴

部位：犊鼻穴位于髌骨下缘，髌韧带内、外侧凹陷处。

操作技巧：术者一手扶按患者大腿以固定体位，另一手屈腕伸拇掌关节和指间关节，以拇指指端分别抵压点颤犊鼻穴。以患者局部有酸胀感为宜。点颤频率 240 次/分，反复操作 2～4 次（照片 239）。

（7）点足三里穴

部位：足三里穴位于外膝眼下 3 寸处。

操作技巧：术者一手扶按患者大腿以固定体位，另一手屈腕伸拇掌关节和指间关节，以拇指指端对准足三里穴向上行点颤之力，以患者局部有酸胀感为宜（照片 240）。点颤频率 240 次/分，反复操作 2～4 次即可。

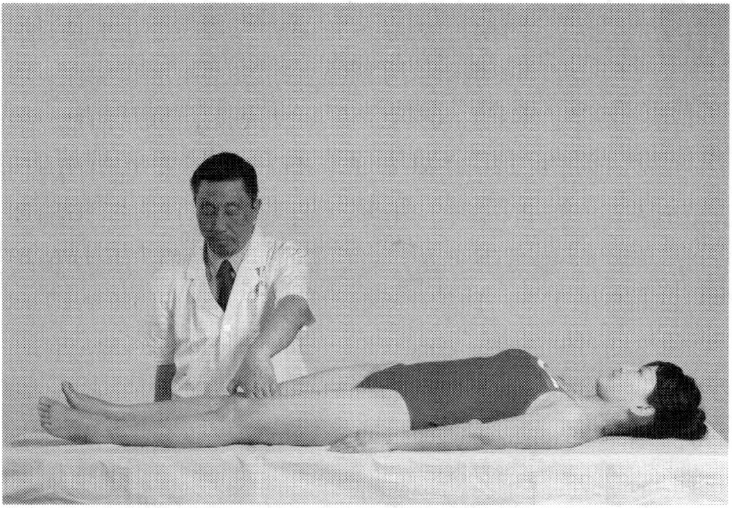

照片 239　点犊鼻穴

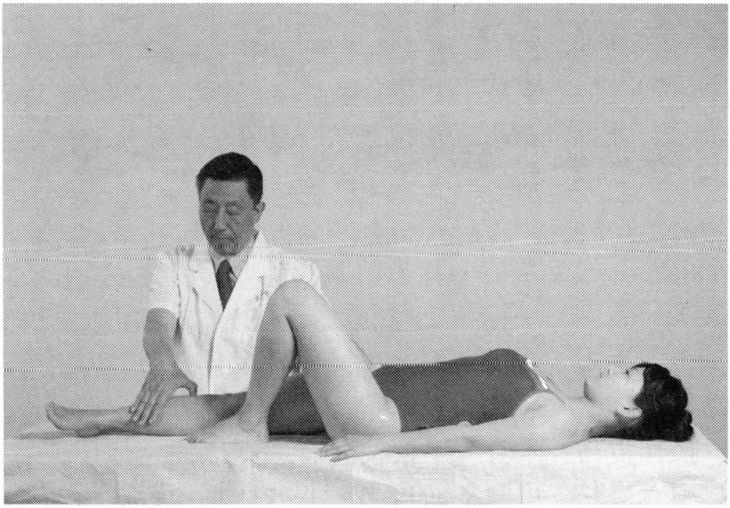

照片 240　点足三里穴

17. 松筋法

操作技巧：术者一手扶按患者大腿以固定体位，另一手略屈腕，拇指与其余四指屈掌指和指间关节呈对钳状，并分别捏压于髌骨的内、外缘，施由上而下的捏移滑动之力，以患者局部有酸痛感为宜（照片 241）。用力和缓适度，此法操作 1～2 次即可。

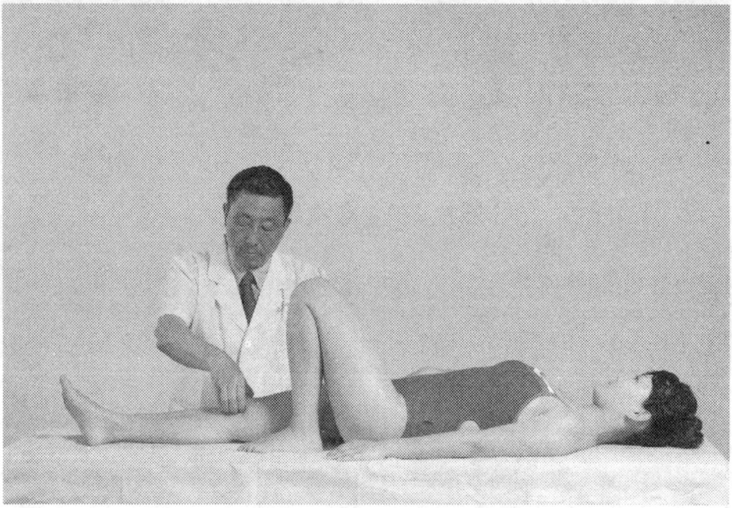

照片 241　松筋法

18. 刮筋法

操作技巧：术者一手扶按患者大腿以固定体位，另一手呈握空拳状，以其余四指中末节背侧抵按皮肤表面，以拇指指间关节的屈伸动作，带动末节指端桡侧缘，对准病变部位或髌骨内、外缘行小幅度的移行刮拭（其指下有拨筋结之感)。患者局部有酸胀感。注意用力应适中，一般刮拭 2~4 次即可（照片 242)。

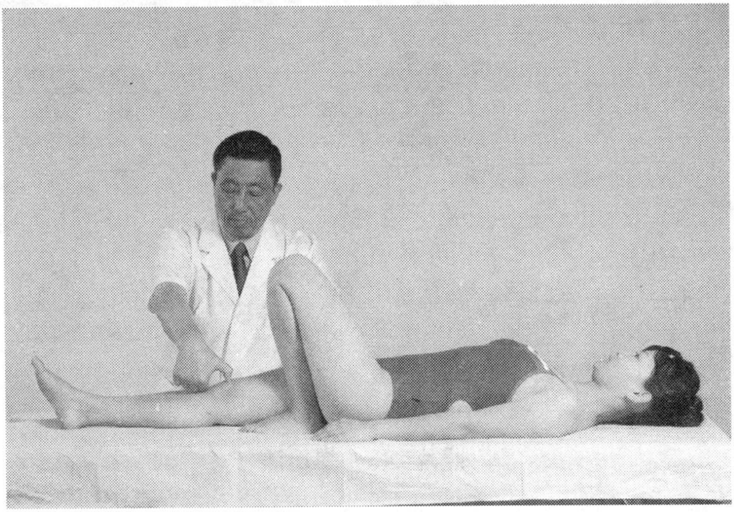

照片 242　刮筋法

19. 搽压法

操作技巧：术者双手握实拳，以四指近节背侧着力于患者施治部位，从上而下相对用力按压（照片 243)。搽压速度不宜过快，用力适中，一般操作 2~4 次即可。

20. 屈伸法

操作技巧：术者一手扶托患膝腘窝处，另一手握其足端，双手协同，反复做屈髋屈膝的动作（照片 244)。注意用力应适度，一般操作 2~4 次即可。

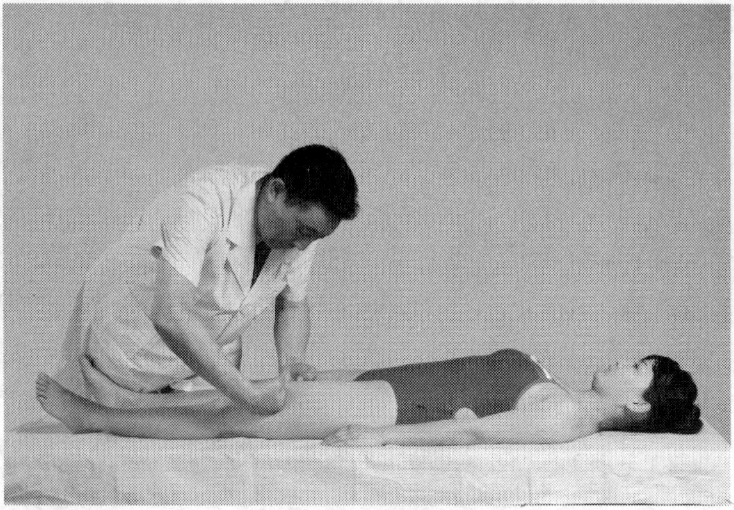

照片 243　摞压法

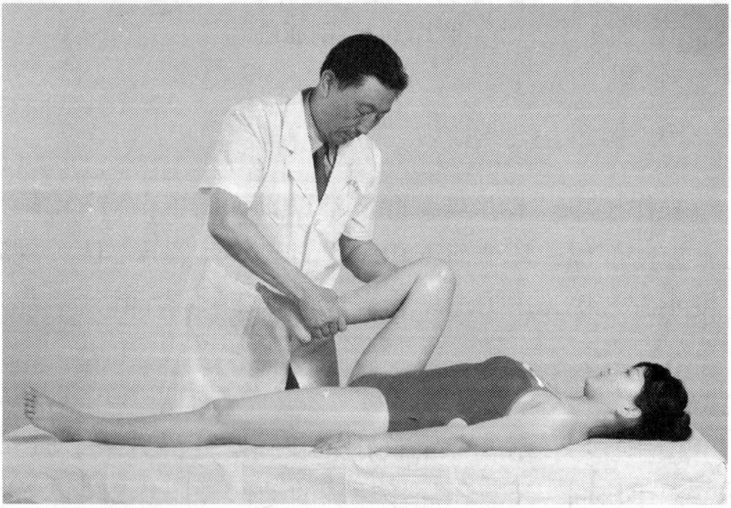

照片 244　屈伸法

21. 展筋法

操作技巧：患者一侧下肢伸直，屈髋 70°~90°，足跟部紧抵于术者肩前，术者一手按扶其膝关节前方，行向自身方向之拉力，另一手朝下按患足跖侧（照片 245）。用力适中，反复操作 4~6 次即可。

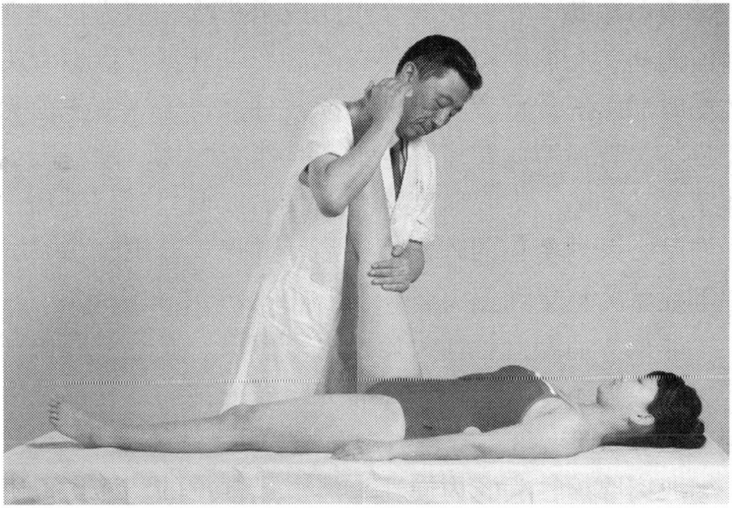

照片 245　展筋法

第三节　常用套路手法

一、头痛

头痛是指眼眉以上至枕下部范围内的疼痛，为临床上最常见的症状之一，在许多疾病中均可出现。本节主要介绍血管性头痛和肌肉收缩性头痛。颅内高、低压性头痛不属本篇讨论范围，对外伤性头痛、眼、耳、鼻、鼻旁窦或牙病引起的头痛可参照治疗。

血管性头痛又分偏头痛型血管性头痛和非偏头痛型血管性头痛两种。

典型的偏头痛以女性多见，在头痛发作前常有眼前火星或五色彩光闪动、黑蒙等先兆症状；头痛通常始自太阳穴部或前额部，然后扩展至半侧或全头部，痛为搏动性钻痛或刺痛，头痛剧烈时常伴有恶心、呕吐；轻症患者头痛数小时后缓解，重者头痛可持续数日。若头痛发作前无先兆症状为普通型偏头痛。若头痛时伴有眼球活动受限或肢体感觉运动障碍为眼肌麻痹型偏头痛或偏瘫型偏头痛。若头痛呈一系列密集的阵发性头痛，并伴有流泪、鼻塞、流涕等症状为丛集性偏头痛。

非偏头痛型血管性头痛是由于感染、发热、高血压或脑循环供血不足等引起。疼痛为跳痛或钝痛，其部位多在额、颞和枕部。

肌肉收缩性头痛为慢性头痛中最常见的。疼痛位于两侧太阳穴、后头部或前额两侧部，有的呈束带样痛，常伴有头部重、受压感，疼痛可日以继夜存在。

【病因】

1. 中医学将头痛的原因分为外感和内伤两种。

（1）外感头痛多因起居不慎，感受风寒湿热等外邪，多以风邪为主。

（2）内伤头痛其发病原因与肝、脾、肾三脏有关，三脏的阴阳失调会引发头痛。

2. 在现代医学中，头痛是许多疾病都能出现的症状，常见的疾病有：感冒、高血压、脑膜炎、鼻旁窦炎、青光眼、颅内高压、颅内低压、脑外伤后、颈椎病、神经官能症等。凡头痛者须仔细检查其他体征以明确诊断。

【诊断】

偏头痛的诊断依据是：患者多在青春期前后发病，呈周期性发作，且每次发作的过程相似，有家族史。

对长期慢性持续性头痛，而各项检查均无异常者，可诊断为肌肉收缩性头痛。

【治疗手法】

1. 点百会穴

操作技巧：患者取坐位，术者面对病人，一手固定其头部，另一手中指屈掌指关节，伸指间关节，拇、食两指分别叠按于中指远端指间关节的掌、背侧，中指指端与头皮呈70°~80°角，以其为着力点，点颤百会穴。注意吸气时不要点，呼气时点颤。病人自觉有轻微震颤感，用力柔和，一般点颤10~20次为宜（照片246）。

2. 点四神聪穴

操作技巧：体位同上。术者一手扶托患者后头部，另一手腕关节微屈，五指展开屈掌指关节，伸指间关节，拇、食、中、环指指端同时分置于穴位上。也可用双手拇指指端依左右前后之序点颤该穴，以腕关节带动指端作上

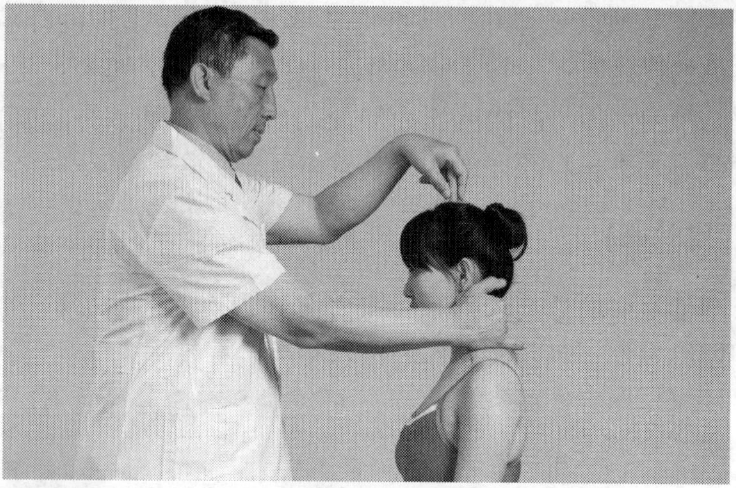

照片 246　点百会穴

下左右震动，力量均匀有序，不宜过重。吸气时不点，呼气时点颤（照片 247）。

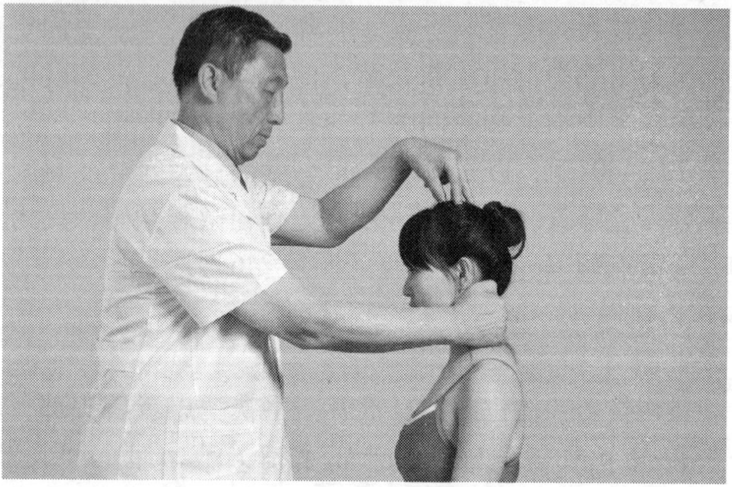

照片 247　点四神聪穴

3. 点神庭穴

操作技巧：体位同上。术者一手扶托患者后头部，另一手中指屈掌指关节，伸指间关节，拇、食两指分别叠按于中指远端指间关节的掌、背侧，以中指指端为着力点，点按神庭穴。用力柔和持续，一般点按 1 ~ 2 分钟（照片 248）。

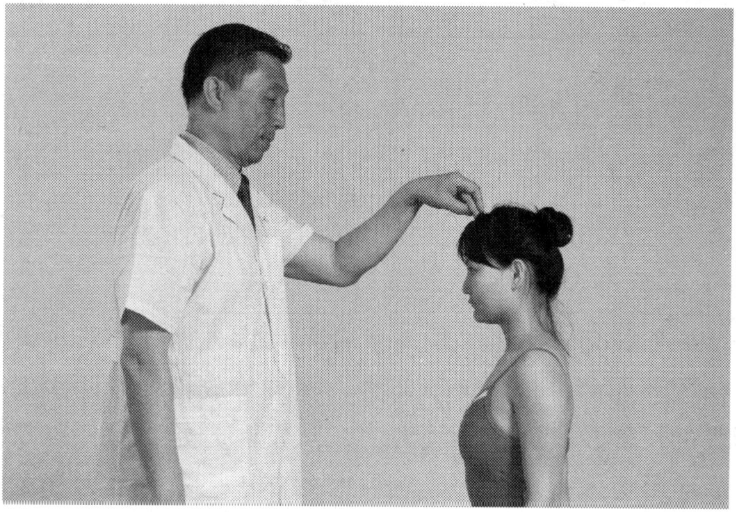

照片 248　点神庭穴

4. 点头维穴

操作技巧：体位同上。术者双手拇指指间关节略屈，其指端向下着力于头维穴，余四指并拢分别置于两侧颞部。点穴时要有轻微的颤动，力量由轻渐重，频率不宜过快（照片 249）。

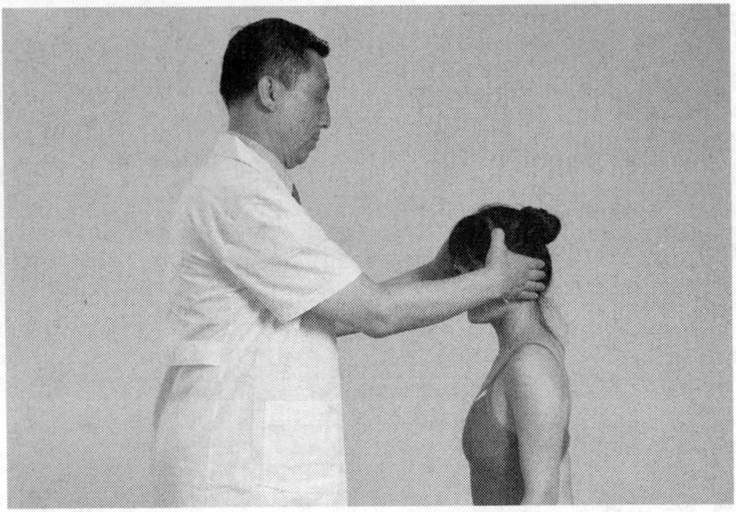

照片 249　点头维穴

5. 五指拿法

操作技巧：患者坐位，术者面对病人而立，双手五指掌指关节屈曲，指间关节伸直，腕关节放松，以两手拇指指腹的尺侧及其四指指腹着力，从发际开始，沿任脉从前向后至百会穴提拿头部，然后术者立于患者身后，如上法再从后发际向前提拿，交于百会穴。注意力度均匀，灵巧自然，以患者有舒适轻快感为宜（照片 250）。

6. 扫散法

操作技巧：患者坐位，术者相对而立，提肩悬肘伸腕，五指微屈，将拇指桡侧缘及其余四指指端分别着力于两侧颞部，由前臂带动腕关节循经作由前向后的扫散推动，形如风摆荷叶，动作轻盈而有节奏，双手同时扫散或

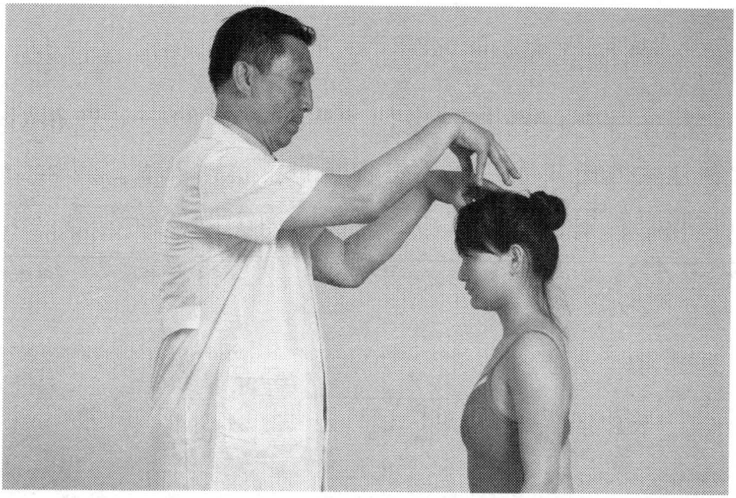

照片 250　五指拿法

单手两侧交替扫散均可。频率以 200 次/分为宜（照片 251）。

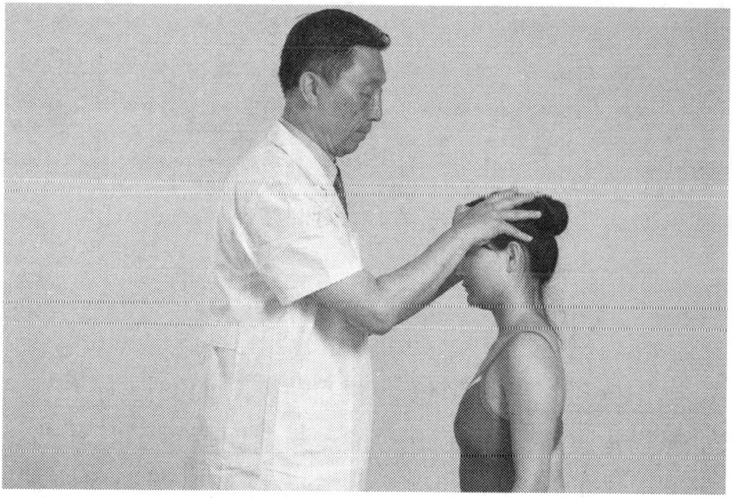

照片 251　扫散法

7. 推印堂穴

操作技巧：患者取坐位，头稍向后仰，术者相对而立，双手四指并拢，扶托患者额骨，拇指外展，以拇指末节指腹轻轻施力于印堂穴，作由下而上的交替推动。频率240次/分，动作协调，力量均匀，使患者有清醒舒适之感（照片252）。

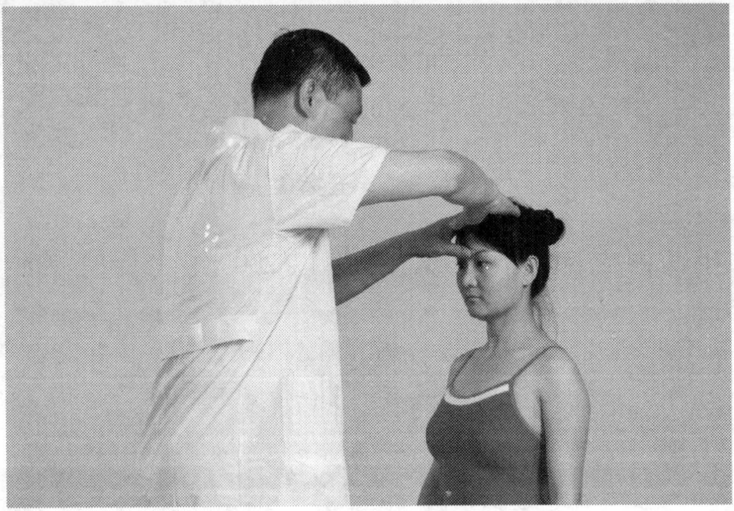

照片252　推印堂穴

8. 开天门

操作技巧：患者坐位，术者站其对面，屈肘关节，以双手拇指指腹着力于前额皮肤，其余四指置于双耳部，从前额部的中间同时向两侧分推至发际处，然后回收拇指，如此一推一收，反复4～6次，切忌用力过重伤及皮肤

（照片 253）。

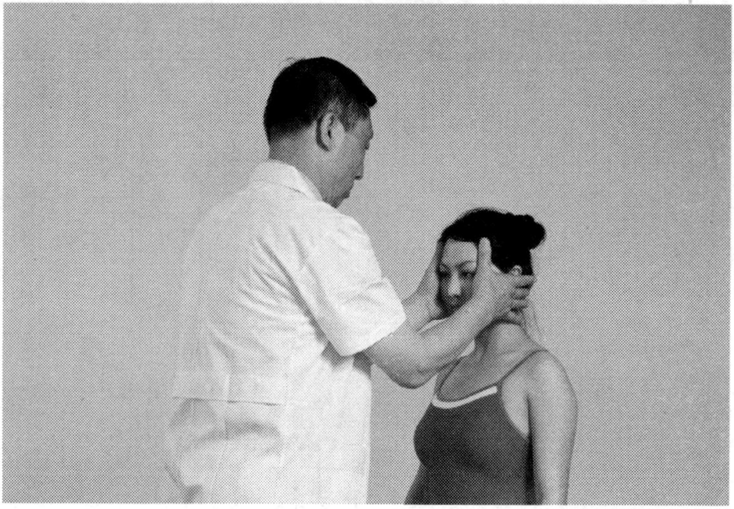

照片 253　开天门

9. 按揉太阳穴

操作技巧：患者坐位，术者相对而立，双手拇指伸直，指腹按于太阳穴处，其余四指扶托头部相应部位，在穴位处做顺时针或逆时针的按揉动作，反复 6～8 次。而后其余四指自然分开，令患者低头，双手拇指指端循足太阳膀胱经从前向后推至颈项部，同时四指扫散头之两侧。此法为连续动作，按揉与推扫并举（照片 254、255）。

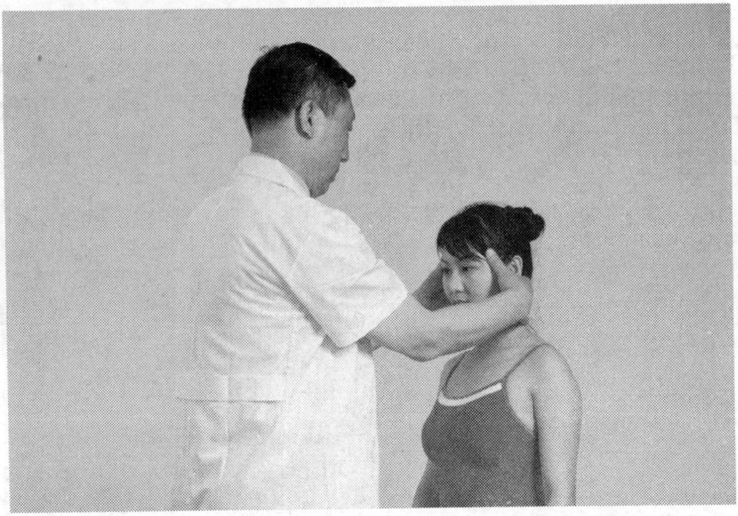

照片 254　按揉太阳穴

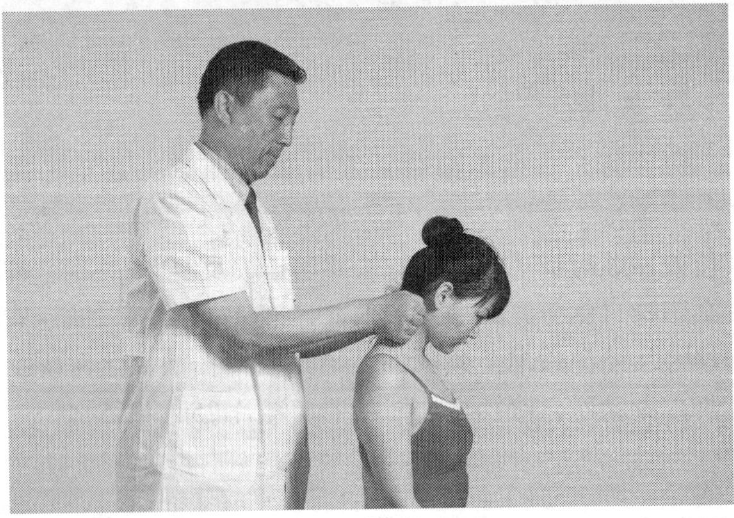

照片 255　按揉太阳穴

10. 点揉风池穴

操作技巧：患者坐位，术者立其身后，拇指屈掌指和指间关节，并以其背部桡侧为着力点，对准风池穴轻轻环转点揉，力量可逐渐深入，但不宜过强，顺时针、逆时针各行4~6次。施用此法，也可用中指或食指背端点揉，单点、双侧同时点揉均可（照片256）。

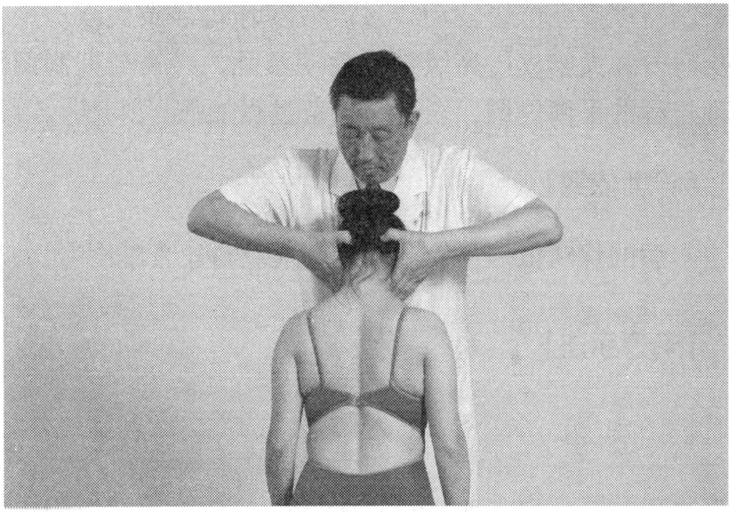

照片256　点揉风池穴

二、失眠

失眠是以经常不能获得正常睡眠为主要临床表现的一种病症。多见于神经官能症、脑动脉硬化症、贫血、高血压病和更年期综合征等疾病。临床上凡有失眠表现者，均可参考本节进行治疗。

失眠的症情轻重不一，轻者表现为不易入睡，或睡而不酣，睡后易醒，醒后难以入睡；严重者可彻夜不能入睡。常伴有头痛、眩晕、心悸、健忘、多梦等症状。

【病因】

在现代医学中，多种疾病都可发生失眠。常见的疾病有神经官能症、神经衰弱、甲状腺功能亢进、高血压病等。剧烈疼痛、情绪波动、过度疲劳均可导致失眠。患这些疾病时，大脑皮质高级神经活动紊乱，兴奋与抑制两种生理过程的平衡失调，表现为兴奋过程加强。

【诊断依据】

本病的诊断依据是，凡经常不能获得正常睡眠者。

【治疗手法】

1. 点百会穴

操作技巧：患者取坐位，术者面对病人，一手固定其头部，另一手中指屈掌指关节，伸指间关节，拇、食两指分别叠按于中指远端指间关节的掌、背侧，中指指端与头皮呈 70°~80°角，以其为着力点，点颤百会穴。注意吸气时不要点，呼气时点颤。病人自觉有轻微震颤感，用力柔和，一般点颤 10~20 次为宜（照片 257）。

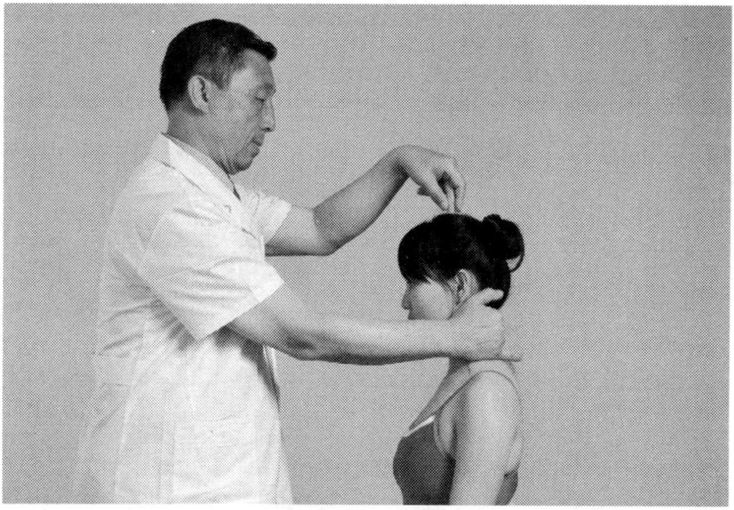

照片 257　点百会穴

2. 点四神聪穴

操作技巧：体位同上。术者一手扶托患者后头部，另一手腕关节微屈，五指展开屈掌指关节，伸指间关节，拇、食、中、环指指端同时分置于穴位上。也可用双手拇指指端依左右前后之序点颤该穴，以腕关节带动指端作上下左右震动，力量均匀有序，不宜过重。吸气时不点，呼气时点颤（照片 258）。

3. 点神庭穴

操作技巧：体位同上。术者一手扶托患者后头部，另一手中指屈掌指关节，伸指间关节，拇、食两指分别叠按于中指远端指间关节的掌、背侧，以中指指端为着力点，点按神庭穴。用力柔和持续，一般点按 1 ~ 2 分钟（照片 259）。

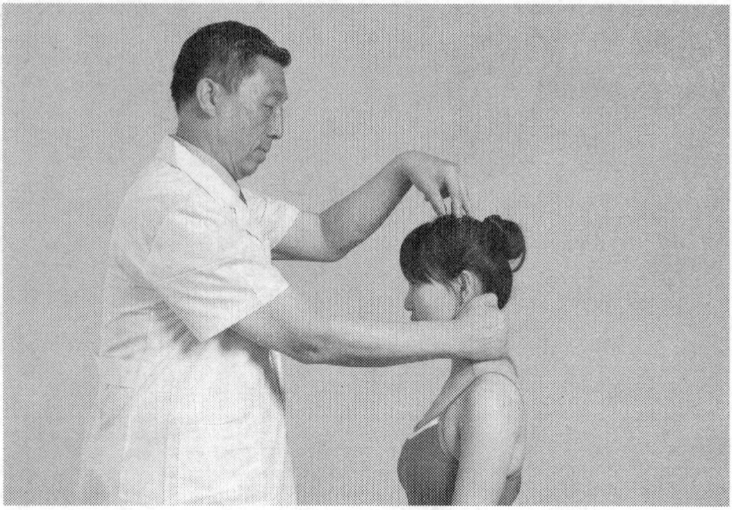

照片 258　点四神聪穴

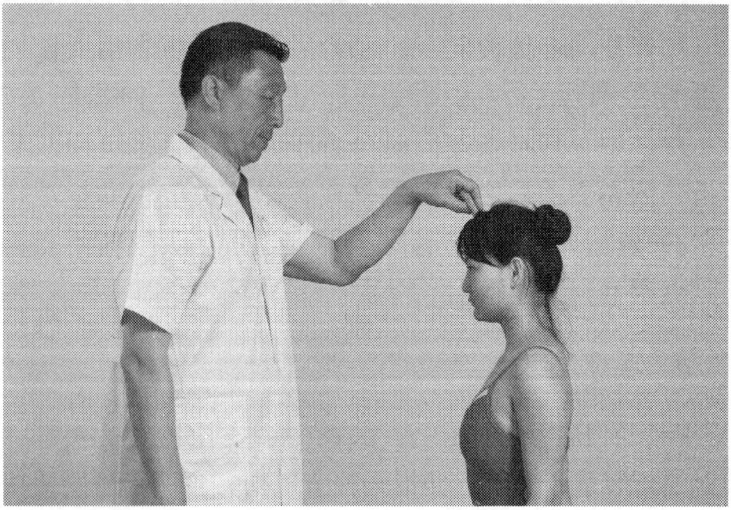

照片 259　点神庭穴

4. 五指拿法

操作技巧：患者坐位，术者面对病人而立，双手五指掌指关节屈曲，指间关节伸直，腕关节放松，以两手拇指指腹的尺侧及其四指指腹着力，从发际开始，沿任脉从前向后至百会穴提拿头部，然后术者立于患者身后，如上法再从后发际向前提拿，交于百会穴。注意力度均匀，灵巧自然，以患者有舒适轻快感为宜（照片260）。

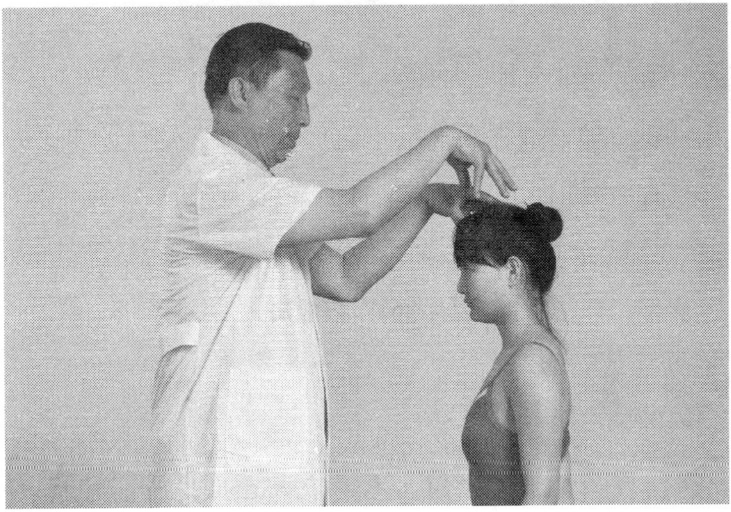

照片260　五指拿法

5. 扫散法

操作技巧：患者坐位，术者相对而立，提肩悬肘伸腕，五指微屈，将拇指桡侧缘及其余四指指端分别着力于两侧颞部，由前臂带动腕关节循经，作由前向后的扫散推动，形如风摆荷叶，动作轻盈而有节奏，双手同时扫散或单手两侧交替扫散均可。频率以 200 次/分为宜（照片 261）。

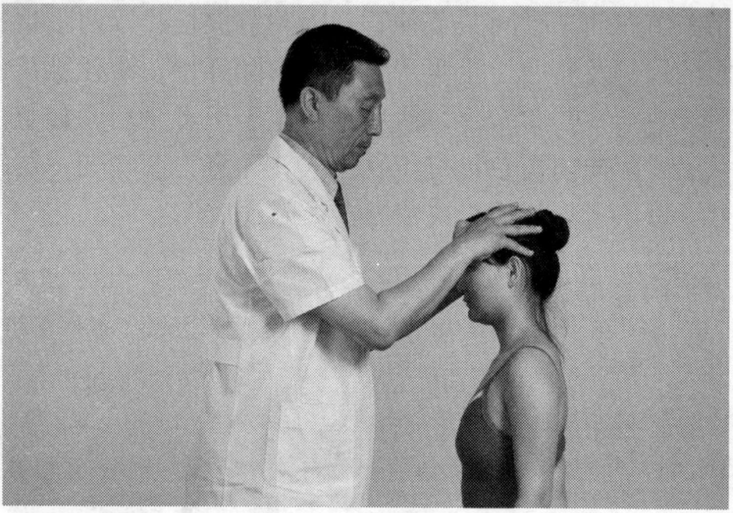

照片 261　扫散法

6. 归挤法

操作技巧：患者坐位，术者立其正面，垂肘伸腕，双手掌心着力，紧贴患者两侧颞部相对用力归挤，力度不可过重（照片 262）。

7. 点颤安眠Ⅰ穴

操作技巧：患者坐位，术者立其身后，双上肢屈肘，前臂中立位，以中指指端着力，同时点颤安眠Ⅰ穴。注意用力柔和，速度适中，以 1~2 分钟为宜（照片 263）。

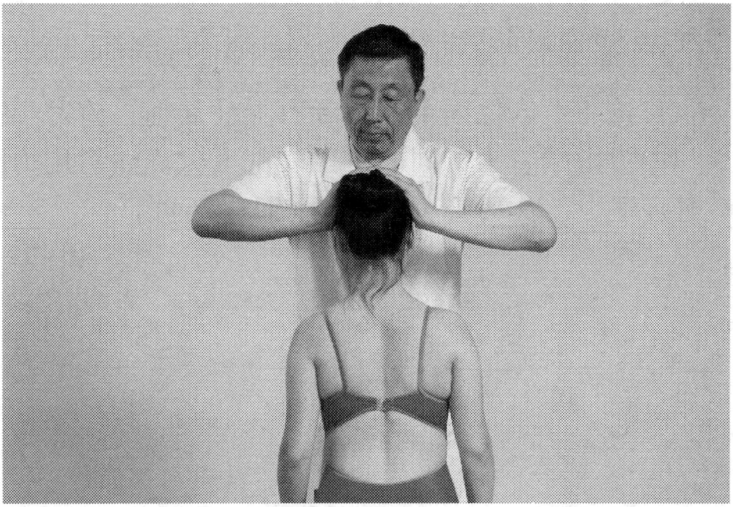

照片 262　归挤法

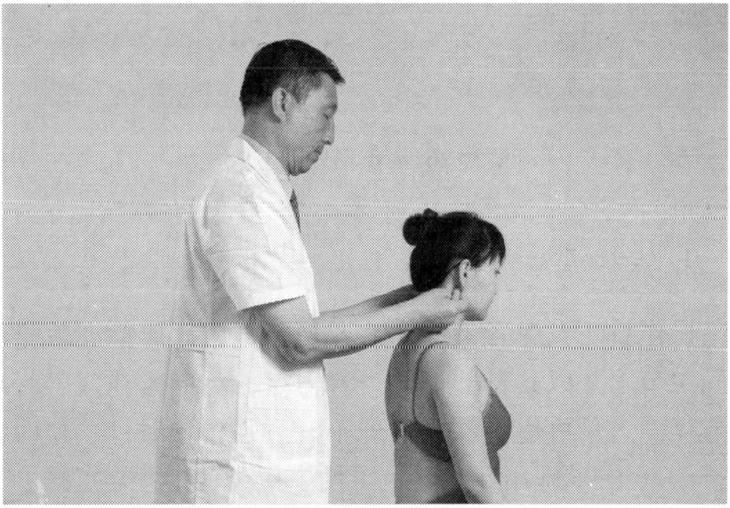

照片 263　点颤安眠Ⅰ穴

8. 点颤安眠Ⅱ穴

操作技巧：体位同上。术者双上肢屈肘，前臂中立位，以中指指端着力，同时点颤安眠Ⅱ穴。注意用力柔和，速度适中，以1~2分钟为宜（照片264）。

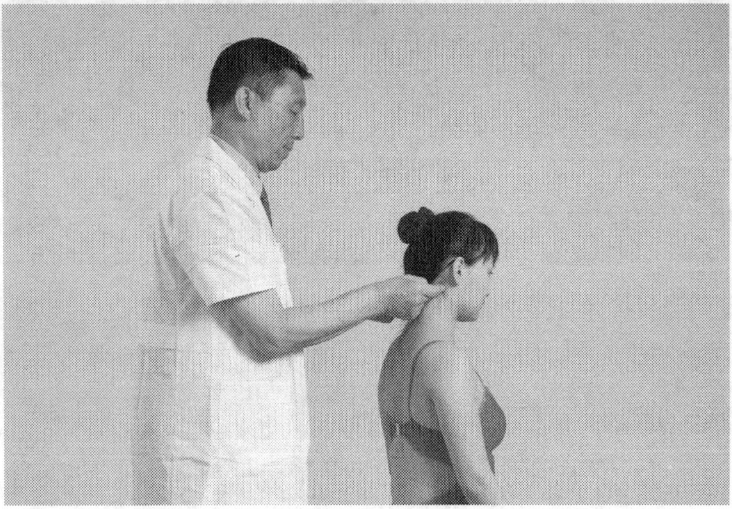

照片264　点颤安眠Ⅱ穴

9. 点揉风池穴

操作技巧：患者坐位，术者立其身后，拇指屈掌指和指间关节，并以其背部桡侧为着力点，对准风池穴轻轻环转点揉。力量可逐渐深入，但不宜过强，顺时针、逆时针各行4~6次。施用此法，也可用中指或食指背端点揉，单点、双侧同时点揉均可（照片265）。

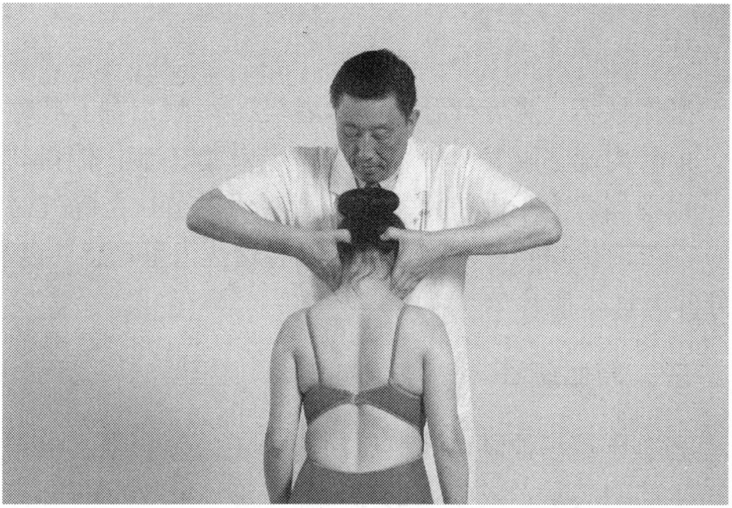

照片 265　点揉风池穴

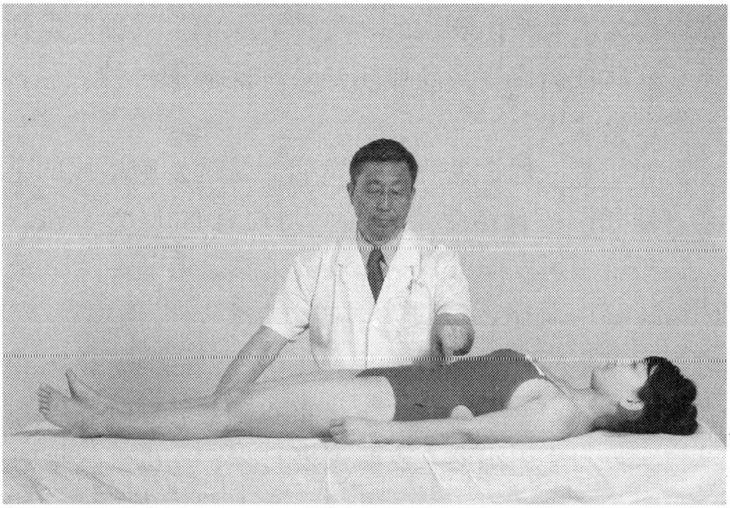

照片 266　点颤中脘穴

10. 点颤中脘穴

操作技巧：患者仰卧位，术者坐于一侧，右上肢略屈肘，前臂内旋，腕关节平伸，屈中指掌指关节，伸指间关节，以指端着力于中脘穴，随患者呼吸的节律，呼气时点颤，吸气时徐徐抬起。注意点颤时有透达入里之感，以2～3分钟为宜（照片266）。

三、高血压

高血压是一种以动脉血压增高为主的综合征。根据世界卫生组织规定：成年人的血压不高于140/90mmHg为正常。若血压长期高于正常值以上，即可诊断为高血压。临床上将高血压分为高血压病和症状性高血压。高血压病是以高血压为主要临床表现的一种独立疾病，又称原发性高血压；症状性高血压其高血压是某种疾病的一种表现，又称继发性高血压。

高血压是一种常见病、多发病，是诱发脑中风的主要因素。据我国统计结果推算，全国约有6000万高血压患者，每年脑中风发病人数达150万之多，有近百万人死于脑中风。脑中风患者通过及时抢救治疗，即使幸存下来，也大都留有不同程度的后遗症，生活不能自理，病人遭受极大的痛苦，给家庭和社会带来沉重的负担。防治高血压病已被世界卫生组织列入重要议事日程，并且把每年的10月9日定为“高血压日”，以此警示人们对高血压病应给予足够的重视。

【病因】

中医学认为高血压病可由精神因素、饮食失节、内伤等因素引起。

现代医学对高血压病的发病机理虽未完全阐明，但大多数研究资料认为在各种致病因素作用下，大脑皮层的机能紊乱，大脑皮质失去了对皮质下心血管中枢的正常调节作用，在延脑的交感缩血管中枢形成了固定的兴奋灶，交感缩血管神经传出冲动增多，使全身小动脉痉挛性收缩，致使血压升高。

【诊断】

凡血压持续高于正常范围，并能排除继发性高血压时，即可诊断为高血压病。但早期诊断要慎重，需要多次复查血压，以免将由于精神紧张、情绪激动或体力活动后所引起的暂时性血压增高，误诊为早期高血压病。对尚有疑问的患者，应通过一段时间的观察。

【治疗手法】

1. 点颤百会穴

操作技巧：患者仰卧位，术者坐于头侧，双上肢屈肘，右手拇指指间关节屈曲，以其指端置于百会穴，左手拇指指腹加压于右手拇指指间关节背侧，随患者呼吸的节律，呼气时点按，当气呼出之后，在未吸气的瞬间，医生右上肢肌肉有节律地收缩，并通过拇指指端向百会穴传导震颤之力，吸气时则停止震颤并轻轻抬起。注意用力应柔和，以患者无疼痛感为宜。反复操作4~6次（照片267）。

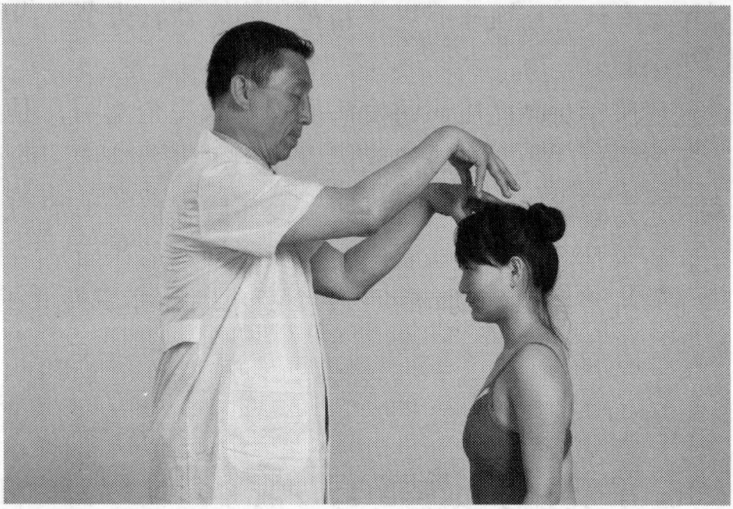

照片267 点颤百会穴

2. 点颤四神聪穴

操作技巧：体位同上。术者双上肢屈肘，拇指外展，指间关节屈曲，以拇指指端为着力点，先后对准百会穴前后左右各旁开1寸处，点颤4~6次。操作技巧同点颤百会穴，亦是随着患者呼吸的节律，吸气时轻轻上提，呼气时随之向下点按，当气呼出之后，在未吸气的瞬间，亦应施震颤之力。注意用力应柔和，以患者无疼痛感为宜（照片268）。

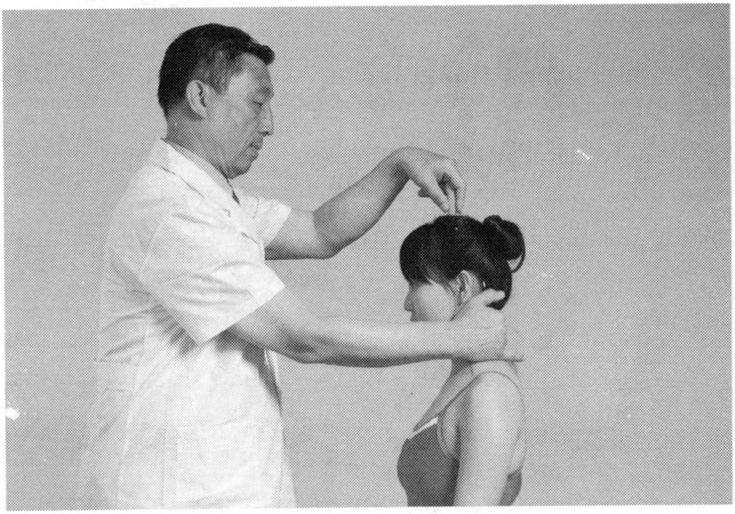

照片 268　点颤四神聪穴

3. 点揉神庭穴

操作技巧：体位同上。术者一手拇指指间关节屈曲，以指端对准神庭穴，另一手拇指指腹加压其指间关节背侧，顺、逆时针各点揉 10～20 次。要求用力适中，速度稍慢，以患者有轻快舒适感为宜（照片 269）。

4. 点揉头维穴

操作技巧：体位同上。术者双上肢屈肘，拇指外展，指间关节屈曲，以指端对准头维穴，其余四指并拢分别置于两侧颞部，一逆一顺时针同时点揉 10～20 次，再改向相反方向同时点揉 10～20 次。要求用力适中，速度稍慢，以患者有轻松舒适感为宜（照片 270）。

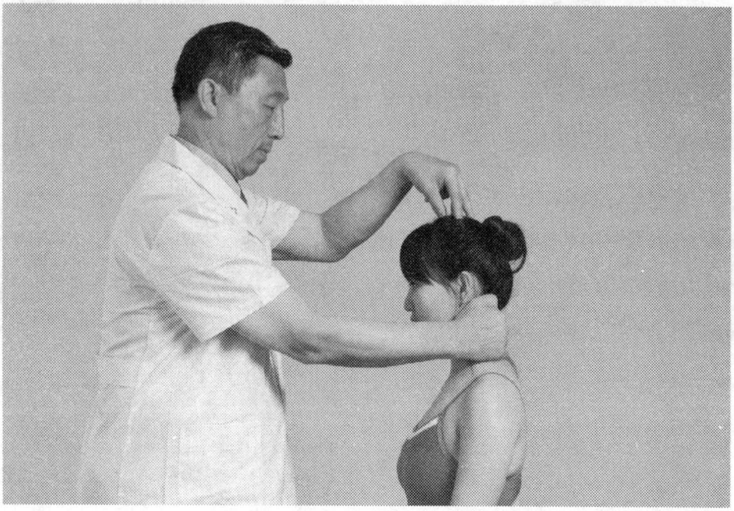

照片 269　点揉神庭穴

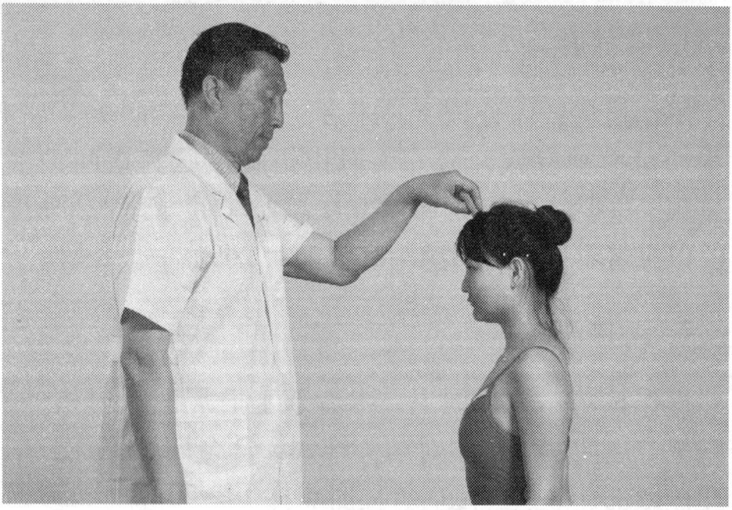

照片 270　点揉头维穴

5. 五指拿法

操作技巧：体位同上。术者双手五指掌指关节屈曲，指间关节伸直，腕关节放松，五指指腹行对指之力，从神庭穴处开始，沿人体中线向后提拿至百会穴及后头部，反复操作 10～20 次。注意提拿时用力稍重，放下用力宜轻，动作熟练，灵巧自然，以患者有明显的轻松舒适感为宜（照片 271）。

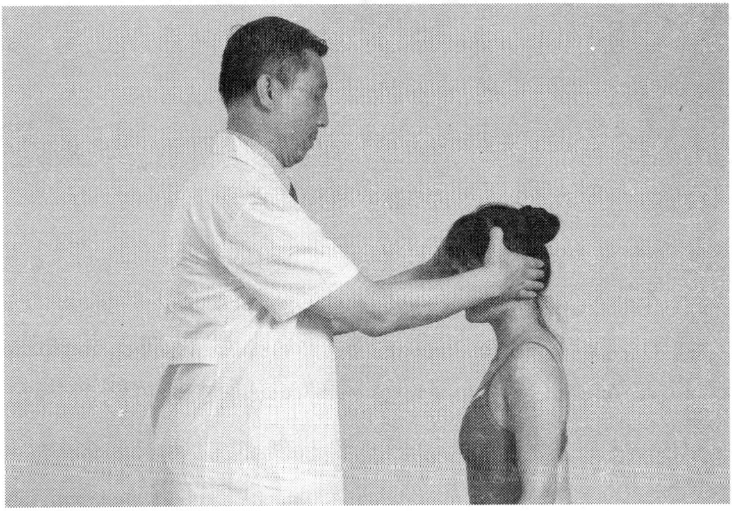

照片 271　五指拿法

6. 捋印堂穴

操作技巧：体位同上。术者双上肢屈肘，腕关节平伸，食、中、环、小指并拢置于患者两侧颞部，以拇指指间关节的屈伸动作用拇指指腹由下向上捋理印堂穴。注意用力宜轻，速度适中，使患者有明显舒适之感。反复操作

30～50 次（照片 272）。

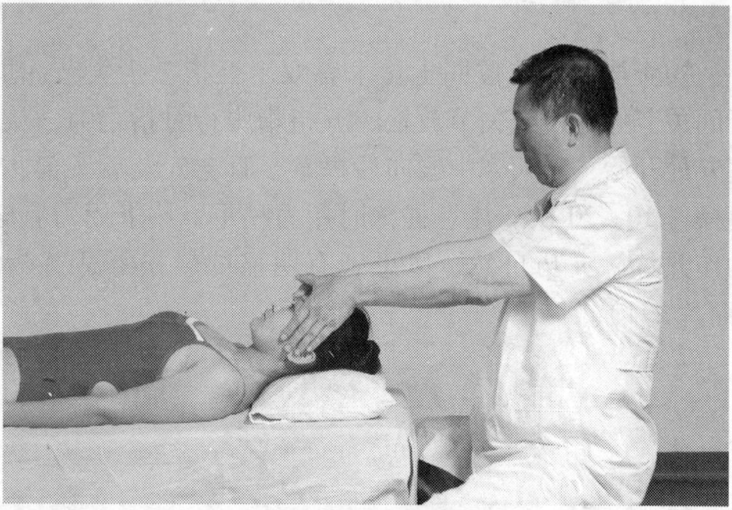

照片 272　拇印堂穴

7. 开天门

操作技巧：体位同上。术者双上肢屈肘，腕关节平伸，以大鱼际肌置于前额正中线处，同时向两侧分推至太阳穴处。注意推的力量稍重，速度适中，使患者有清醒舒适之感。反复操作 6～8 次（照片 273）。

8. 拉天门

操作技巧：体位同上。术者双上肢屈肘，前臂内旋，腕关节平伸，食、中、环、小指并拢伸直，掌侧面着力，从掌根到末节指腹从下向上交错拉拇天门。注意用力均匀，速度适中，以患者有舒适感为佳。反复操作 10～20 次（照片 274）。

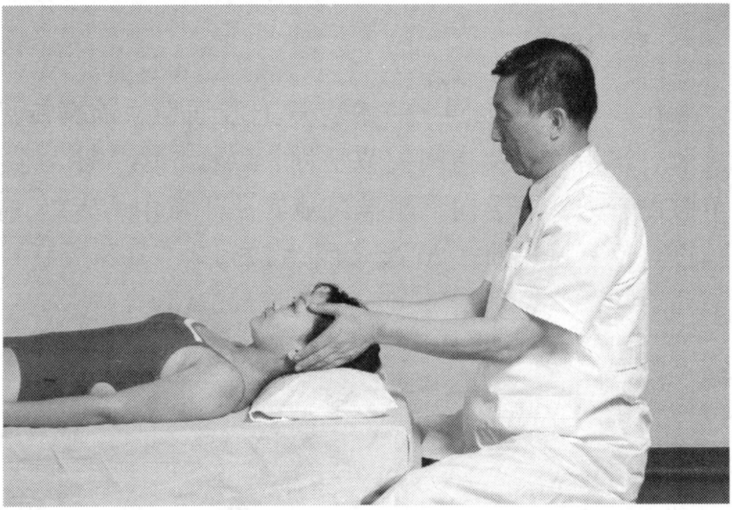

照片 273　开天门

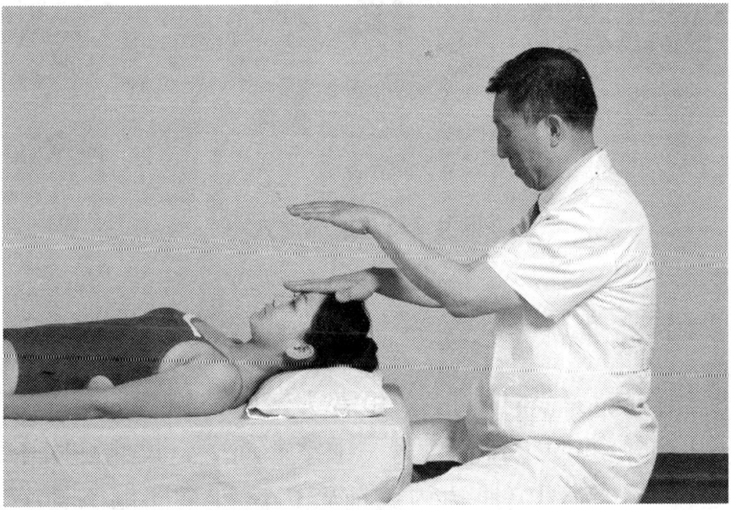

照片 274　拉天门

9. 推风池穴

操作技巧：体位同上。术者双上肢屈肘，前臂旋后，腕关节、掌指关节及指间关节平伸，以食、中、环、小指末节腹侧着力，由上向下顺推风池穴。注意用力宜轻，速度稍慢。反复操作60~80次（照片275）。

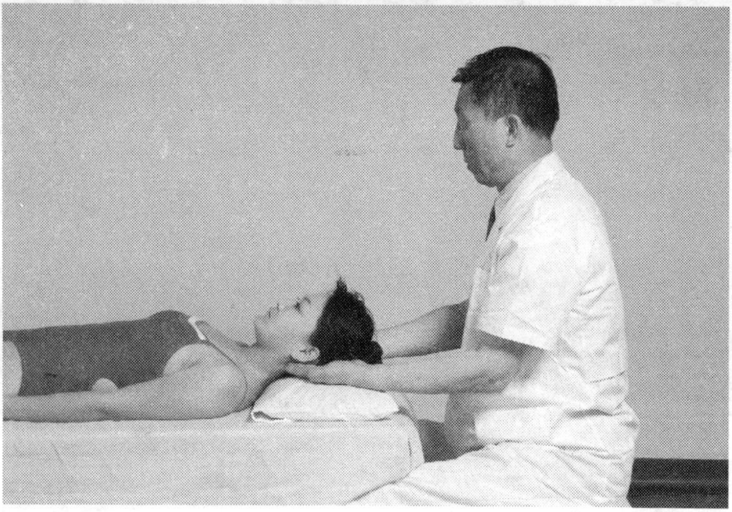

照片275　推风池穴

10. 滚推桥弓

操作技巧：体位同上。患者头转向一侧，术者一手扶托相应部位起固定作用，另一手掌心向上，尺侧贴附于乳突处，沿胸锁乳突肌边内旋前臂边滚推至同侧胸锁关节处。透达肌层，切忌只摩擦皮表。反复操作10~20次，再更换另侧施以同样手法（照片276）。

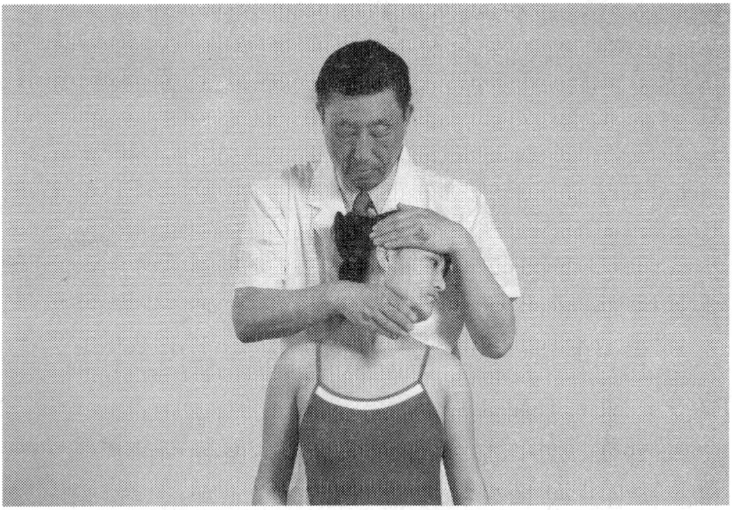

照片 276　滚推桥弓

四、颈肩痛

在日常生活中，颈肩部疼痛是一种常见的症状，主要因颈部疾患引起。而颈部疾患中，又以颈椎病最为突出。大家知道，颈椎是由多节椎体组成，每节椎体之间有类似“弹簧垫”样的东西存在，这个垫称之为“椎间盘”。那么，凡因颈椎间盘“老化”所致颈段脊柱失稳和压迫邻近组织而引起的一系列症状和体征者均称为颈椎病。

颈椎病多见于中老年人，其发病率占 10% 左右。轻者颈肩部疼痛伴头晕、头痛或肢体麻木、活动障碍，重者可见大小便失禁、瘫痪等。由于颈椎病症状繁多，表现复杂，所以临床上将颈椎病分为 6 型。其中颈型颈椎病又以颈肩部疼痛、酸楚不适、颈项强直伴颈部活动受限为主要症状，故列为本节介绍之内容。至于神经根型、脊髓型、椎动脉型、交感神经型和其他型颈椎病因检查诊治繁杂，不在本节讨论之列。

【病因】

1. 老化　老化是颈椎病的最主要原因。年轻人的颈椎病多是因为劳损引起，劳损会进一步加速老化。

2. 先天畸形　先天畸形是潜在的发病因素，由于畸形的存在，加大了发病的概率。

3. 外伤　外伤是颈椎病的外因，像我国体操运动员桑兰即是因外伤导致的颈椎损伤而引起的截瘫。另外，车祸等交通事故也容易引起颈椎损伤。

4. 感受风寒　“着凉了”会引起颈肩部的不适甚至剧烈疼痛，当下流行的“空调病”即是风寒引起。

5. 生活习惯　伏案时间过长、侧卧位看电视亦会引起颈椎的劳损。

6. 社会因素　生活、工作压力大是现在社会发展的特点，精神上的紧张会引起颈椎病。

【诊断】

患者有反复落枕的病史，颈肩部疼痛、活动受限，有时伴酸胀感，颈肩部广泛压痛。X 线检查：颈椎生理弧度变直，小关节增生，椎体后缘增生或椎间孔变窄等。

【治疗手法】

1. 推拿法

操作技巧：患者坐位，术者站立其后，一手扶按肩部，另一手五指分开，掌指、指间关节伸直，置于后背部，行边掌推边改掌指关节屈曲、五指并拢的向上提拿动作。速度宜慢，用力适中，双手交替推拿患者后背及颈部。反复操作2~4次（照片277、278）。

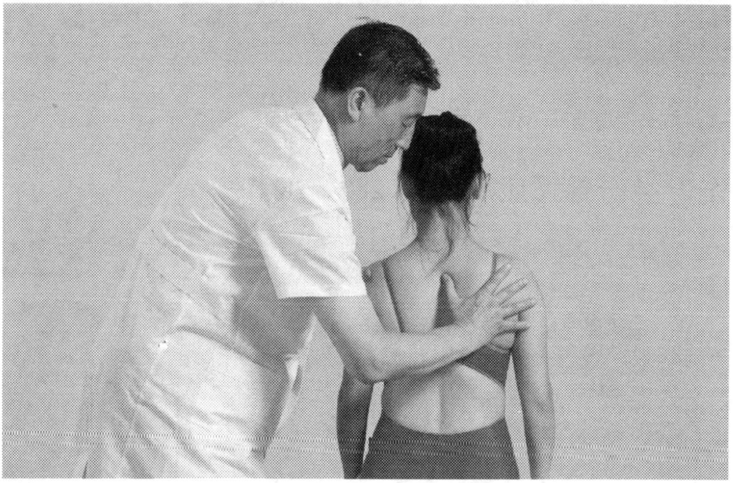

照片277　推拿法

2. 搓法

操作技巧：患者坐位，术者双前臂内旋，拇指外展，食、中、环、小指并拢，以虎口置于患者颈部，由内向外往返交错搓动至肩部。速度宜快，用力不大，颈部改由食、中、环、小指背侧或掌背搓，边搓边侧方移动。反复

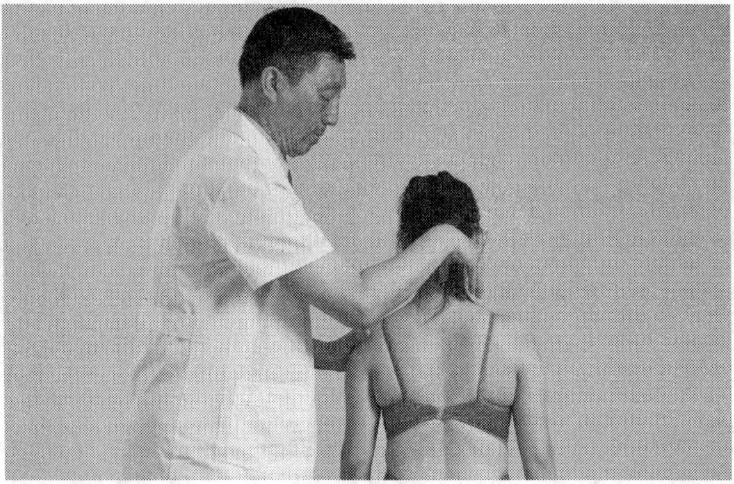

照片 278　推拿法

操作 2~4 分钟（照片 279、280、281）。

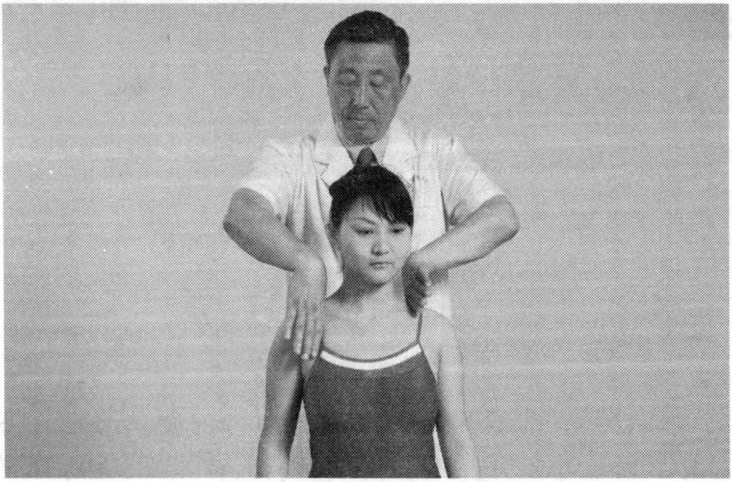

照片 279　搓法

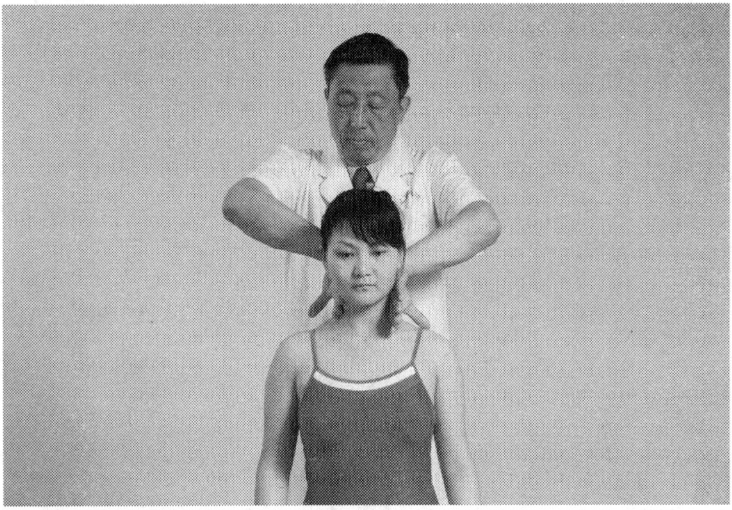

照片 280　搓法

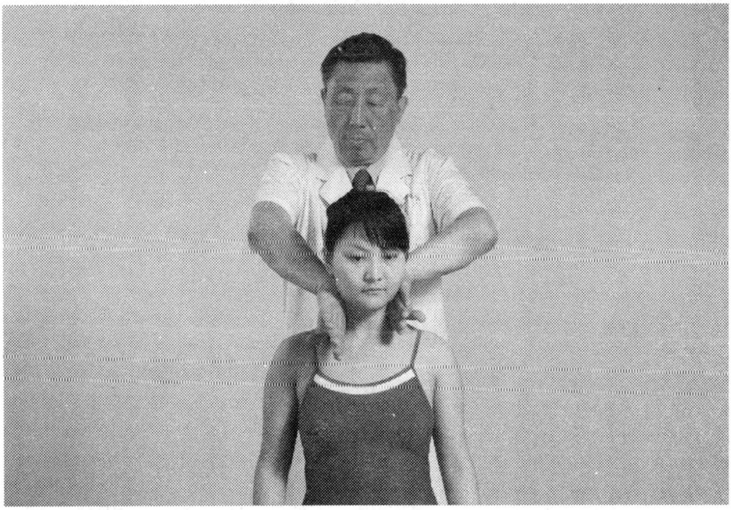

照片 281　搓法

3. 拿颈肩部

操作技巧：患者坐位，术者双手拇指伸直，其余四指屈掌指关节，伸指间关节，以对指之力用指腹提拿颈肩部，用力轻巧而富有弹性。此法单手提拿、双手同时提拿或交替提拿均可。反复操作2~4分钟（照片282）。

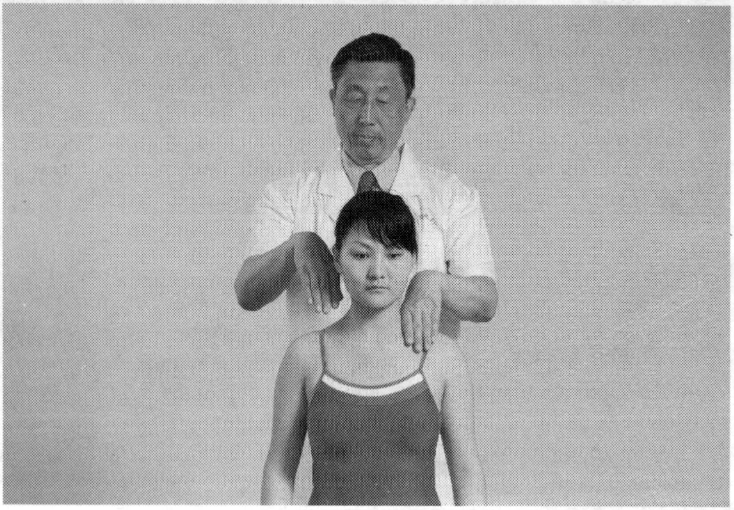

照片282　拿颈肩部

4. 捋发际

操作技巧：患者坐位，术者立其一侧，一手托扶患者前额部，另一手拇、食指伸直，以两指末节指腹贴附于双耳后发际处，两指沿后发际向下相对用力，捋向人体后正中线。在两指腹即将对合时，腕关节突然背伸，两指端同时向上挑起，掌心向上。捋的速度宜慢、用力适中，反复操作4~6次（照片283、284）。

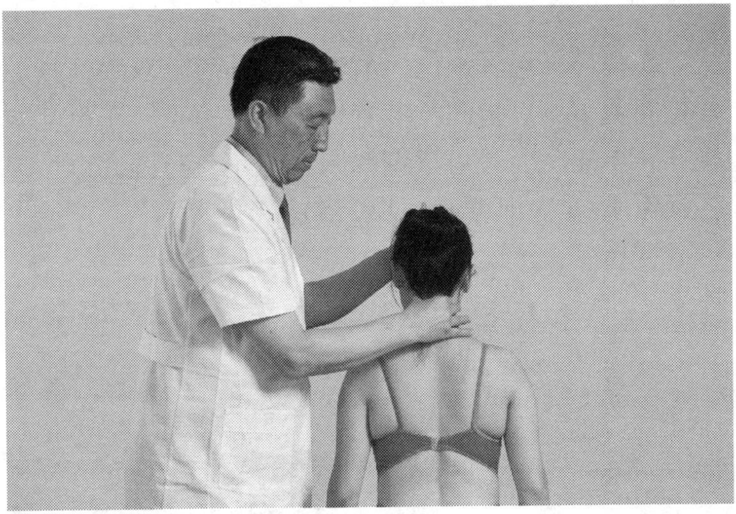

照片283　捋发际

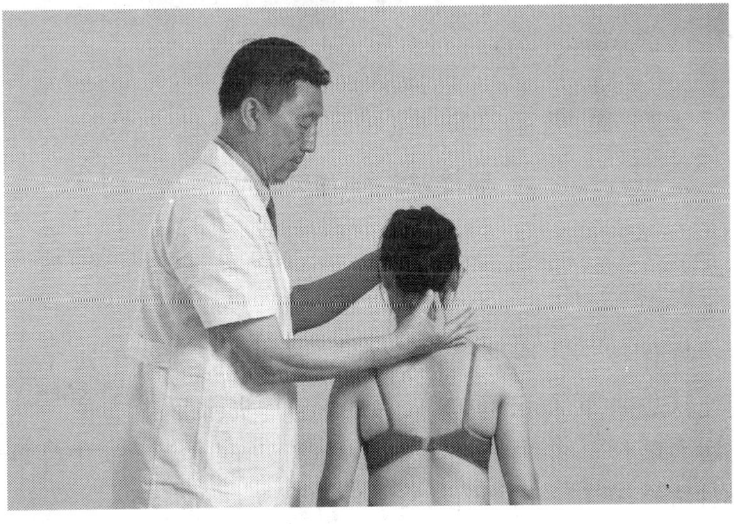

照片284　捋发际

5. 点揉风池穴

操作技巧：患者坐位，术者站立其后，双手拇指屈掌指及指间关节，以指间关节背桡侧为着力点，于风池穴处轻轻环转点揉。力量可逐渐深入，但不宜过强，顺、逆时针各操作4~6次即可（照片285）。

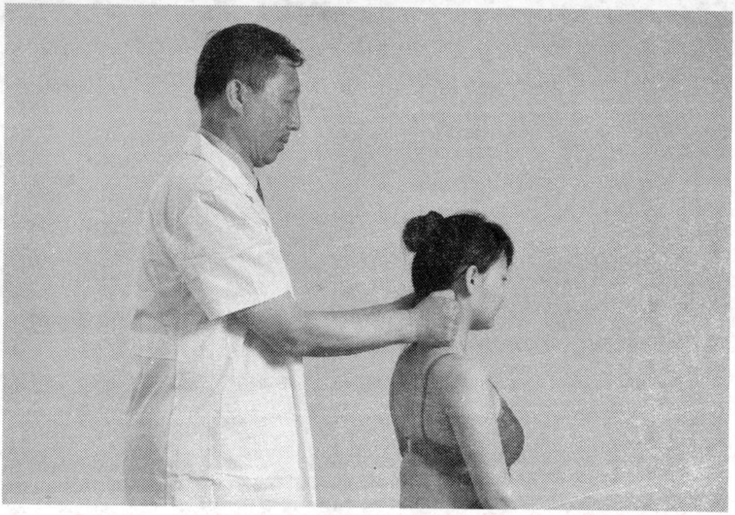

照片285　点揉风池穴

6. 端牵法

操作技巧：患者坐位，术者立其一侧，医生双手掌分别托扶患者下颌和后枕部，以固定其头部呈中立位，然后令病人吸气，并顺势向上端提头部，呼气时，在其自身重量对抗牵引下，再略施端提之力。反复操作2~4次即可（照片286）。

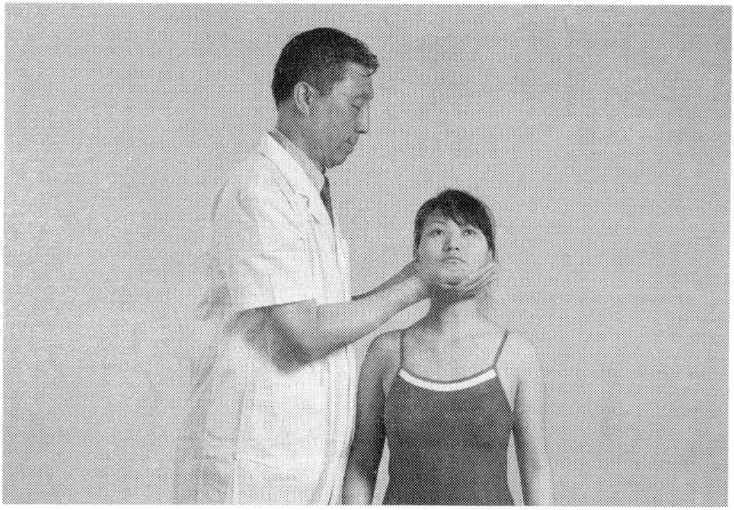

照片 286　端牵法

7. 摇颈法

操作技巧：患者坐位，头稍后仰，术者立其一侧，一手虎口托扶后枕部，另一手掌贴按病人前额，双手交错施力，以枕寰、寰枢关节为轴，作回旋环转摇动。速度宜慢，速度由小到大，但不能超其生理活动范围，尤其是中老年有高血压、心脏病、神经系统疾病者，应用此法，更需谨慎（照片 287、288）。

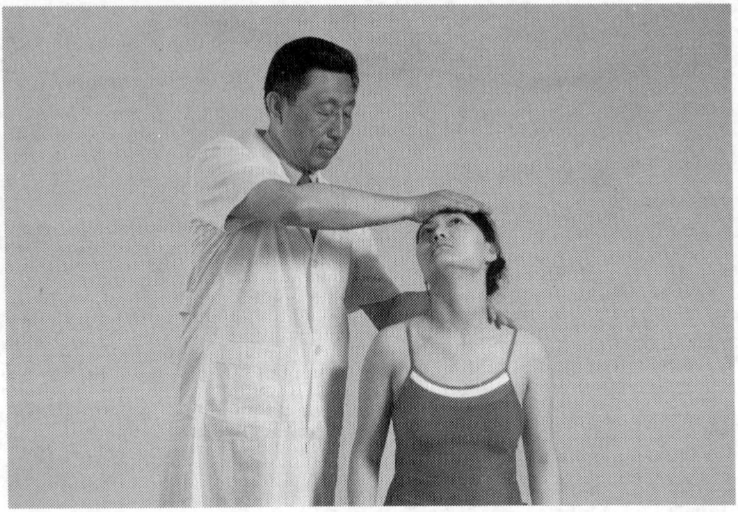

照片 287　摇颈法

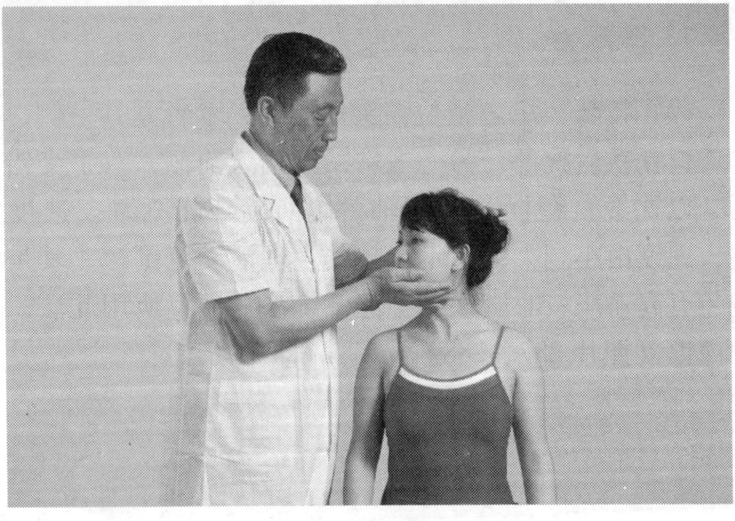

照片 288　摇颈法

8. 扳法

操作技巧：患者坐位，术者站立其后，一上肢屈肘夹托患者下颌，上提旋转头部，另一手拇指指端抵于颈椎棘突痛点处交错用力，提旋适度时，稍加施力，即可闻及“咯咯”响声，再更换另侧。此法作用较强，扳时要谨慎小心，幅度

应在颈椎生理活动范围内。在颈部施用扳法前，需拍摄常规位X线片，除外颈椎脱位、椎体结核、肿瘤等骨质病变，以免造成不良后果（照片289）。

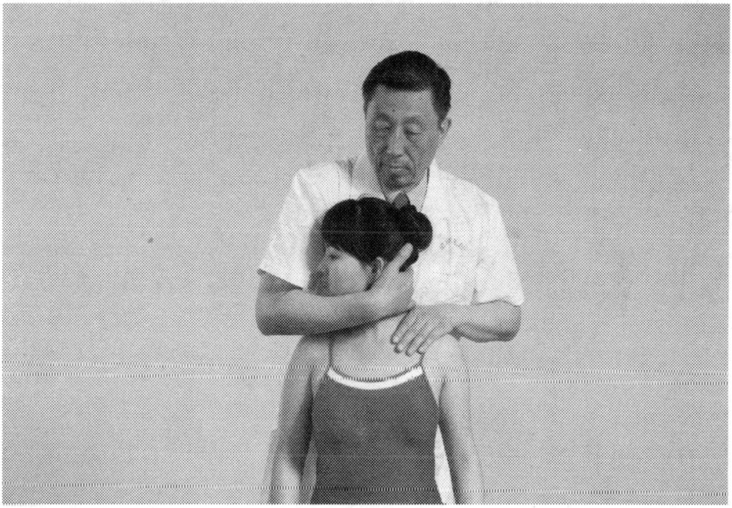

照片289 扳法

9. 旋推法

操作技巧：患者坐位，术者一手扶按健侧肩部，另一前臂外旋，掌根置于颈根部，边推边使前臂内旋至肩关节。推的速度适中，用力稍重，透达肌层，反复操作4~6次（照片290）。

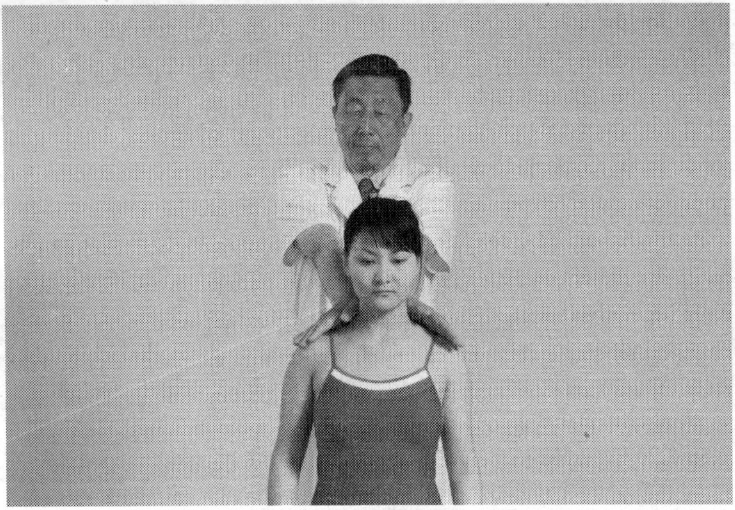

照片290　旋推法

10. 归挤法

操作技巧：患者坐位，术者上肢屈肘，双手食、中、环、小指交叉，掌心置于患者颈部之两侧，相对用力归挤。注意力度适中，速度宜慢。此法亦可用于归挤肩部，反复操作4~6次（照片291、292）。

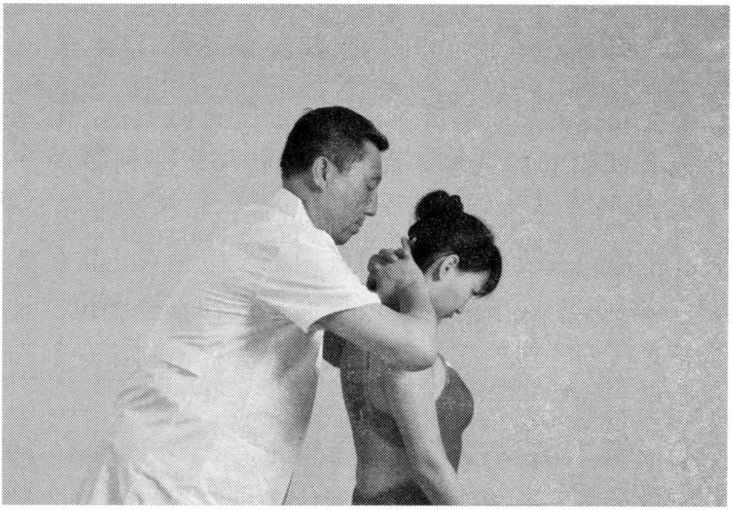

照片 291　归挤法

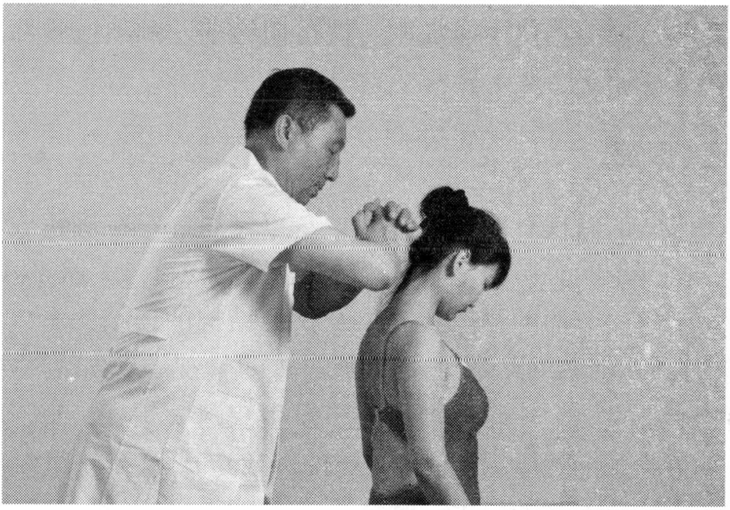

照片 292　归挤法

五、背痛

本节介绍的背痛不是通常所指的腰背肌劳损、背部创伤及冠心病引起的背痛，而是中国传统医学所讲的“岔气”，现代医学称为胸椎小关节紊乱症，是指胸椎间关节、肋骨和椎体间关节在旋转外力作用下发生相对正常位置的改变，多表现为关节囊滑膜嵌顿而形成的不全脱位，且不能自行复位而导致的疼痛和功能受限等症。临床又称胸椎椎骨错缝、胸椎小关节错缝、胸椎小关节脱位、胸椎小关节滑膜嵌顿、胸椎小关节机能紊乱等。

胸椎小关节紊乱症的好发部位在上胸段，多有明显外伤史，伤后即感到背部疼痛，且于次日加重，其疼痛程度随脊柱运动幅度增大而加重。走路时背部震痛、咳嗽、打喷嚏、排便等均使疼痛加剧，偶可向胸前、颈项或腰部放射，不能俯卧，躯干转侧活动受限。

【病因】

人体的脊柱有前屈、后伸、左右侧屈、左右旋转等功能，胸部椎间关节虽有参与，但运动幅度较颈、腰部小，更由于其关节面的形态、方位及其他结构的连结关系，在躯干突然扭动、胸部脊柱过度旋转的情况下，如侧身摔倒、肩扛重物，使胸部椎间关节发生快速大幅度旋转，使小关节滑膜嵌顿，不能完全复位，或造成局部软组织损伤，而导致本病的发生。

【诊断】

1. 有外伤史。

2. 背部疼痛，咳嗽、打喷嚏、排便则加剧，躯体活动受限，偶有沿肋骨向前放射痛。

3. 上胸段可触及棘突偏歪，局部肌肉痉挛、僵硬、压痛。

4. X 线检查：约有半数以上患者有上胸段棘突侧偏，另可排除胸椎结核、肿瘤、压缩性骨折等其他疾病。

【治疗手法】

根据患者的体征、年龄、性别、身材高矮、形体胖瘦不同，可选用以下 1～2 种手法，以纠正解剖位置，达到治愈的目的。

1. 立式端牵法

操作技巧：患者站立位，双上肢外展上举、屈肘、五指交叉环抱于后颈部，同时两脚分开与肩同宽。术者立其后，双手从患者腋下向前穿出，屈肘、掌心向上握其前臂，一下肢中立位，另一下肢外旋呈“丁”字步态。随其吸气，顺势向上端牵，至呼气最深时，再稍施向上之力，即可听到弹响声，告复位成功（照片 293）。

2. 上肢提拉法

操作技巧：患者坐位，患侧上肢伸直上举，术者立于旁，双手紧握肘部，随患者吸气顺势上提，至吸足气时憋住气，再令其大口快速吐气，与此同时，突然行向上提拉之力。如闻弹响声即复位成功。若未闻及，可同法反复操作数次，至复位为止（照片294）。

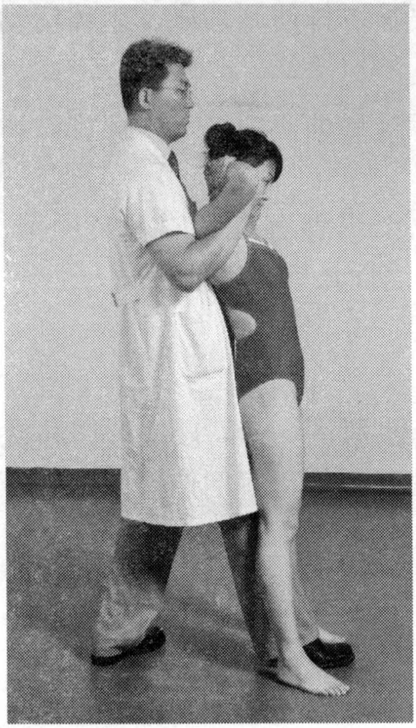

照片293　立式端牵法

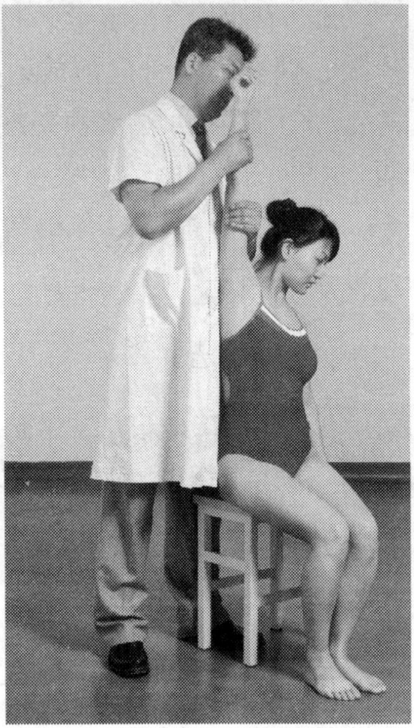

照片294　上肢提拉法

3. 端提法

操作技巧：患者坐位，双上肢自然下垂，术者立其后，两手从腋下穿出，五指交叉，环抱于胸前。随其吸气亦行顺势端提之力，至吸足时憋住气，再令其大口快速吐气之同时，施向上顿错之力，也可以达到解除滑膜嵌顿，使受累关节恢复正常的效果（照片295）。

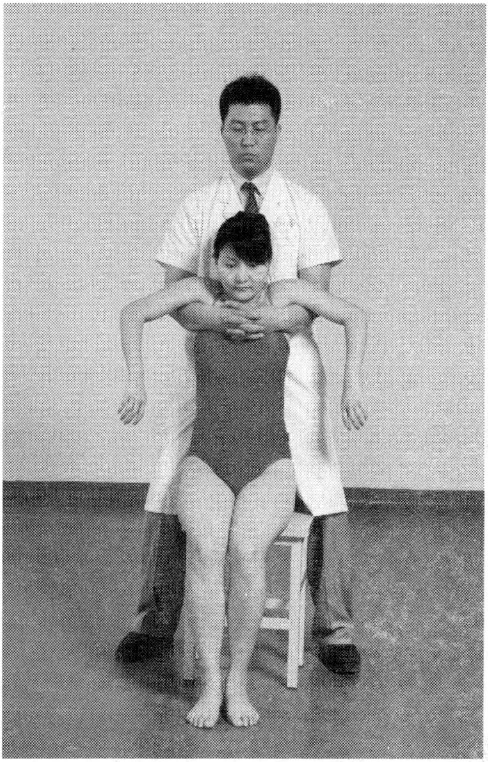

照片 295　端提法

4. 掌按法

操作技巧：患者俯卧位，上肢置于躯体两侧，术者立于旁，上肢伸直，腕关节背伸，五指并拢，手掌根部按于病变椎体棘突处；另一手叠压于手掌背侧，运力于掌根，沿胸椎棘突排列方向，向前下方按压，至适度时再稍施旋按之力，可听到清脆的小关节弹响声，告手法复位成功（照片 296）。

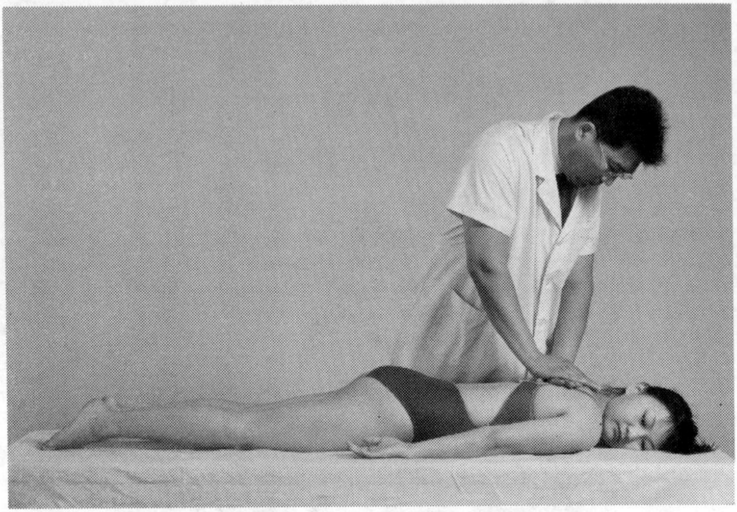

照片 296　掌按法

5. 斜扳法

操作技巧：患者体位同上，术者立于旁，一手背伸腕关节，五指微屈，以掌根按于相应胸椎棘突部位；另一手从对侧腋下穿出，朝后内方向拉扳，双手同时交错用力，使病变部位得以康复（照片 297）。

6. 推扳法

操作技巧：患者仰卧位，患侧上肢内收屈肘，对侧下肢内收并屈髋屈膝，术者立于患侧，一手托推肩关节后方，另一手按压屈髋之膝部，双手向相反方向一推一扳，亦可听其小关节复位的弹响声（照片 298）。

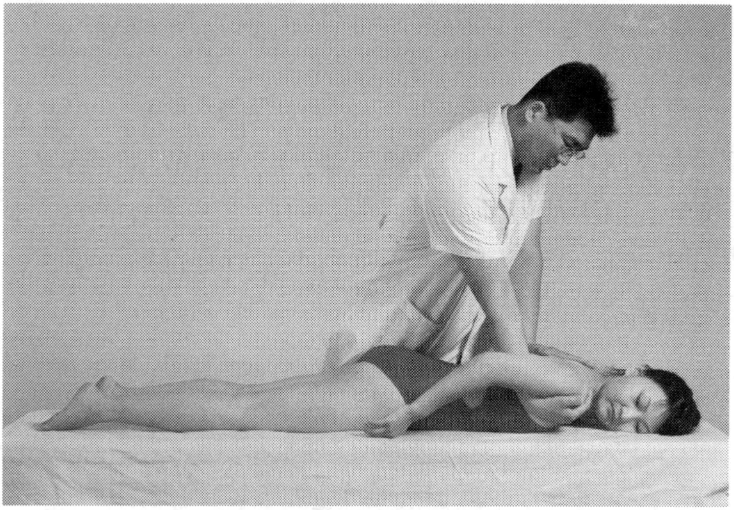

照片 297　斜扳法

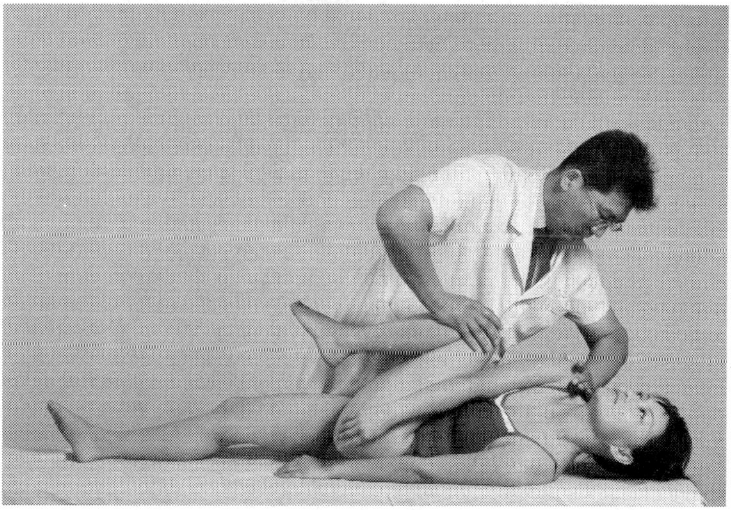

照片 298　推扳法

7. 顶拉法

操作技巧：患者坐位，双上肢自然下垂，术者立其后，右足踏在坐位上，屈髋屈膝，胫骨结节顶住病变胸椎棘突处，双手从腋下穿出，掌心向后，置于肩前方，上下肢同时一前一后交错施力，听到小关节复位的弹响声，提示手法成功（照片 299）。

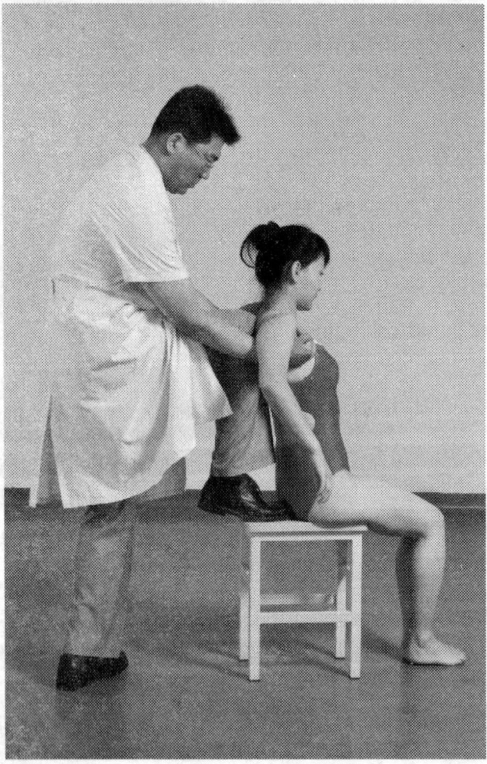

照片 299　顶拉法

8. 扩胸牵引法

操作技巧：患者坐位，举双上肢、屈肘、五指交叉抱于后颈部，术者立其后，两手从肩前部穿下并扣于后背处，令患者吸气至最大限度时，先憋住气，再大口快速吐气，与此同时，术者双手施向上、向后牵提之力，亦可听到复位小关节的弹响声（照片300）。

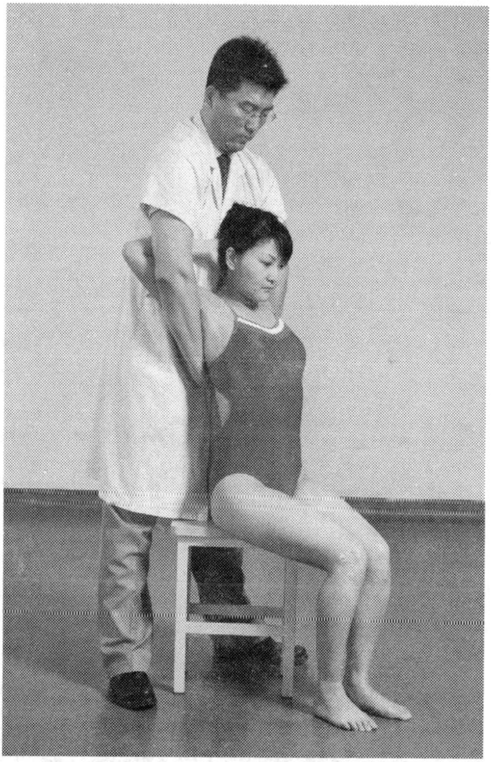

照片300　扩胸牵引法

9. 顶推法

操作技巧：患者站立位，屈肘、双手于胸前交叉分别抱肩，屈颈含胸拔背，术者立其后，一上肢屈肘，以掌根部顶推后凸或偏歪之胸椎棘突，另一手从腋下穿过，握拿对侧腋前方朝后推，令患者颈背向后伸。当重心落于术者向前顶推之掌根部时，再稍加施力，此时可听到弹响声或觉掌根下的棘突滑动感（照片 301）。

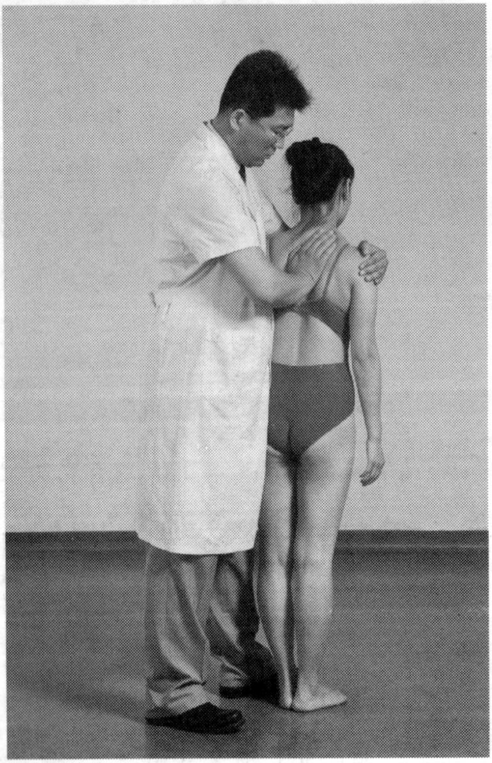

照片 301　顶推法

10. 旋转牵拉法

操作技巧：患者半仰卧位于治疗床上，上肢置于躯体两侧，助手固定双下肢，起对抗牵引的作用，术者立其头侧，从腋下穿出两手并扣于前胸，先左右旋转脊柱，当向患侧旋转至适度时，再突施向远心端的牵拉之力，亦可解除疾病的痛苦，使疼痛顿时消失或减轻（照片 302）。

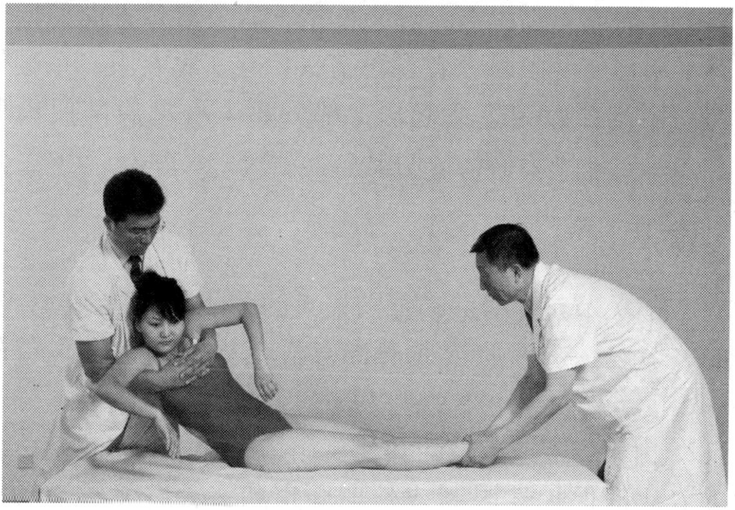

照片 302　旋转牵拉法

六、肩痛

凡是肩关节或肩关节周围的病变均可导致肩痛的症状，如：肩关节周围炎、冈上肌肌腱炎、肱二头肌长头腱鞘炎、肩峰下滑囊炎、肩袖损伤等等。但临床上引起肩痛的主要疾病，仍属肩关节周围炎。

肩关节周围炎，又称五十肩、冻结肩、漏肩风、肩痹、肩凝症等，是肩关节周围软组织广泛老化、废用而引起以关节疼痛及活动受限为特征的一种常见病。好发于50岁左右的中老年人，女性多于男性。大部分患者无明显诱因而逐渐发病，少数病例继发于肩关节外伤，多为单侧发病。

肩关节周围炎发病缓慢，肩部弥漫性疼痛，其疼痛性质多为钝痛或刀割样痛，昼轻夜重，肩关节各方向的运动均有不同程度受限，患者自己梳头，穿、脱衣服，系腰带等均感困难，影响生活起居，部分病人可见肩部肌肉萎缩，尤以肩外侧萎缩最为明显。

【病因】

1. 肩关节是全身活动范围最大的关节，又是活动较频繁的关节之一，因此造成肩部急慢性损伤的机会也就较多。

2. 由于肩部或上肢的其他疾病，患者为减轻疼痛，使肩关节活动保护性限制或长期固定状态，肩关节活动减少，使肩关节周围软组织发生广泛性粘连。

3. 颈椎的老化或内分泌机能紊乱，可致神经受压，造成肩部软组织的神经营养障碍，也可引发肩关节周围炎。

4. 年老体衰或劳累过度导致气血虚弱、筋失濡养，加之肩部感受风寒湿邪，致气血凝滞、筋脉不通，也是发病原因之一。

【诊断】

1. 好发于50岁左右的女性。

2. 有肩部外伤、劳损或感受风寒湿邪的病史。

3. 肩部疼痛，昼轻夜重，如遇劳累、气候变化或受牵拉则疼痛剧烈。

4. 肩关节周围有广泛的压痛点。

5. 肩关节各方向活动明显受限。

6. 肩关节活动时，肩胛骨也随之活动。

7. 后期出现肌肉萎缩，多见于肩外侧。

8. X线检查：一般无异常，可除外骨关节其他疾患。

【治疗手法】

1. 拿颈肩部

操作技巧：患者坐位，术者站立其后，一手扶按健肩，一手拇指伸直，其余四指屈掌指关节，伸指间关节，以对指之力提拿患肩。用力轻巧而富有弹性，此法也可双手同时提拿或交替提拿均可，反复操作2~4分钟（照片303）。

2. 压牵法

操作技巧：患者坐位，患侧上肢外展30°~40°，术者站立于患肩后外侧，一前臂抵压颈根部，一手紧握腕关节向下牵拉，双臂同时用力边压边牵，如此再改为向前和向后压牵，每个方向反复压牵6~8次。注意施力应由轻渐重，平衡持续，不宜过猛，以免造成软组织损伤（照片304）。

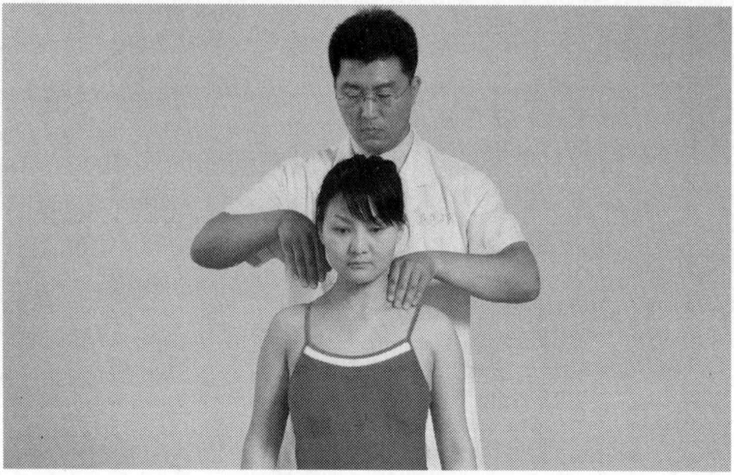

照片 303　拿颈肩部

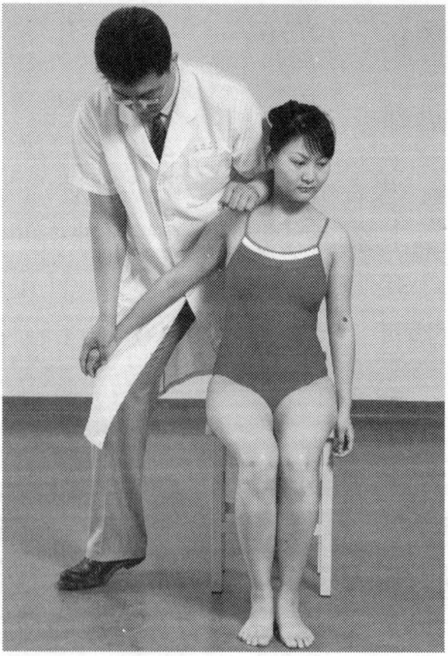

照片 304　压牵法

3. 梳头摇肩法

操作技巧：患者坐位，患侧上肢外展屈肘，术者站立其后，一手扶按健侧肩关节，以固定体位，另一手拇、食两指及前臂托住患者腕关节与肘部，用中指指端点按劳宫穴（手掌中心处），拇、食指呈对钳状下压其腕关节，以肩关节为轴心，作前上、后下如梳头状的环转摇动。注意摇的幅度应由小到大，速度均衡有序，反复操作6~8次（照片305）。

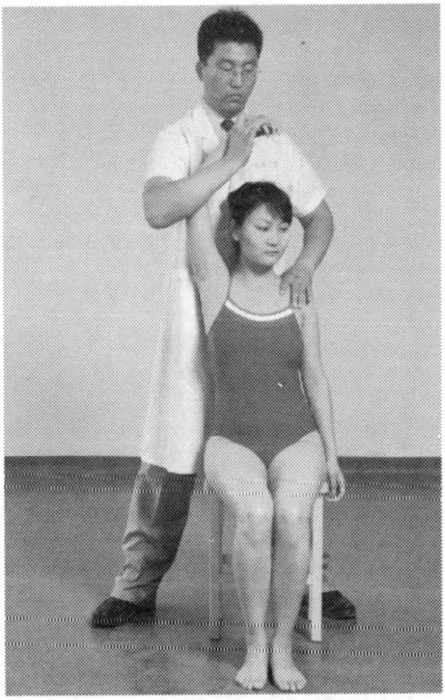

照片305　梳头摇肩法

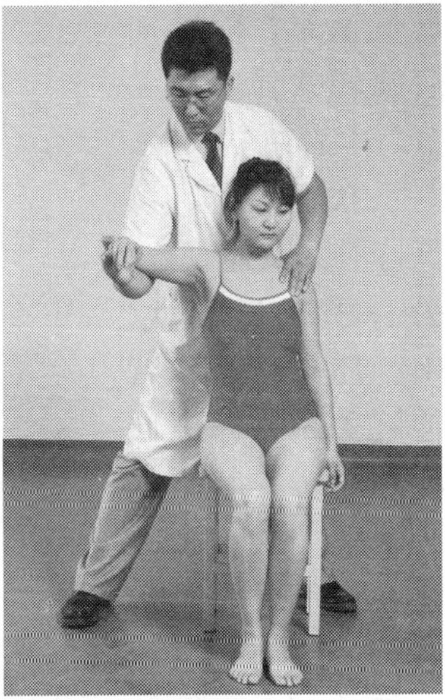

照片306　云手摇肩法

4. 云手摇肩法

操作技巧：患者坐位，患侧上肢外展、屈肘各90°，术者站立其后，前臂托住患者肘关节下方，中指指端点按劳宫穴，拇、食指呈对钳状，握住腕关节并使其掌屈，以肘关节为轴心，作肩关节水平方向的内收、外展的环转摇动。注意摇的幅度应由小到大，速度均衡有序，反复操作6~8次（照片306）。

5. 展筋法

操作技巧：患者坐位，患侧上肢尽量上举，前臂向后旋转并伸直肘关节，术者站立其后，一手扶握肘部，以保持肘关节伸直位，另一手握患者食、中、环、小指，背伸腕关节，并施向下之压力，其指端可朝后、外两侧面。注意用力不宜过大，避免造成前臂软组织牵拉伤（照片307）。

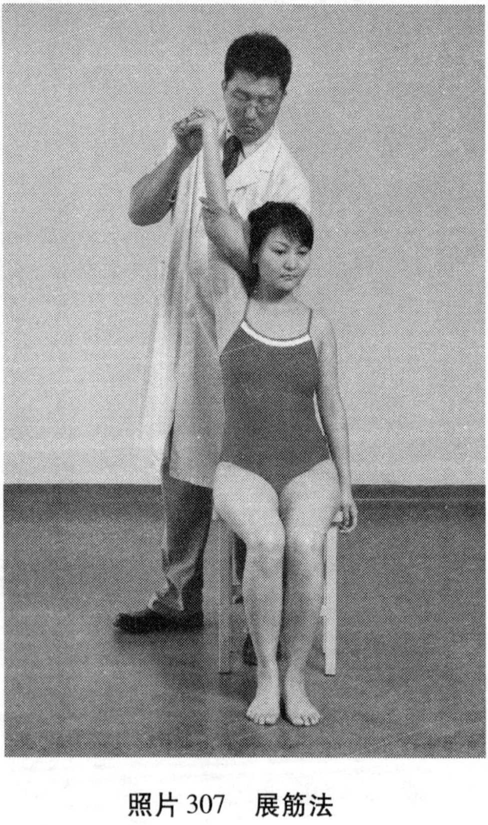

照片307　展筋法

6. 理筋法

操作技巧：患者坐位，患侧上肢上举屈肘，术者站立其后，一手扶握肘部，起固定作用，另一手食、中、环、小指并拢，拇指外展，虎口向下，从患肢肘后方顺推至腰部外侧。推的力度适中、速度宜慢，反复操作 4 ~ 6 次（照片 308）。

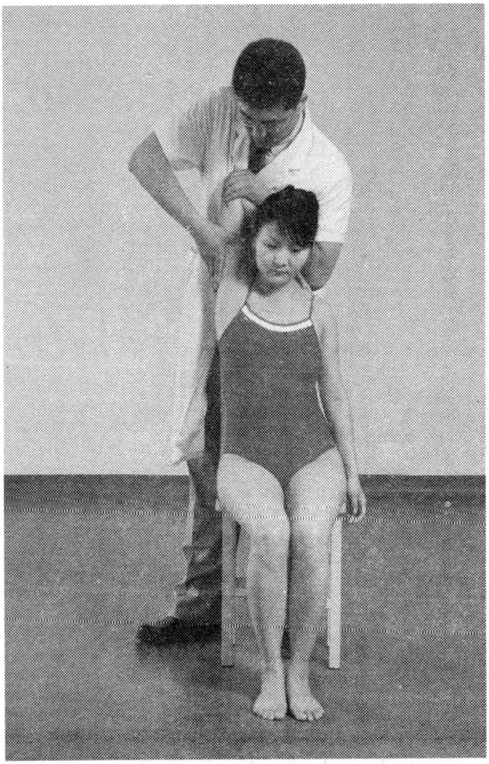

照片 308　理筋法

7. 推扳法

操作技巧：患者坐位，患侧上肢上举屈肘，术者站立其后，一上肢屈肘、背伸腕关节，以手掌尺侧缘置于肩胛骨的内侧，另一手置其上臂外侧，双手一内一外同时施力。或一手置于肘关节内侧向后扳，另一手掌向前推肩胛骨，双手同时施力，以闻及“咯”声弹响为佳。注意推扳用力应适度，反复操作2~4次即可（照片309）。

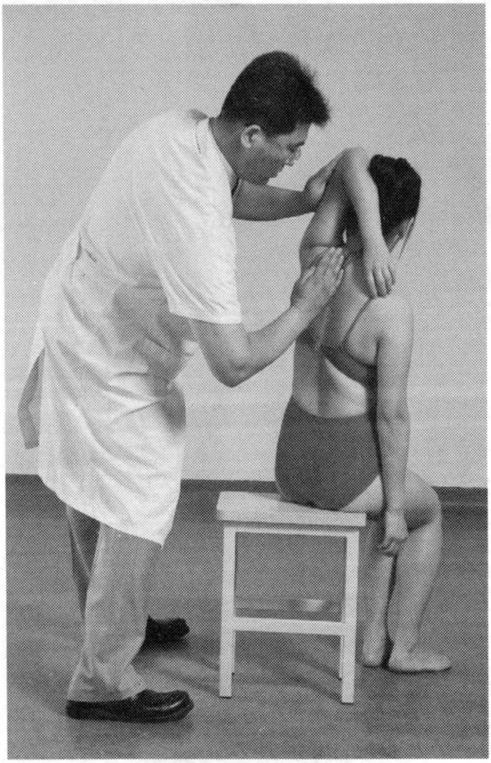

照片309　推扳法

8. 提拉法

操作技巧：患者坐位，患侧上肢外展，前臂向前旋转，掌心向下，术者立其一侧，用双手食指顶住腕关节掌侧面，双拇指下压患者手背部，沿肢体纵轴线向远心端持续牵提，瞬间可稍施突然提拉之力。如此反复操作2~4次即可。注意用力不可过大，以免造成软组织损伤（照片310）。

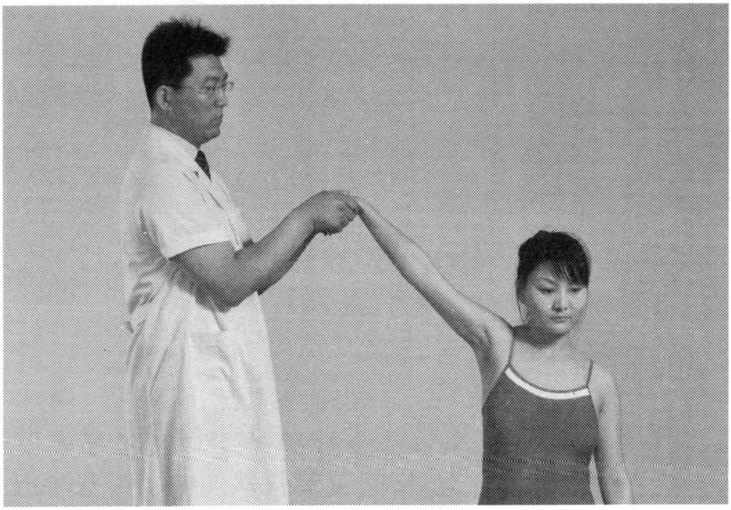

照片310　提拉法

9. 牵抖法

操作技巧：患者坐位，患肢外展20°~30°，术者站立其后，一手扶按肩关节，另一手拇指与食、中、环、小指指腹相对，捏拿手指远端，在充分放松的状态下，沿上肢纵轴线向远心端行牵拉抖动之力。注意施力应持续，牵抖自然灵巧，牵抖 1～2 分钟为宜（照片 311）。

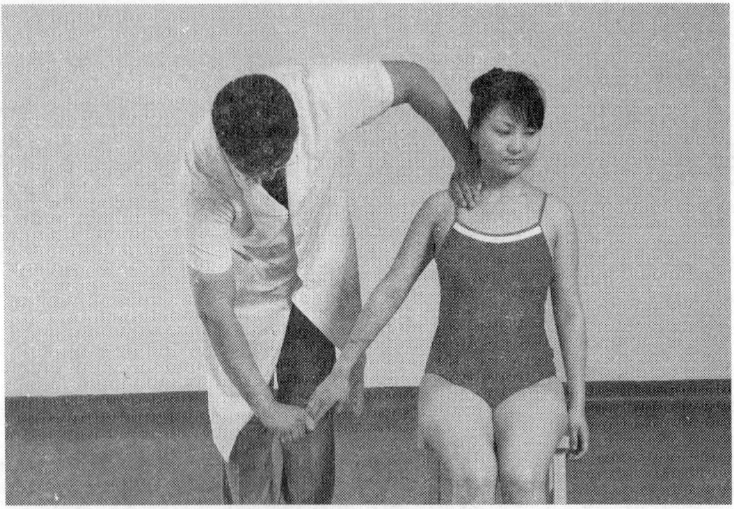

照片 311　牵抖法

10. 归挤法

操作技巧：患者坐位，术者站立于患侧，双上肢屈肘、腕关节背伸，掌指及指间关节自然屈曲，或双手五指交叉，对准施治部位的中心，用全手或掌心部相对用力，边归挤边前臂后旋上提。注意归挤用力应适度，反复操作 6～8 次（照片 312）。

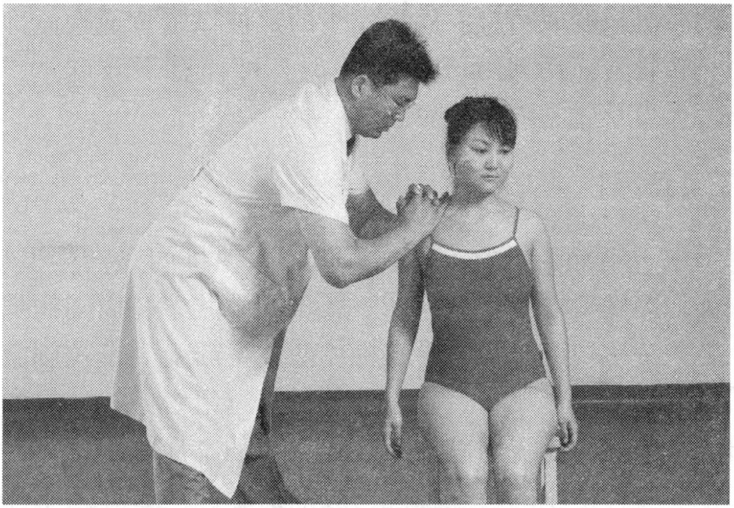

照片 312　归挤法

七、腰痛

腰痛这一症状在临床上相当普遍，内、外、妇、儿科疾患均可发生。那么单从运动系统来讲，对于中老年人的腰痛，主要是因腰椎骨质增生，脊柱退行性改变引起，临床称为腰椎退行性脊柱炎。

腰椎退行性脊柱炎又称肥大性脊柱炎、增生性脊柱炎、脊柱骨性关节炎、老年性脊柱炎等，是脊柱的一种慢性退行性病变。发病年龄多在中年以上，男性多于女性，长期从事体力劳动的如搬运工人、翻砂工人等易患此病。腰椎退行性脊柱炎早期表现为腰部酸痛、钝痛和僵硬感，起病缓慢，劳累后可使症状加重，而适当的休息又能缓解。其疼痛的特点多在早晨起床或久坐起立时最为严重，活动后可减轻或消失。疼痛发生的部位以腰背或腰骶部多见，若骨赘刺激或压迫神经根时，可伴有下肢麻木、疼痛、无力及感觉障碍等症状。

【病因】

由于年龄、压力或创伤等原因，使椎间盘产生退变，表现为厚度变薄、弹性减弱、腰椎间隙狭窄、周围韧带松弛，关节出现不稳定，导致椎体两端不断受到牵拉刺激和冲击，日久则形成骨赘，而骨赘对邻近组织或神经根的压迫，才可发生腰腿痛的症状。但大量的临床资料证实，腰椎椎体唇样增生的严重程度与腰痛症状的严重程度不成正比。因此单一靠 X 线作为诊断的唯一依据往往是片面的。

【诊断】

发病年龄多在 40 岁以上（有年轻化趋势），病程长，起病缓慢，常由某种原因诱发，如久坐、外伤等；腰部疼痛，常伴有活动受限；X 线表现：以老化为主，多见增生、侧弯、椎间隙狭窄、韧带钙化等。

【治疗手法】

1. 摩法

操作技巧：患者俯卧位，双上肢置于躯体两侧，腰背部自然放松，术者立于一侧，垂肩略屈肘，背伸腕关节，掌心向下平铺于皮表，沿两侧肩胛下角线以颈肩向臀部为序作持续协调的环旋抚摩。用力轻而不浮，柔缓均匀，连续操作4~6次（照片313）。

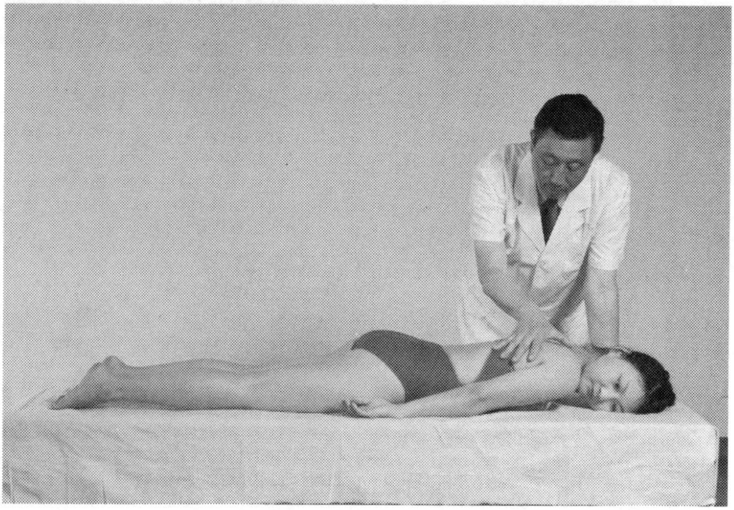

照片313　摩法

2. 滚法

操作技巧：体位同上，术者前臂外旋，腕部放松，掌心向上，五指略屈自然展开，以掌背着力于皮肤作自上而下由内向外的持续滚动，从颈后滚至下腰部。此法常单手操作，亦可双手同时进行，分别由颈后及下腰部向中间滚动。动作均匀有序，持续连贯，反复操作4~6分钟（照片314）。

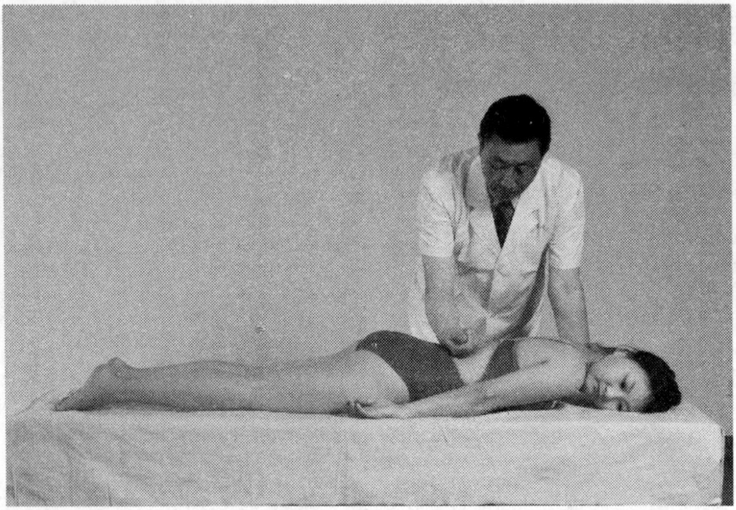

照片 314　滚法

3. 拨法

操作技巧：体位同上，术者一上肢伸肘、伸腕，拇指外展伸直，置于肩胛骨内侧缘，另一手掌加压按于拇指背侧，沿骶棘肌走行，由颈向骶部作横向往返拨动。凡遇肌肉痉挛处，则拨动稍用力，以达缓解之效。拨的速度适中，反复操作 6 ~ 8 次（照片 315）。

4. 点挑夹脊穴

操作技巧：体位同上，术者右手拇指伸直、食指屈曲，以拇指指端和食指近端指间关节背侧为着力点，从第一胸椎棘突两侧，沿夹脊穴走行向远端点挑至第五腰椎棘突下两侧。注意用力应适中，移动速度稍快，反复操作4 ~ 6 次（照片 316）。

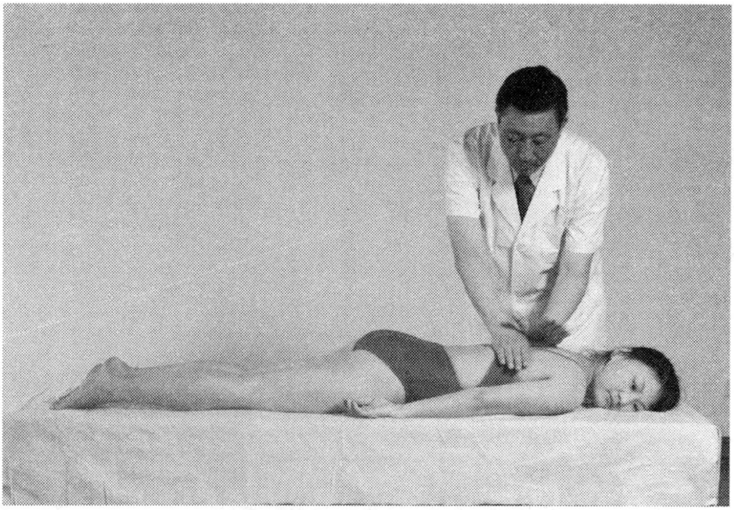

照片 315　拨法

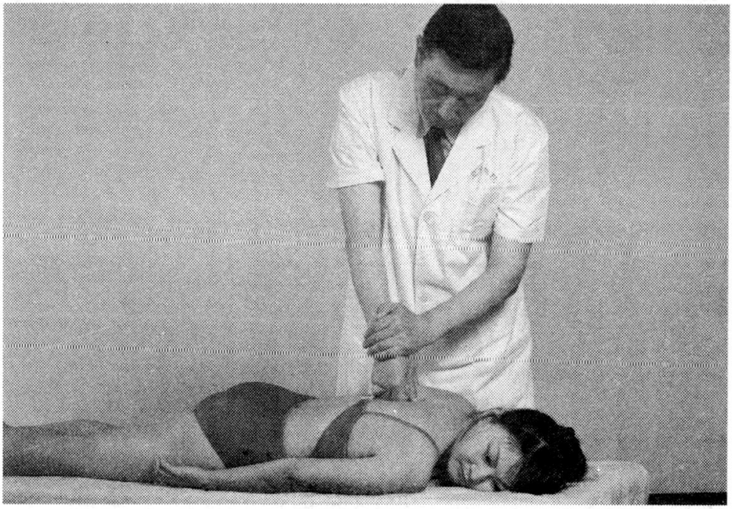

照片 316　点挑夹脊穴

5. 前臂按揉法

操作技巧：体位同上，医生一上肢屈肘 90°，前臂外旋掌心向上，平贴于后背正中线处，另一上肢略屈肘，双手掌心相对，用前臂和手背按揉腰背部。用力适中，速度稍快，反复操作 2~4 分钟（照片 317）。

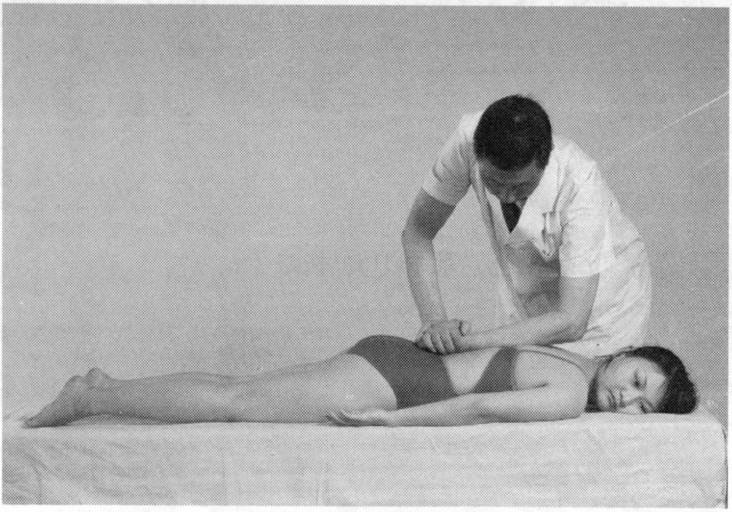

照片 317　前臂按揉法

6. 分推法

操作技巧：体位同上，术者双上肢伸肘、伸腕，前臂外旋，掌根相对，五指微屈、分指，自上而下沿后正中线向两侧分推至腋前线处，再用拇指桡侧缘向上挑起。注意患者吸气时不要推，随呼气做分推动作。用力略重，速度稍慢，反复操作 4~6 次（照片 318）。

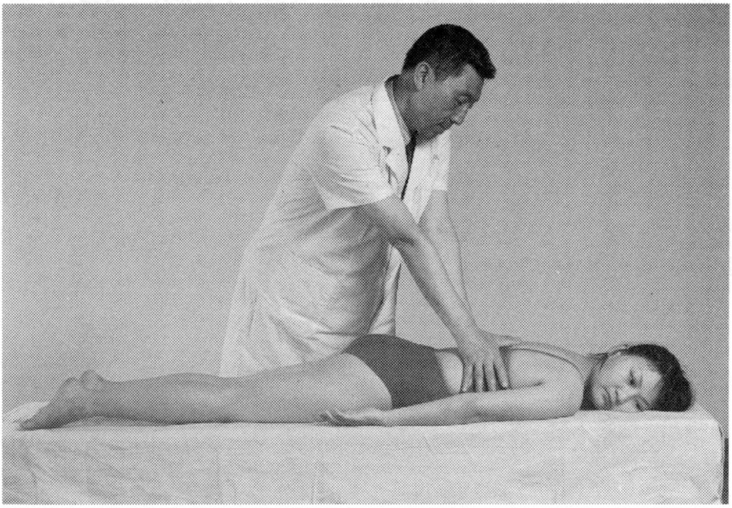

照片 318　分推法

7. 侧扳法

操作技巧：患者侧卧位，上肢屈肘后伸，下肢屈髋屈膝，健侧下肢伸直，术者立其腹侧，双上肢屈肘，以一肘后部按压患者肩关节前方，另一肘关节下压臀外侧，两肘先同时向前后摆动，以摇晃放松躯干部，反复操作 4～6 次后，再徐徐向下同时行按压之力，至适度时，再稍施顿错之力，即可闻及“喀喀”之声，以示成功。注意用力应稳妥适中，以患者有轻松感为宜（照片 319）。

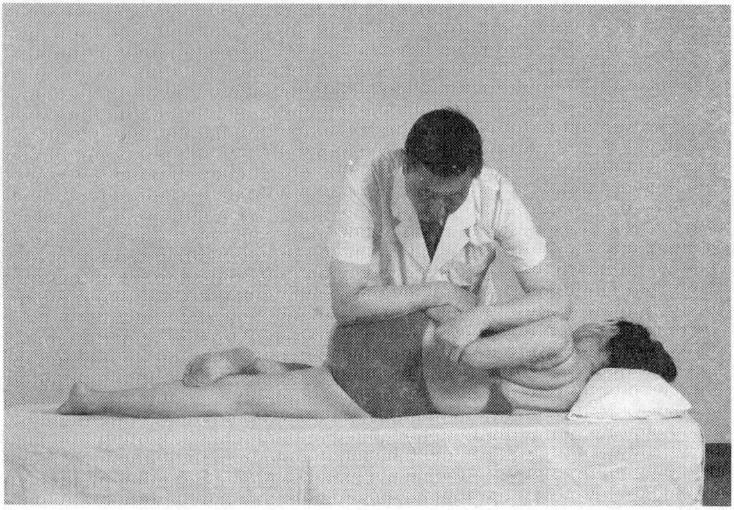

照片 319　侧扳法

8. 扳法

操作技巧：患者仰卧位，患肢内收抬高，术者立于健侧，一手托扶其跟腱部，另一手扶握膝关节前方，双上肢伸直，作相反方向的推拉交错用力，将患肢徐徐抬高到以患者能忍受的角度。此法操作 1 次即可，切忌粗暴用力，避免造成软组织损伤（照片 320）。

9. 通三关

操作技巧：体位同上，患肢屈髋屈膝，术者一手扶按膝部，一手握踝关节，将患肢内收内旋，屈髋屈膝，再外展外旋，伸髋伸膝。如此连续动作，使髋、膝、踝三关节均处于摇动状态。手法应轻柔灵巧，和缓稳妥，顺、逆时针各摇 4 ~ 6 次，速度不宜过快（照片 321）。

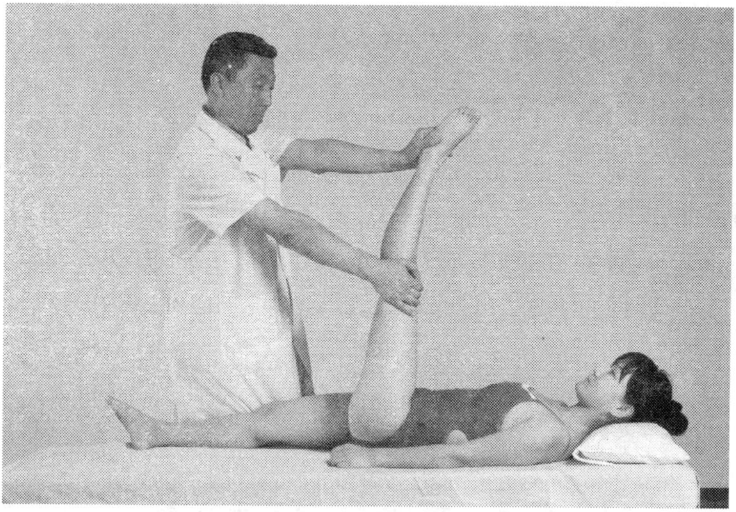

照片 320　扳法

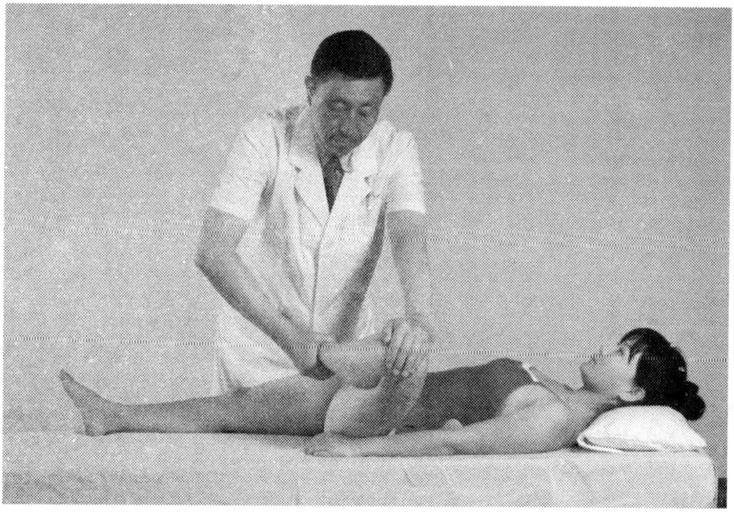

照片 321　通三关

10. 摇头摆尾法

操作技巧：患者仰卧位，双下肢并拢，屈髋屈膝，术者立于一侧，一上肢屈肘前臂旋前，按压双膝关节前方，另一上肢屈肘，食指插入双踝关节中间，其余三指与拇指分别置于踝关节两侧，双臂同时向相反方向施交错推拉之力，使头与臀部随之自然摆动，形似“摇头摇尾”之状。注意用力稳妥灵巧，反复操作4~6次即可（照片322）。

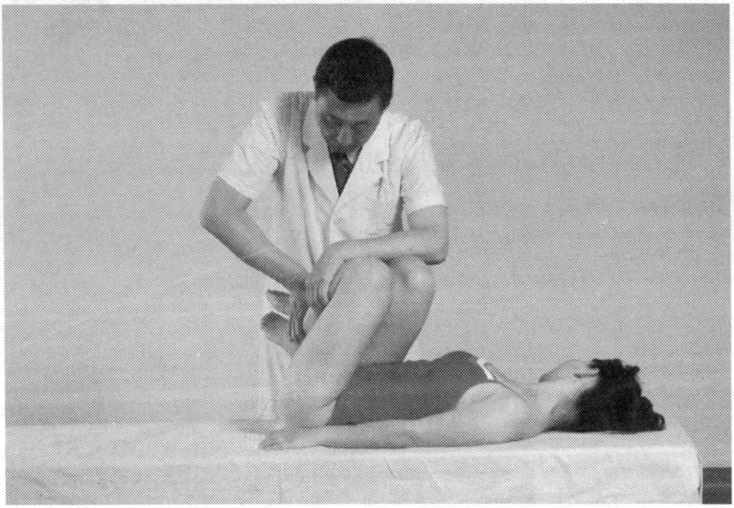

照片322　摇头摆尾法

八、膝痛

从解剖学来讲，膝关节是负重关节，它承担人体大部分重量，同时又是活动最多的关节之一。据资料统计，引起膝关节疼痛的疾病有上百种，如膝关节创伤、骨折、韧带损伤、脱位、关节退化、骨病或由其他疾患引起的牵扯痛等等。但对中老年人而言，平时行走的速度，上下楼梯的动作，锻炼身体时的灵活度都较年青人显得迟缓，究其原因就是膝关节退变引起。临床上称为膝关节骨性关节炎。其病变机理是一种以关节软骨退行性改变为核心，累及骨质、关节囊、滑膜及关节其他结构的全方位、多层次、不同程度的慢性炎症，是关节衰老、退化的一种表现。

膝关节骨性关节炎主要表现为膝关节疼痛，其性质多为钝痛，可伴有酸胀感、沉重感或僵滞感。疼痛的特点往往在变换体位时疼痛明显，活动后减轻，过量运动痛重，适当休息可缓解，蹲下、起立、上、下楼梯、提重物行走或遇环境潮湿、天气寒冷时则疼痛加剧。

【病因】

老年性组织老化及长期膝关节累积性慢性劳损为发生本病的主要原因，年龄、性别、遗传、体重、饮食、气候、外伤，均可诱发膝关节骨性关节炎。

【诊断】

膝关节疼痛中老年人居多，病程缓慢，疼痛的特点多与体位的变换、活动强度的大小、关节屈伸的范围、负重量的多少及寒冷潮湿的气候与环境有关。可伴有膝关节功能受限，主要表现在屈伸活动度减少、下蹲困难。典型的X线征象，为膝关节边缘尖锐或有唇样骨赘形成，关节间隙狭窄，软骨下骨质硬化。晚期可见关节面不规则，骨端变形，关节内有游离体。

【治疗手法】

1. 推法

操作技巧：患者仰卧位，术者坐于一侧，一手扶握踝关节起内、外旋下肢的作用，另一手紧贴其近端，做自上而下、由内而外的平推动作。此法应稍施均匀持续的按压之力，反复操作4~6次（照片323）。

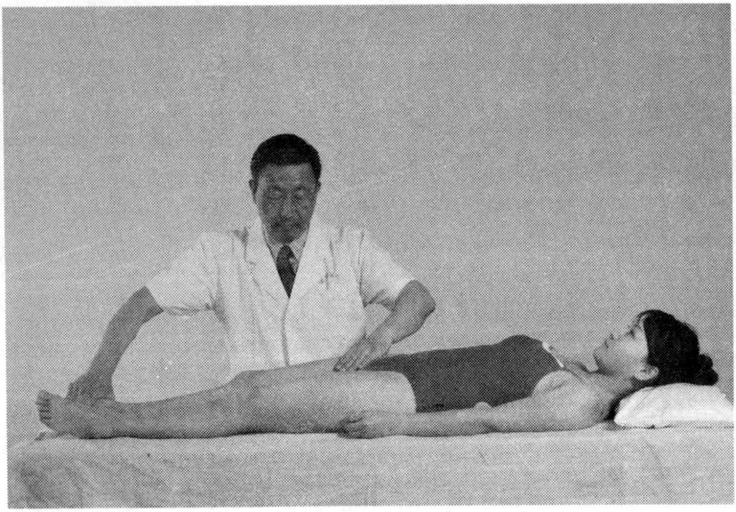

照片323　推法

2. 拿法

操作技巧：体位同上，术者双手拇指与其余并拢伸直的四指呈对指状，着力于下肢近端，自上而下循序提拿至髌骨上缘。拿的频率约160次/分，单手、双手同时或交替提拿均可。反复操作 4～6 次，切忌屈掌指及指间关节，避免伤及表皮（照片 324）。

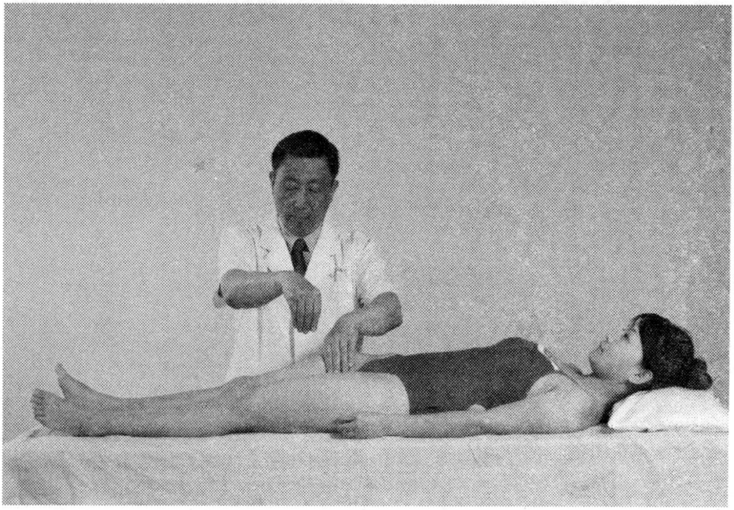

照片 324　拿法

3. 点按风市穴

操作技巧：体位同上，术者一上肢屈肘，腕平伸，屈拇指指间关节，以其指端着力于风市穴处，另一手加压点颤，以局部有酸胀感为宜（照片 325）。

4. 点血海穴

操作技巧：体位同上，术者一手拇、食指指端夹住中指远端指间关节，运力于中指指端点颤血海穴，另一手掌加压，以局部有酸胀感为宜（照片 326）。

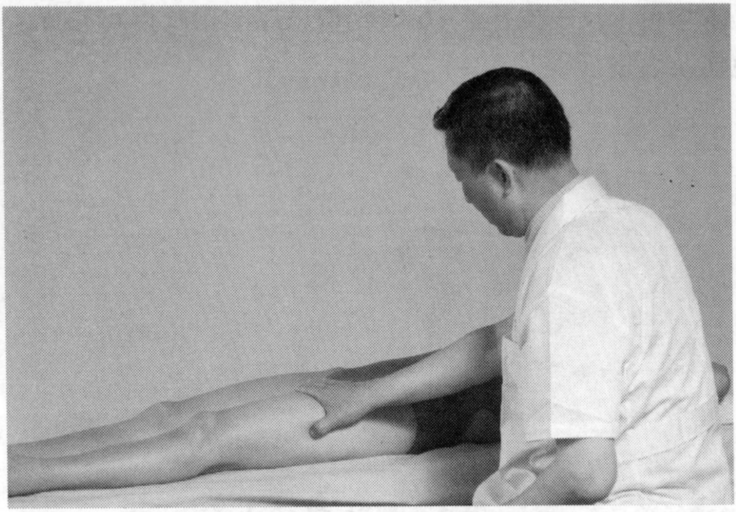

照片 325　点按风市穴

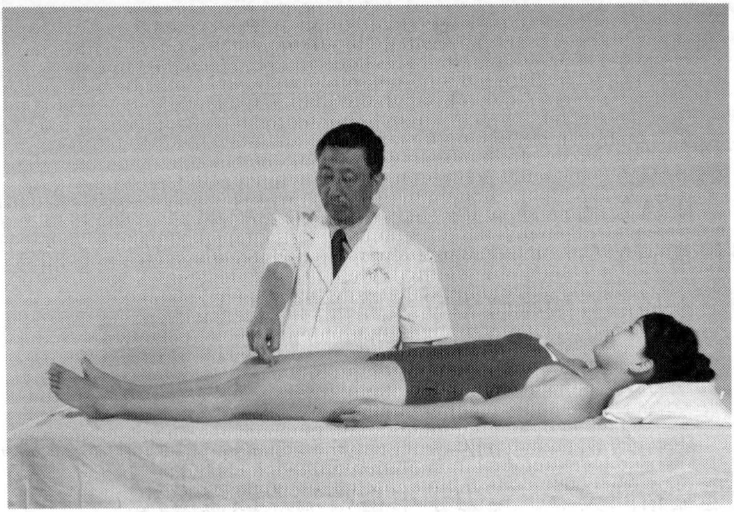

照片 326　点血海穴

5. 拨髌骨上缘，内、外上角

操作技巧：体位同上，术者一手拇指指间关节屈曲，以其指端分别置于髌骨上缘及内、外上角处，用另一手掌根按压拇指近节背侧，先后拨动上述三个部位。注意速度应适中，用力由轻渐重，以患者能忍受为度，每处反复操作4~6次（照片327）。

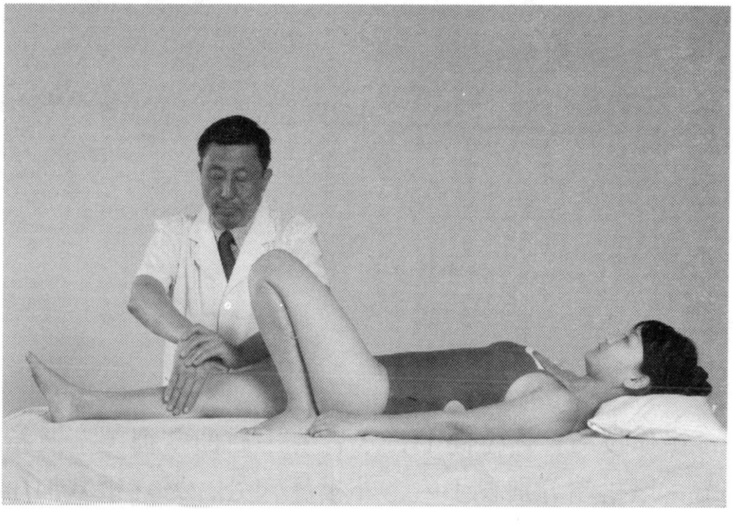

照片327　拨髌骨上缘，内、外上角

6. 松筋法

操作技巧：体位同上，术者一手扶按大腿以固定体位，另一手略屈腕，拇指与其余四指屈掌指和指间关节，并呈对钳状，分别捏压于髌骨的内、外缘，施由近而远的捏移滑动之力，以患者局部有酸痛感为宜。用力和缓适度，反复操作4~6次（照片328）。

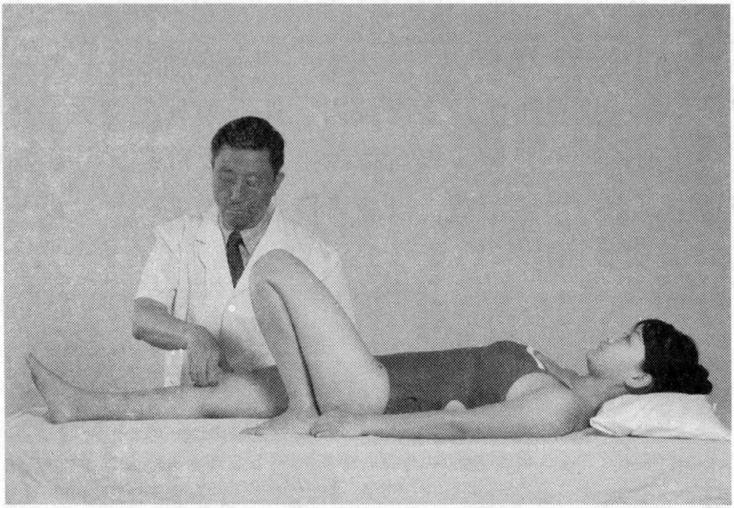

照片328　松筋法

7. 点压犊鼻穴

操作技巧：体位同上，术者一手屈曲掌拇关节及指间关节，以指端分别置于内、外犊鼻穴处，另一手掌加压按在拇指近节背侧，双上肢用力按压点颤犊鼻穴，以局部有酸胀感为宜，每穴点压1~2分钟（照片329）。

8. 拨髌韧带

操作技巧：体位同上，术者一手拇指指间关节屈曲，以其指端置于髌韧带旁，另一手掌根按压拇指近节背侧，横向拨动髌韧带。注意速度略慢，用力稍重，但以患者能忍受为度，反复操作1~2分钟（照片330）。

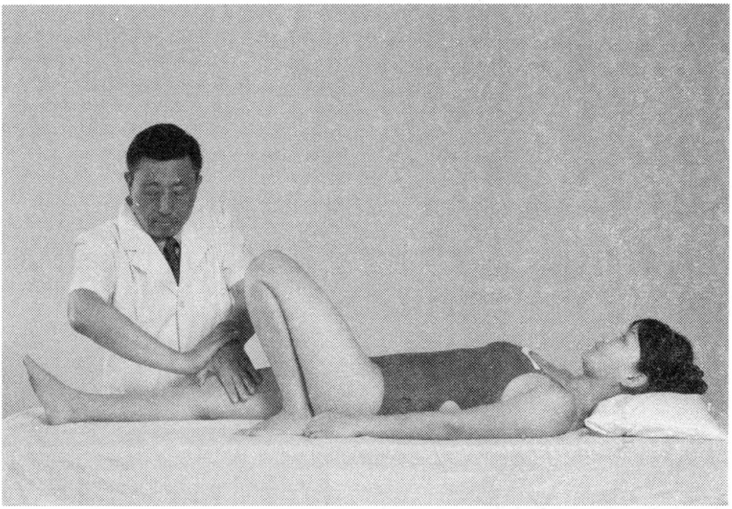

照片 329　点压犊鼻穴

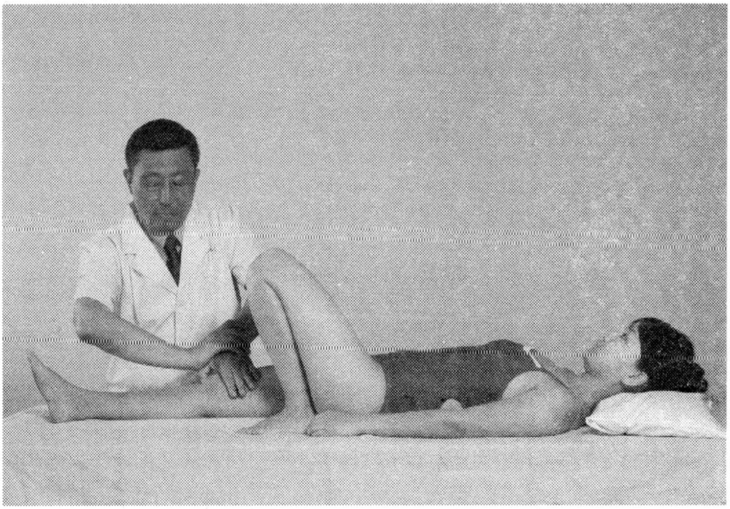

照片 330　拨髌韧带

9. 搓分法

操作技巧：体位同上，术者双前臂旋前，略屈腕关节，拇指外展，其余四指伸直，以虎口部置于髌骨上、下缘，横向搓动至局部有微热感时，再改为前臂中立位，用手掌向两侧分推。注意搓的速度应稍快，用力柔和，反复操作 4~6 次（照片 331）。

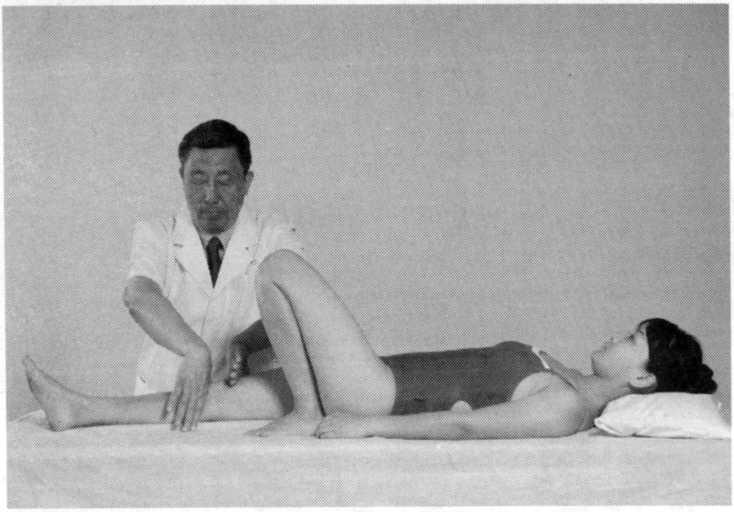

照片 331　搓分法

10. 实拳叩击法

操作技巧：体位同上，术者双前臂中立位，手握实拳，叩击髌骨上、下缘的软组织。叩的速度由慢到快，力度由轻到重，至患者有较强的酸痛感时，再变为由快到慢，由重到轻。如此反复操作 2~4 次（照片 332）。

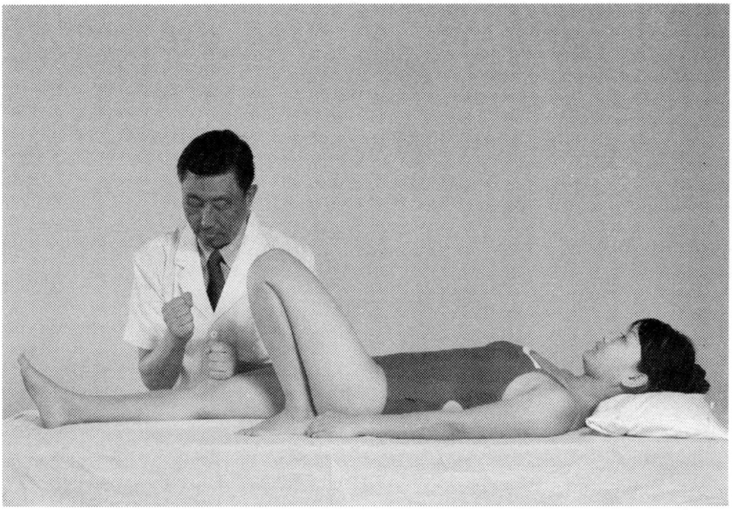

照片 332　实拳叩击法

11. 屈伸法

操作技巧：患者仰卧位，术者立于一侧，一手扶托腘窝处，另一手握踝关节，双手协同，反复做屈髋屈膝动作。注意用力应适度，一般操作 3～6 次即可（照片 333）。

12. 展筋法

操作技巧：体位同上，术者一手掌扶按髌骨上方，另一手握前足，极度背伸踝关节，使患者小腿后方肌群有紧张酸胀痛感为宜。反复操作 2～4 次即可（照片 334）。

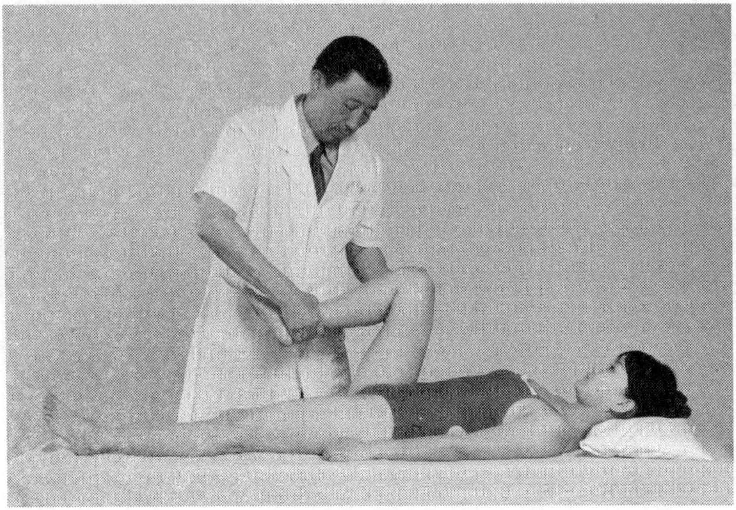

照片 333　屈伸法

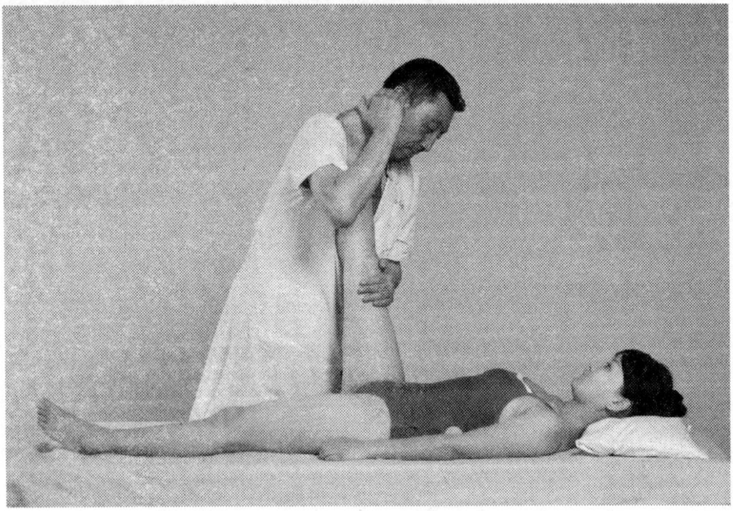

照片 334　展筋法

九、踝痛

踝痛多因踝关节扭伤后不治疗或治疗不当所致。大家知道，踝关节是人体最下边的大关节，跳跃、跑步、行走或站立几乎承受人体的全部重量。正因如此，踝关节也最易发生扭伤。据资料显示，踝关节扭伤占全身关节扭伤的80%以上。轻者致韧带部分撕裂，重者可致韧带完全断裂或伴踝部骨折。由于外侧韧带较内侧韧带松弛，故踝关节扭伤常在内翻位发生，引起外侧韧带损伤。

踝关节扭伤后即感踝部疼痛，运动功能受限，行走困难，局部肿胀瘀血。内翻扭伤者，外踝前下方压痛肿胀明显，做内翻动作，症状加剧。韧带断裂者，可在相应部位摸到凹陷及肌筋隆起。X线检查可排除骨关节疾患。

【病因】

踝关节扭伤是一种常见病，多因在不平的路面上行走、跑步、跳跃或下楼梯、下坡时不慎，踝关节跖屈位突然向内或向外翻转，超过关节活动的生理范围，使内、外侧韧带过度牵拉、扭转，甚至撕裂，而造成本病的发生。

【诊断】

有急性扭伤史，踝部肿胀疼痛及皮下瘀血，行走困难，踝关节活动受限，被动内翻或外翻时，疼痛加重。但需与关节脱位、骨折相鉴别。

【治疗手法】

1. 推揉法

操作技巧：患者仰卧位，术者坐于足侧，一手掌托扶足跟，另一手大鱼际肌放置患处（以外侧韧带损伤为例），先以其内侧由下向上推至痛处，后以其外侧由上向下推至痛处，再用大鱼际肌轻揉痛处1~2分钟，以不增加患者疼痛为宜，用力适中，反复操作4~6次（照片335）。

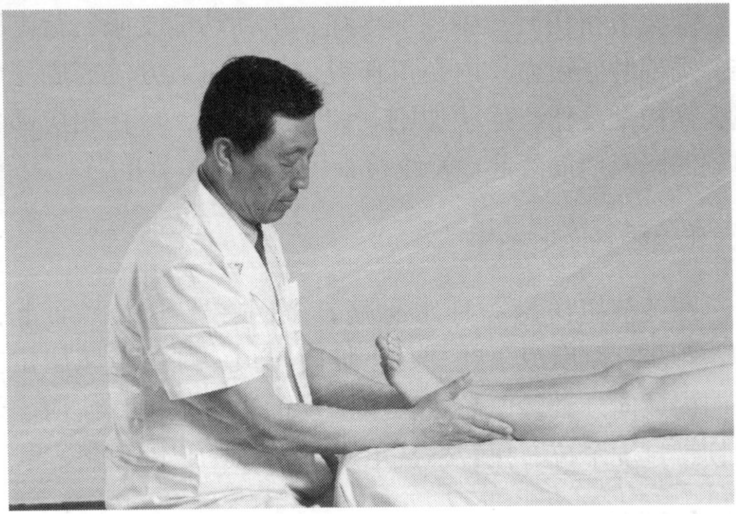

照片335　推揉法

2. 搓晃法

操作技巧：体位同上，术者双手小鱼际肌根部置于内、外踝后方，掌心向上，施对挤交错之力搓晃踝关节，边搓晃边改双手掌相对，使内、外踝置于掌心内，再过渡到双手掌心向下。用力及速度要适中，反复操作 4~6 次(照片 336)。

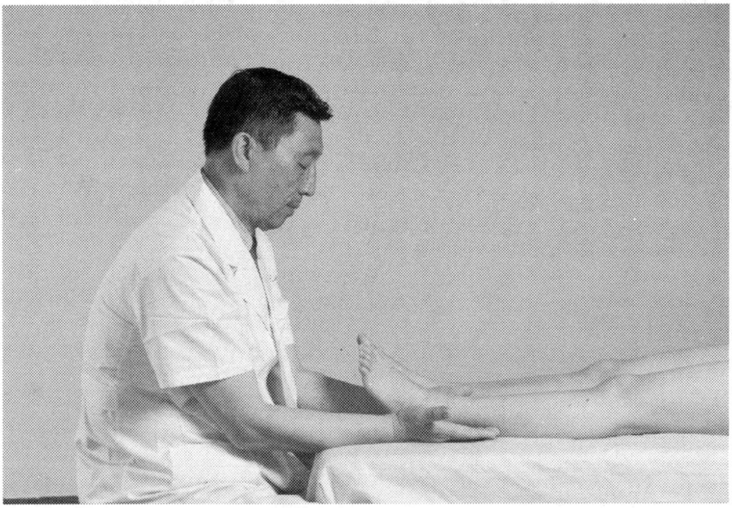

照片 336　搓晃法

3. 摇踝法

操作技巧：体位同上，术者一手托扶足跟部，另一手扶握前足，以踝关节为轴心，作顺、逆时针的摇动。幅度由小到大，速度宜慢，反复操作 10~20 次（照片 337）。

4. 牵抖法

操作技巧：体位同上，术者一手托扶足跟后方，另一手扶握踝关节前方，沿下肢纵轴向远心端牵拉，至适度时，再施突然抖动之力，以闻及关节弹响声为佳。操作 1 次即可（照片 338）。

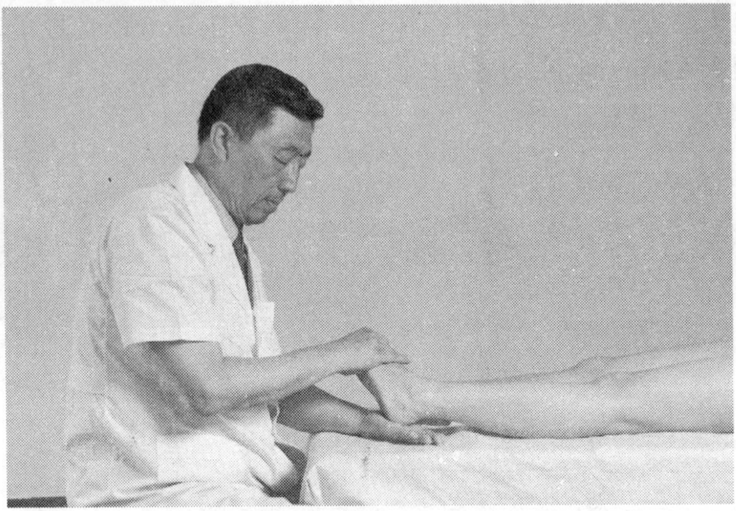

照片 337　摇踝法

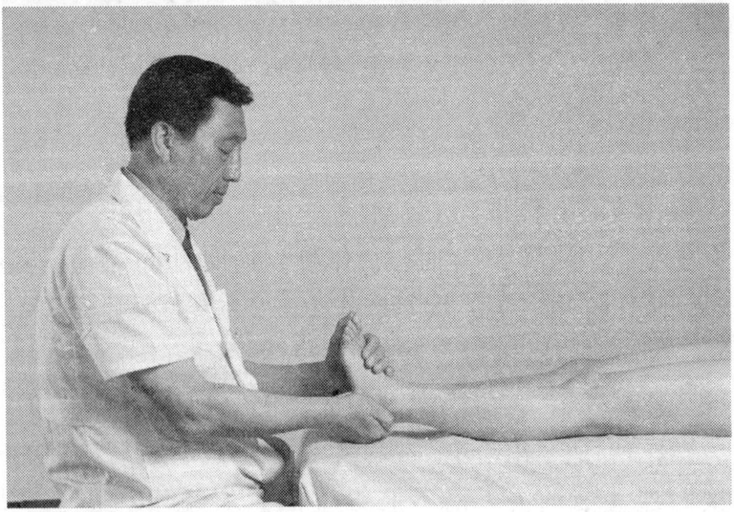

照片 338　牵抖法

5. 屈伸法

操作技巧：体位同上，术者双手拇指伸直，置于足心部，其余四指扶按足背侧，先拇指用力前推，使踝关节背伸，再改为四指向后用力，向下屈曲踝关节。注意屈伸的幅度应由小到大，用力适中，反复操作 4～6 次（照片 339）。

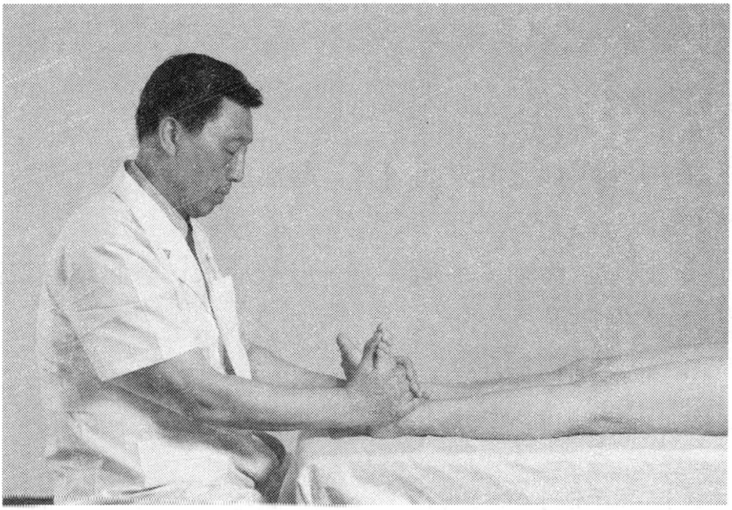

照片 339　屈伸法

十、足跟痛

跟痛症是指各种以足跟部疼痛为特征的疾病的总称。临床常见跟骨骨刺引起的疼痛，本节主要介绍以跟骨骨刺引起的跟痛症。

足跟痛多见于40 岁以上的中老年人。主要症状表现为足跟部疼痛，以晨起足跟负重后疼痛明显，久行久立疼痛加重，可伴有足底麻胀、微肿或疲劳感。

【病因】

长期负重行走，经常繁重的体力劳动、体型肥胖者，由于足跟着力过大，使跖筋膜和足底肌在其附着处受到反复牵拉，引起局部无菌性炎症，而炎症反复地刺激可诱发跟骨骨刺的形成。

【诊断】

1. 中老年以上者发病居多，起病缓慢可有数月或数年的病史。

2. 跟骨底疼痛，疼痛部位一般较局限，晨起站立或行走过久疼痛加重。

3. 跟骨前内侧压痛。

4. 跟骨侧位X线片可显示骨刺影像。

【治疗手法】

1. 滚推足底法

操作技巧：患者仰卧位，术者坐于足侧，一手扶按足背部，另一前臂旋后位，先后以手的小鱼际肌、大鱼际肌、掌背滚推足底。注意手掌侧推时呈伸腕状态且稍用力，而掌背推时改为屈腕动作，用力略减，滚推速度不宜过快，反复操作8~10次（照片340）。

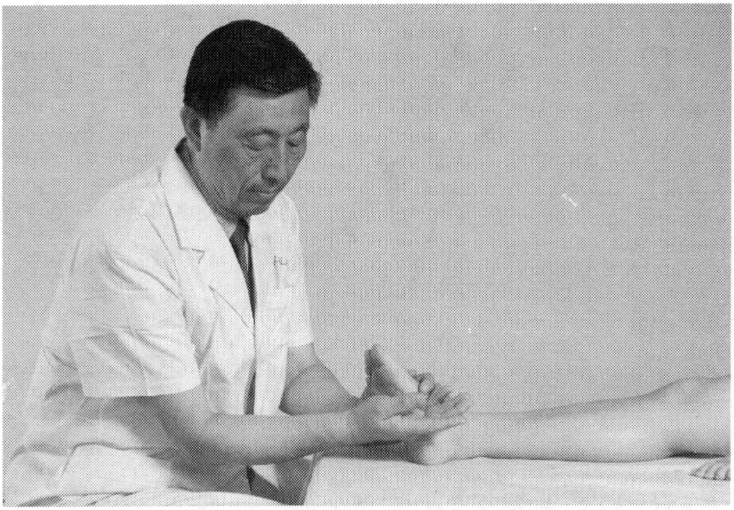

照片 340　滚推足底法

2. 搓足底

操作技巧：患者俯卧位，术者立于患足旁。一手扶托足背部，用一手手掌搓足底：由足跟搓至前足。搓的力度要重，速度宜快。反复操作 20 ~ 30 次，以足底透热为度（照片 341）。

3. 拇指按揉法

操作技巧：患者俯卧位，术者坐于足侧，一手扶按足跟后方，用另一手拇指指腹或指端，顺、逆时针按揉跟骨前内侧痛点。速度宜慢，用力适中，以患者有轻微疼痛感为佳，反复操作 20 次（照片 342）。

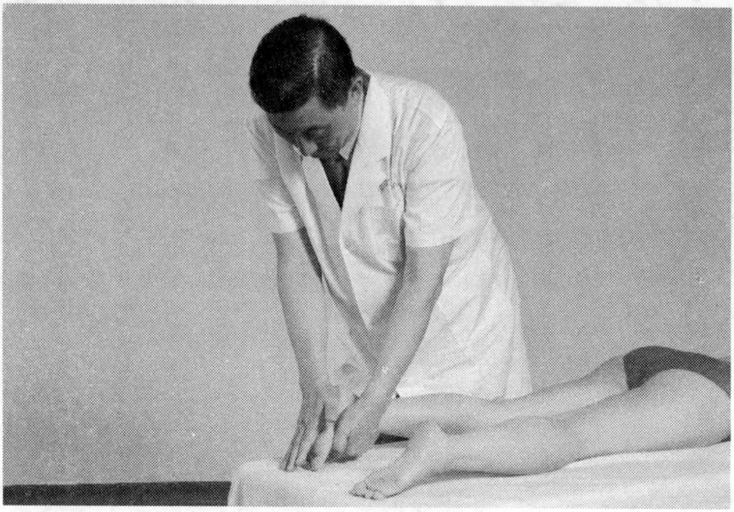

照片 341　搓足底

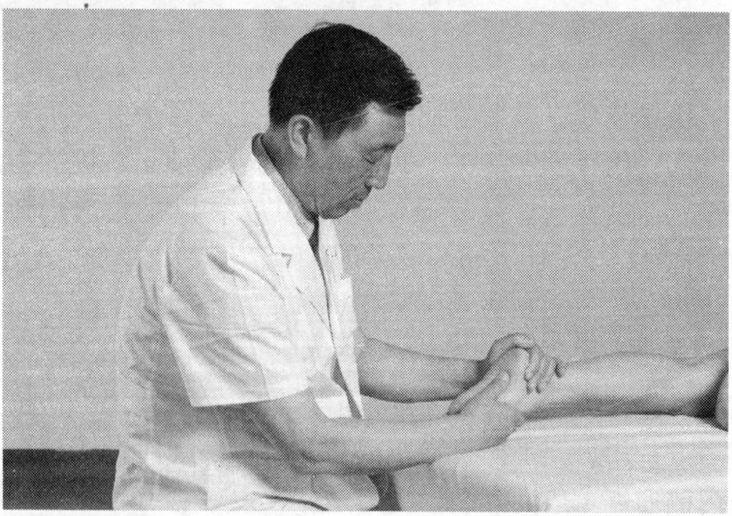

照片 342　拇指按揉法

4. 顶挑法

操作技巧：体位同上，术者一手扶按足跟后方，另一手握实拳，掌心向上，以第三掌骨头部顶挑跟骨前内侧痛点。用力由轻渐重，以患者有强痛感为宜，反复顶挑 4～6 次即可（照片 343）。

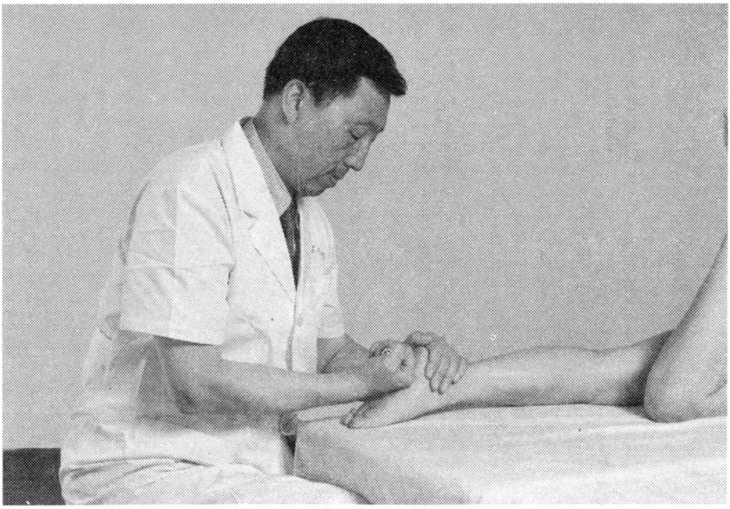

照片 343　顶挑法

5. 实拳叩击法

操作技巧：患者俯卧屈膝 90°，踝关节背伸位，术者立于患侧，一手扶按前足跖侧，另一手握实拳，以尺侧部叩击跟骨前内侧痛点。用力宜重，反复叩击 6～8 次（照片 344）。

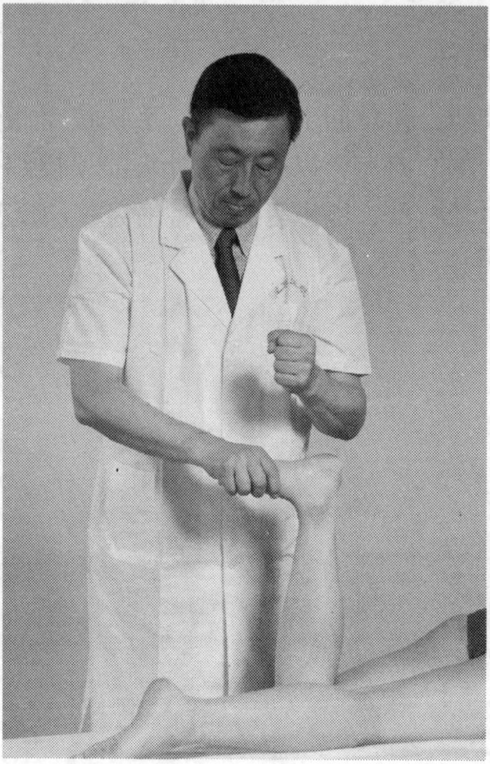

照片 344　实拳叩击法

6. 散点推拿法

操作技巧：体位同上，术者一手扶托足背部，用另一手食、中、环、小指指端弥漫散点足底至局部有微热感，再改用手掌从前足底推向足跟，最后向上拿起。此手法系整理动作，用力要求适中，反复操作 6~8 次（照片 345）。

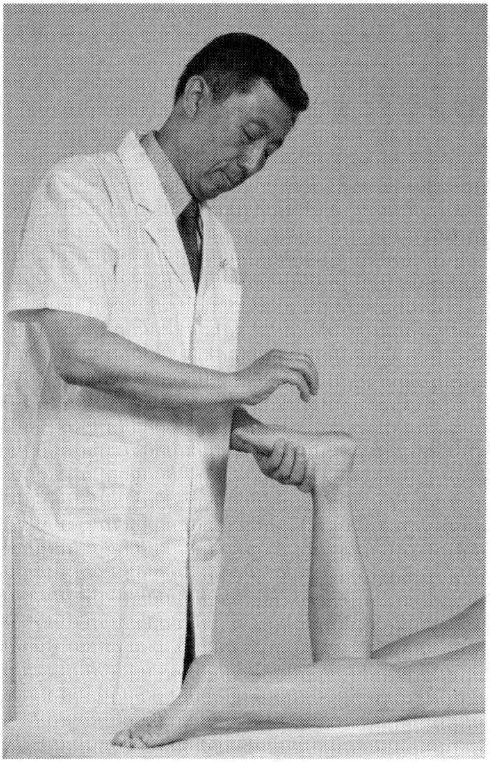

照片 345　散点推拿法

十一、减肥（腹部）

肥胖病是指体内脂肪堆积过多，使体重超过标准体重20%以上的病理状态。肥胖及肥胖相关疾病对人类的危害正在引起医学界的重视，是亟待解决的卫生和社会问题。本节介绍的减肥以腹部脂肪组织堆积过多为主。

【病因】

遗传因素，平时饮食过量、活动量少或继发于其他疾患。

【诊断标准】

标准体重的计算方法：

1. 身高 165cm 以下者，标准体重(kg) = 身高(cm) - 100
2. 身高166～175cm 之间者，标准体重(kg) = 身高(cm) - 105
3. 身高 176～185cm 者，标准体重(kg) = 身高(cm) - 110
4. 标准体重（kg） = ［身高（cm） - 100］ ×0.9

正常体重波动在 ±10% 左右；标准体重的 120% 为肥胖，超过 120% 为轻度肥胖，150% 以上为重度肥胖。

【治疗手法】

1. 点上、中、下三脘及足三里穴

操作技巧：患者仰卧位，术者坐于一侧，一手屈掌指关节，伸指间关节，中指指间关节微屈，并与相邻两指分开，以食、中、环指指端分别着力于上、中、下三脘穴的同一水平线上；同时另一手拇指外展屈掌指关节，伸指间关节，以其指端部点按一侧足三里穴，患者吸气时用力向下点颤足三里穴，呼气时另手点上、中、下三脘穴，如此双手随呼吸交替用力。施治时，运力于指端穴位处，应缓缓下压点颤并渗透入里（照片 346）。一侧完毕后，更换另侧。左右侧各点颤 4～6 次，其频率以 240 次/分为宜。

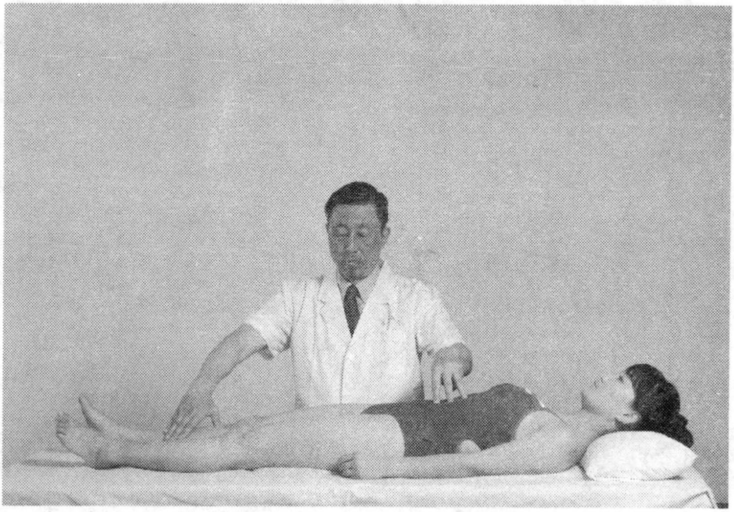

照片 346　点上、中、下三脘及足三里穴

2. 点气海穴及足三里穴

操作技巧：患者仰卧位，术者一手运力中指指端，点颤气海穴，另一手拇指指端点颤足三里穴，随患者自然呼吸，一上一下交替点颤。其施力与点颤频率同上（照片347）。

3. 点关元穴及足三里穴

操作技巧：患者仰卧位，术者坐于一侧，一手中指屈掌指关节，伸指间关节，食指指腹叠压于中指远端指间关节背侧，运力于中指指端，对准关元穴，向下施力；同时右手拇指伸直，以其指端点按下肢足三里穴。吸气时点颤足三里穴，呼气时点颤关元穴，双手随呼吸一上一下交替用力，力量深透于里。一侧完毕，更换另一侧，每侧各点颤4～6次，其频率240次/分（照片348）。

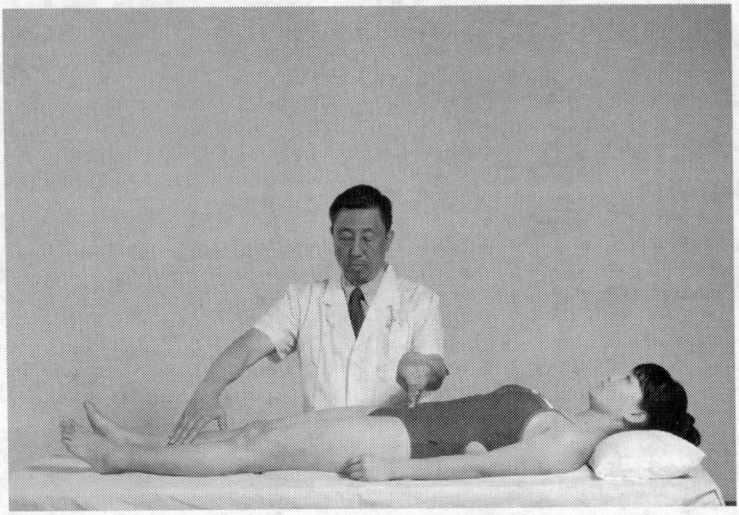

照片 347　点气海穴及足三里穴

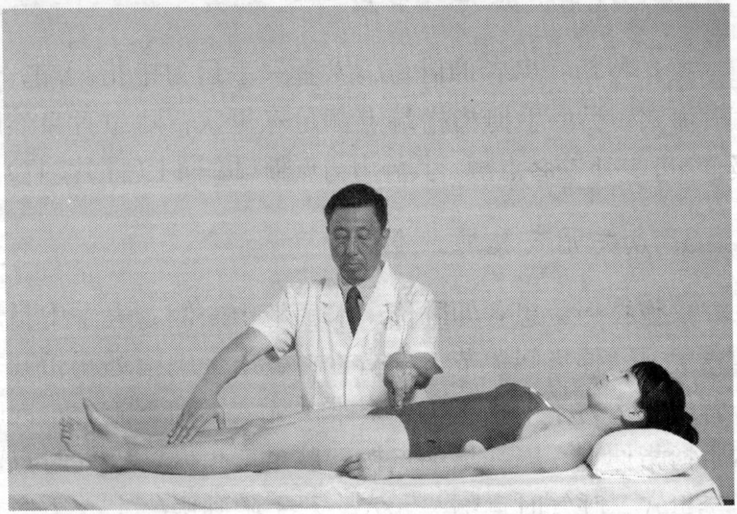

照片 348　点气海穴及足三里穴

4. 戳点法

操作技巧：患者仰卧位，术者立于一侧，双上肢略屈肘，腕关节平伸，中指掌指关节略屈，指间关节伸直，食指指腹置于中指远端指间关节的背侧，起保护作用，以中指指端着力于双水道穴处，连续戳点100~200次。注意用力适中，速度稍快，以患者无不适感为宜（照片349）。

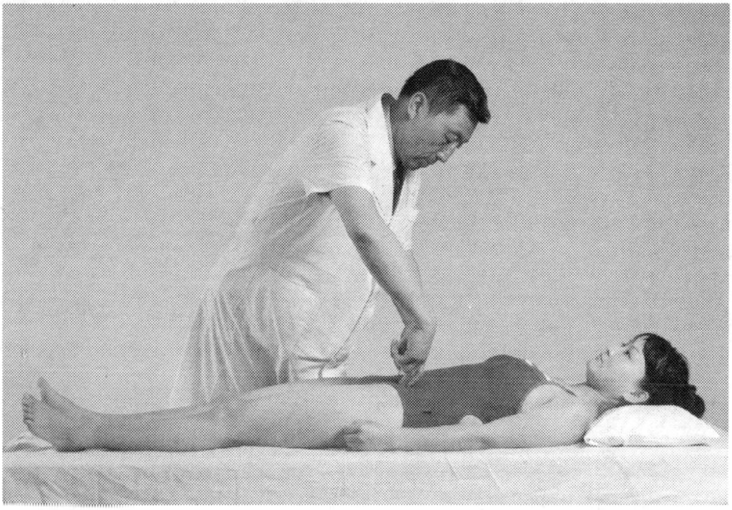

照片349　戳点法

5. 滚按法

操作技巧：患者仰卧位，术者立其一侧，上肢伸直一手腕关节略背伸，五指伸直并拢运力于全掌按于腹部；另一手叠压于施治手背面，双手垂直发力作按压震颤，着力点从小指及小鱼际肌尺侧经环指、中指、食指而达拇指，当拇指用力最大时，小指抬起，以中指指端为支点，其余手指同时向下移动约半个手掌，再重复以上动作（照片350）。如此均匀有序、持续连贯，反复4~6次，速度宜慢，用力应柔缓持续。

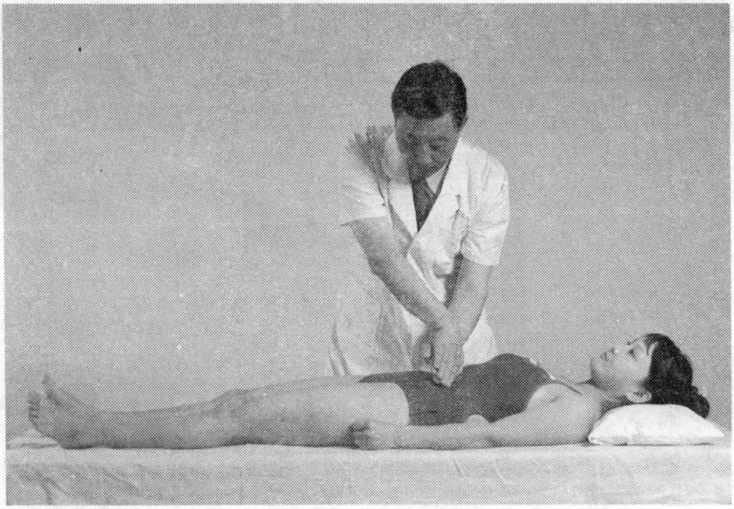

照片350　滚按法

6. 振法

操作技巧：患者仰卧位，术者立于一侧。双臂伸直，一手腕关节背伸，五指并拢伸直，以全掌着于皮肤表面；另一手掌平伸，叠压于施治手背侧，集前臂肌群轻微振动之力向下传导，使局部随之发生震颤（照片351）。操作时应以上腹、中腹、少腹为序。用力实而不虚，既连续又有间歇，使气力透达组织深处。振动频率以300次/分为宜，反复做6~8次即可。

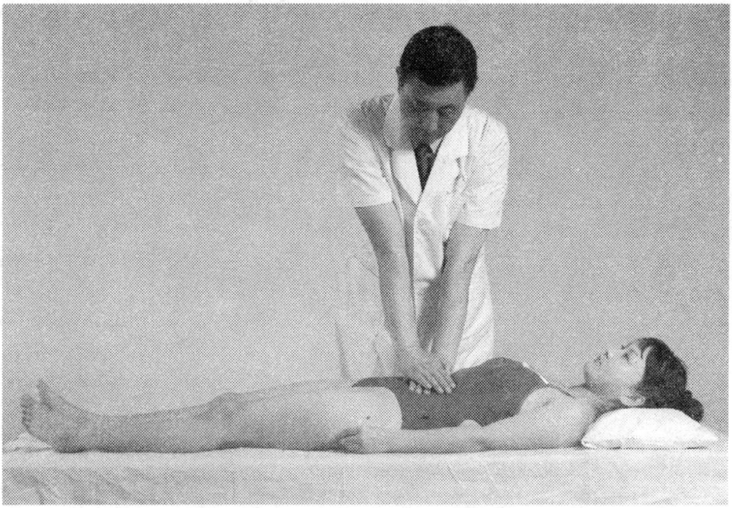

照片 351　振法

7. 拿法

操作技巧：患者仰卧位，术者立于一侧，五指掌关节屈曲，指间关节伸直，拇指与其余四指对指呈钳形，腕部放松，以指腹着力，沿任脉走行，自剑突下至少腹，作由下而上的提拿动作（照片 352）。用力应均匀对称，自轻而重，频率约 240 次/分，反复操作 2~4 分钟。

8. 摩法

操作技巧：患者仰卧位，术者立于一侧，肘关节微屈，腕部放松，五指分开自然伸直，全掌平伏于腹部皮肤表面，以腕关节带动手掌作缓和协调的环旋抚摩。自肋弓下移至少腹，分别沿腋前线、锁骨中线、前正中线自上而下顺序摩动（照片 353）。用力均匀和缓，频率较慢，以每

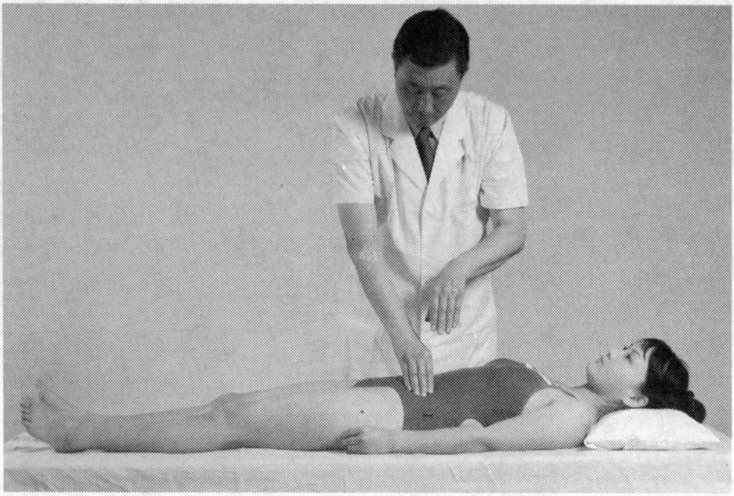

照片352　拿法

分钟40~60次为宜，使患者产生较强的舒适感。

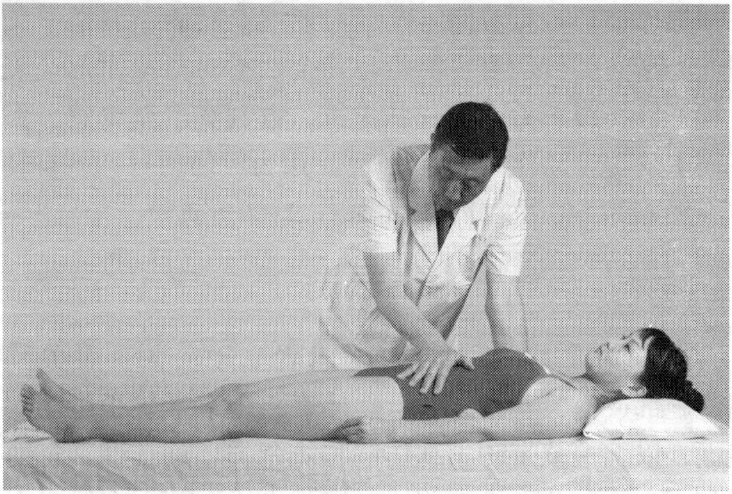

照片353　摩法

9. 滚推捋拿法

操作技巧：患者仰卧位，术者左上肢屈肘，前臂极度外旋置于患者双肋下缘；右上肢屈肘，前臂中立位，其近端尺侧置于左前臂中段处，边用右前臂从肘至腕方向压滚，边使左前臂滚推。当右前臂压滚至腕部时，改内旋位，右手掌紧贴患者上腹部，五指伸直，分指，中指置于前正中线处，左手加压于右手背侧，以自上而下为序，点按任脉诸穴到下腹部，再五指并拢向上拿起（照片 354）。如此反复操作 4 ~ 6 次。注意用力适中，速度稍慢，以患者无不适感为宜。

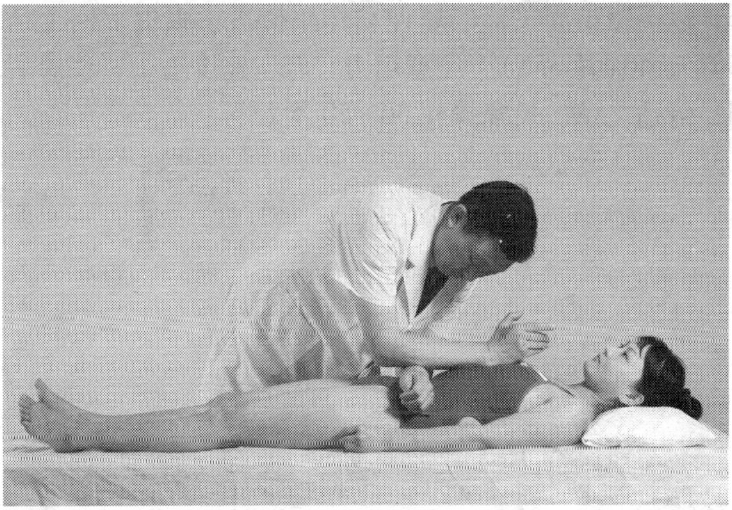

照片 354　滚推捋拿法

十二、美容

美容手法是根据中医脏腑经络学说，按照人体生理解剖、肌肉纹理和血管、神经循行分布理论，对各种损害性疾病，进行辨证论治，用中医推拿手法，进行治疗的一种方法。头面部美容的重点是促进头面部血液循环，减少皱纹，保持皮肤弹性，从而达到延缓衰老的目的。具体手法如下：

1. 捋印堂穴

操作技巧：患者仰卧位，术者坐于头侧，双上肢屈肘，腕关节平伸，食、中、环、小指并拢置于患者两侧颞部，以拇指指间关节的屈伸动作用拇指指腹由下向上捋理印堂穴（照片355）。注意用力宜轻，速度适中，使患者有明显舒适之感。反复操作 30~50 次。

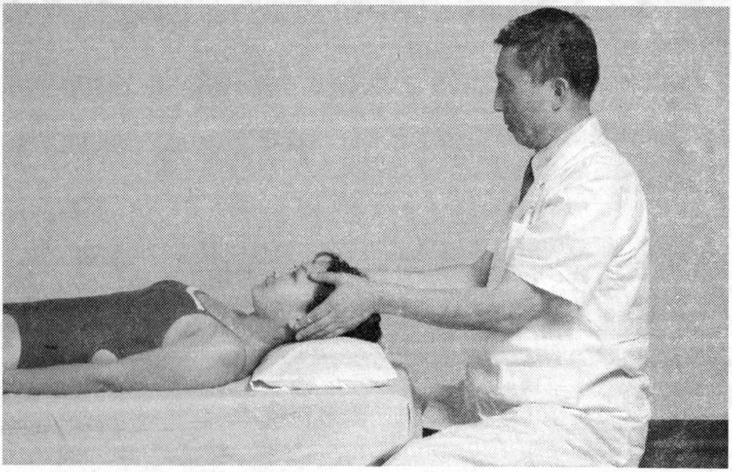

照片355　捋印堂穴

2. 开天门

操作技巧：体位同上，术者双上肢屈肘，腕关节平伸，以大鱼际肌置于前额正中线处，同时向两侧分推至太阳穴处（照片356）。注意推的力量稍重，速度适中，使患者有清醒舒适之感。反复操作6~8次。

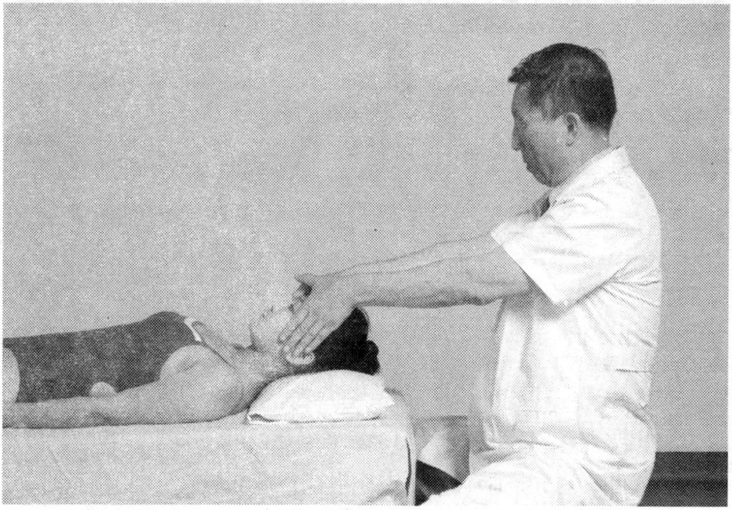

照片356

3. 搓天门

操作技巧：体位同上，术者一手扶按患者头部起固定作用，另一手食、中、环指并拢，略屈掌指关节、指间关节，以三指腹侧面着力，由右向左，再从左向右往返搓天门部位（照片357）。注意用力稍重，速度适中，以局部有微红状为佳。反复操作10~20次。

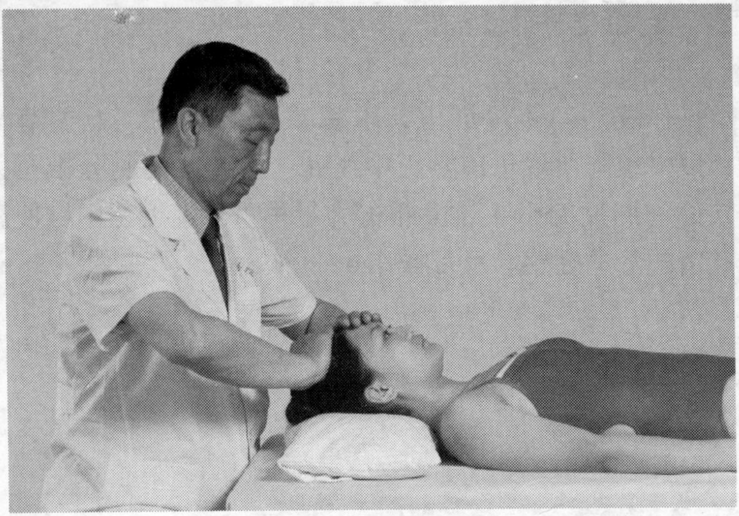

照片 357　搓天门

4. 拉天门

操作技巧：体位同上，术者双上肢屈肘，前臂内旋，腕关节平伸，食、中、环、小指并拢伸直，掌侧面着力，从掌根到末节指腹从下向上交错拉捋天门（照片 358）。注意用力均匀，速度适中，以患者有舒适感为佳。反复操作 10～20 次。

5. 按揉太阳穴

操作技巧：体位同上，术者双上肢屈肘，前臂中立位，略伸腕关节，以大鱼际肌置于太阳穴处，同时边按揉边收缩和放松大鱼际肌，顺、逆时针各按揉 8～12 次（照片 359）。注意动作应灵巧自然，用力适中，速度稍慢，以

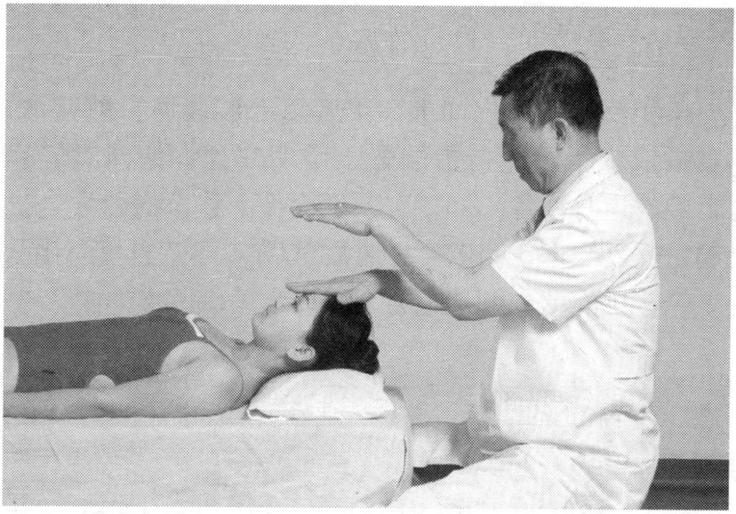

照片 358　拉天门

患者局部有滚动感为宜。

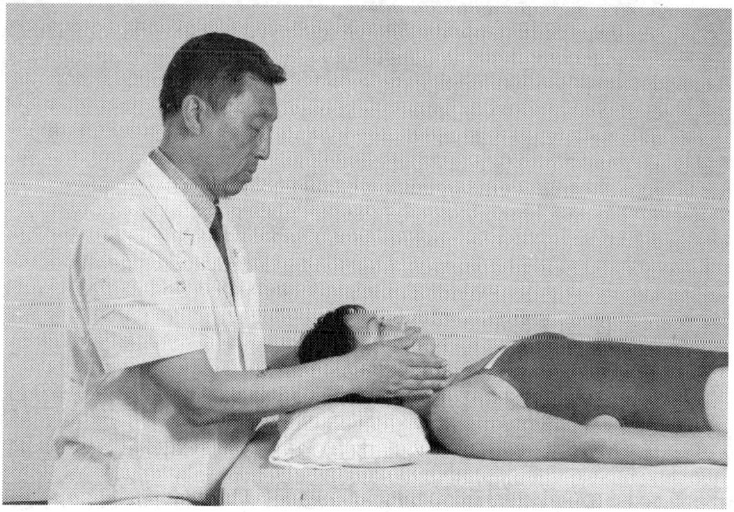

照片 359　按揉太阳穴

6. 点睛明穴、挑攒竹穴

操作技巧：体位同上，术者双上肢屈肘，前臂内旋，以食指或中指、环指指端置于睛明穴处，先同时轻轻点揉，顺、逆时针各 8 ~ 12 次，再徐徐上移至攒竹穴处向上挑起，反复操作 6 ~ 10 次（照片 360）。注意点揉时用力一定要轻，挑的动作可稍施力，以患者无不适感为佳。

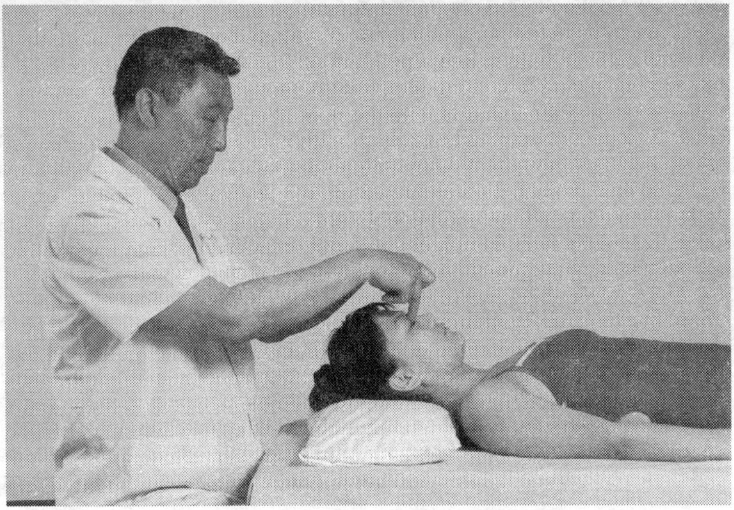

照片 360　点睛明穴、挑攒竹穴

7. 点揉鱼腰穴

操作技巧：体位同上，术者双上肢屈肘，前臂内旋，以食指或中指、环指指端置于鱼腰穴处，同时顺、逆时针点揉 8 ~ 12 次（照片 361）。注意用力以轻为主，速度适中，以患者无不适感为宜。

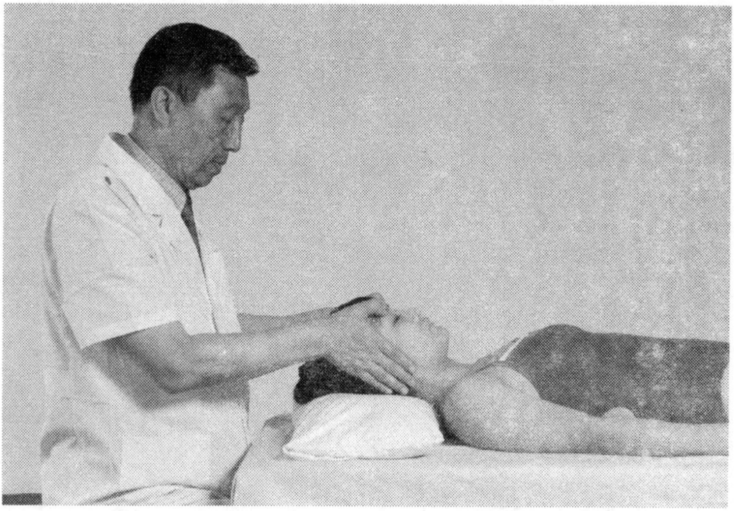

照片 361　点揉鱼腰穴

8. 揉丝竹空穴

操作技巧：体位同上，术者双上肢屈肘，前臂内旋，以食指或中指指端置于丝竹空穴处，同时顺、逆时针点揉 8~12 次（照片 362）。注意用力以轻为主，速度适中，以患者无不适感为宜。

9. 推坎宫

操作技巧：体位同上，术者双上肢屈肘，前臂内旋，腕关节平伸，以大鱼际肌置于攒竹穴处，由内向外同时分推至丝竹空穴处，边推边内收拇指（照片 363）。注意推的速度稍慢，用力适中。反复操作 6~8 次。

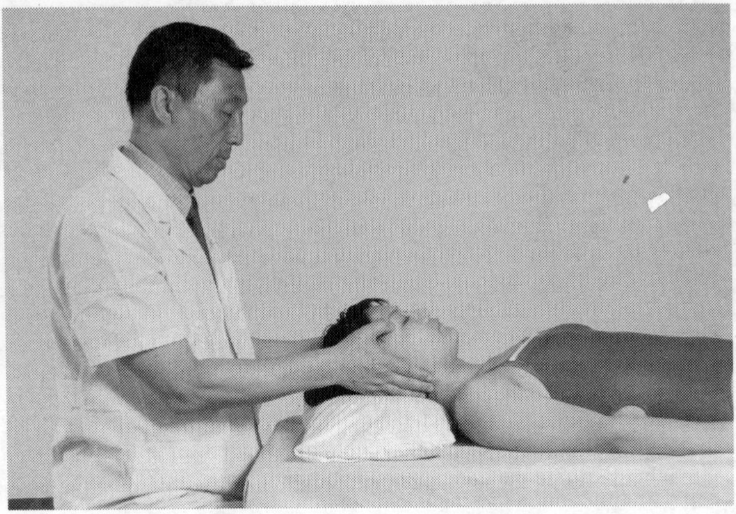

照片 362　揉丝竹空穴

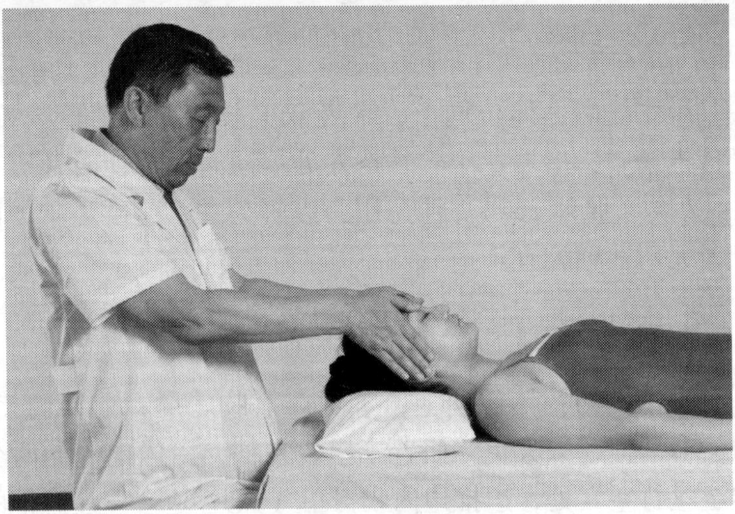

照片 363　推坎宫

10. 抹眼球

操作技巧：体位同上，患者微闭双目。术者双上肢屈肘，前臂内旋，以环指指腹或中指指腹由内向外同时抹上眼睑处（照片 364）。要求用力轻柔，速度稍慢，以患者无明显压迫感为宜，反复操作 6～8 次。注意对眼压较高的患者不宜应用此法。

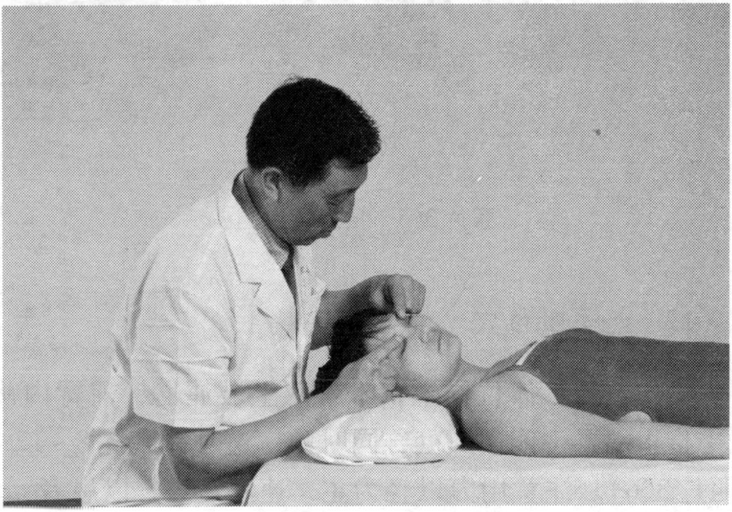

照片 364　抹眼球

11. 推鼻背两侧

操作技巧：体位同上，术者双上肢屈肘，前臂内旋，以食指或中指、环指指腹置于睛明穴，沿鼻背两侧，同时向下顺推至鼻唇沟处（照片 365）。注意用力适中，速度稍慢。反复操作 6～8 次。

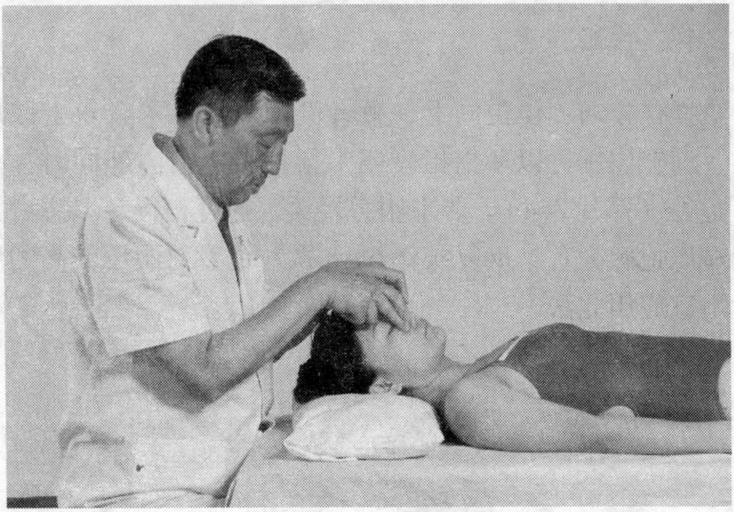

照片 365　推鼻背两侧

12. 点揉四白穴

操作技巧：体位同上，术者双上肢屈肘，前臂内旋，以中指指端置于四白穴处，同时顺、逆时针点揉 8～12 次（照片 366）。注意用力以轻为主，速度适中，以患者无不适感为宜。

13. 点揉迎香穴

操作技巧：体位同上，术者双上肢屈肘，前臂内旋，以中指指端置于迎香穴处，同时顺、逆时针点揉 8～12 次（照片 367）。注意用力以轻为主，速度适中，以患者无不适感为宜。

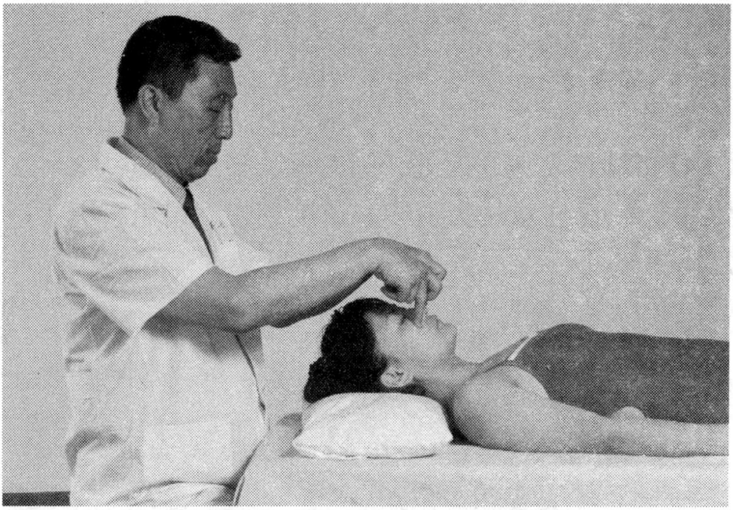

照片 366　点揉四白穴

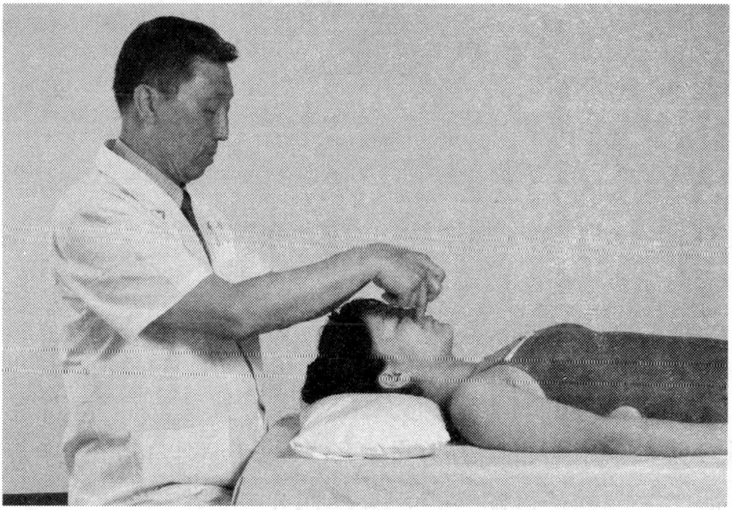

照片 367　点揉迎香穴

14. 点揉地仓穴

操作技巧：体位同上，术者双上肢屈肘，前臂内旋，以中指指端置于地仓穴处，同时顺、逆时针点揉8~12次（照片368）。注意用力适中，速度稍慢，以患者无不适感为宜。

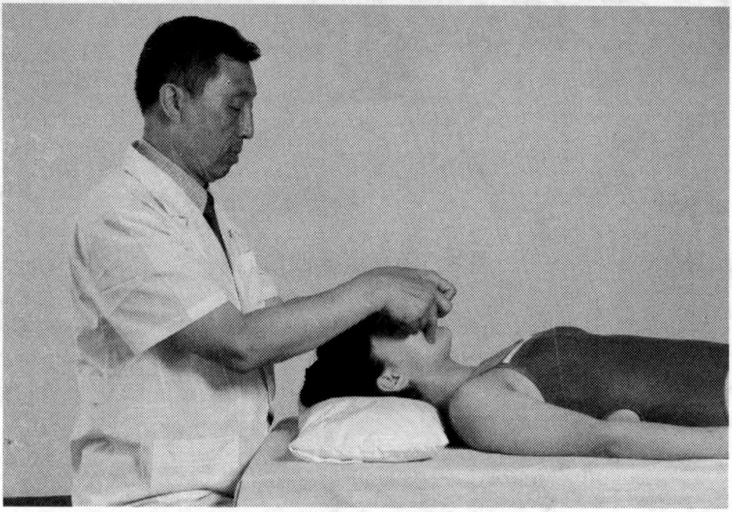

照片368 点揉地仓穴

15. 点颤承浆穴

操作技巧：体位同上，术者一手扶按头部起固定作用，另一手中指指端着力点颤承浆穴（照片369）。注意用力适中，颤的速度略快。反复操作8~12次。

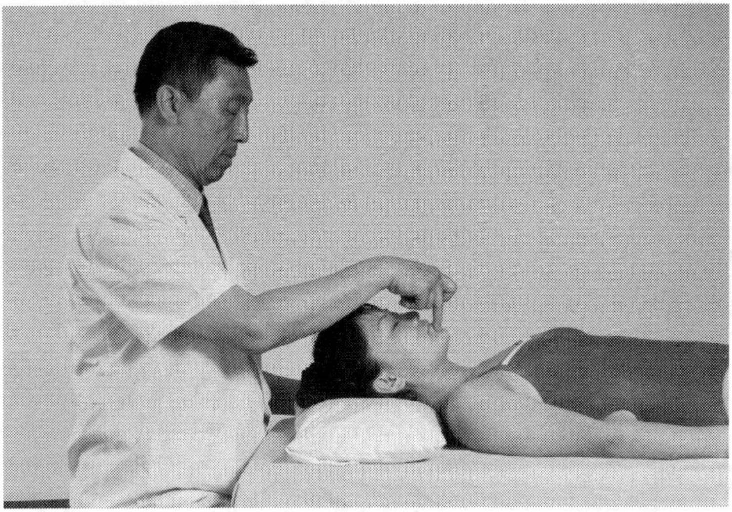

照片 369　点颤承浆穴

16. 点颤廉泉穴

操作技巧：体位同上，术者一手扶按头部起固定作用，另一手中指屈曲掌指和近端指间关节，以指端着力点颤廉泉穴（照片 370）。注意用力轻柔和缓，颤的速度略快。反复操作 6～8 次。

17. 点颤颊车穴

操作技巧：体位同上，术者双上肢屈肘，前臂中立位，略伸腕关节，中指掌指关节屈曲，以其指端用力，同时点颤颊车穴（照片 371）。注意用力稍重，颤的速度适中，以患者局部有酸胀感为宜。反复操作 6～8 次。

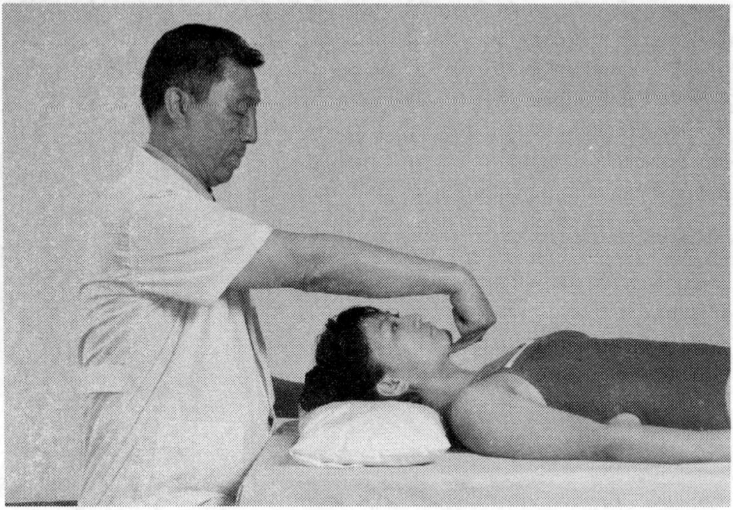

照片 370　点颤廉泉穴

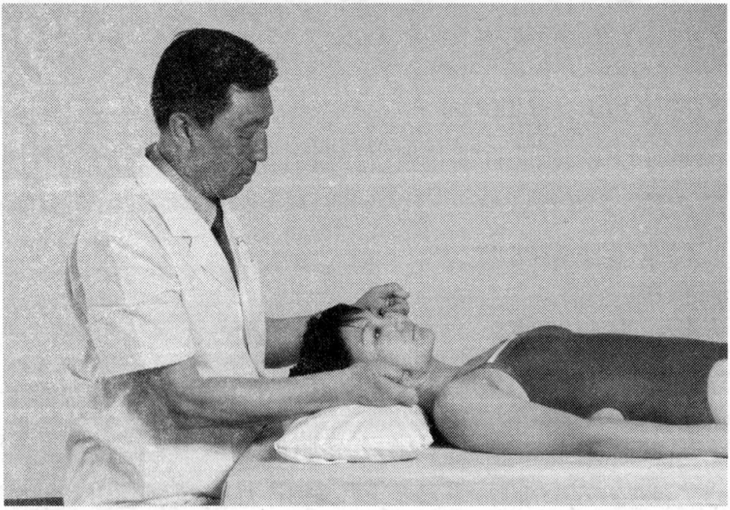

照片 371　点颤颊车穴

18. 点颤垂根穴

操作技巧：体位同上，术者双上肢屈肘，前臂中立位，略伸腕关节，中指掌指关节屈曲，以其指端着力，同时点颤垂根穴（照片372）。注意用力稍重，颤的速度适中，以患者局部有酸胀感为宜。反复操作6~8次。

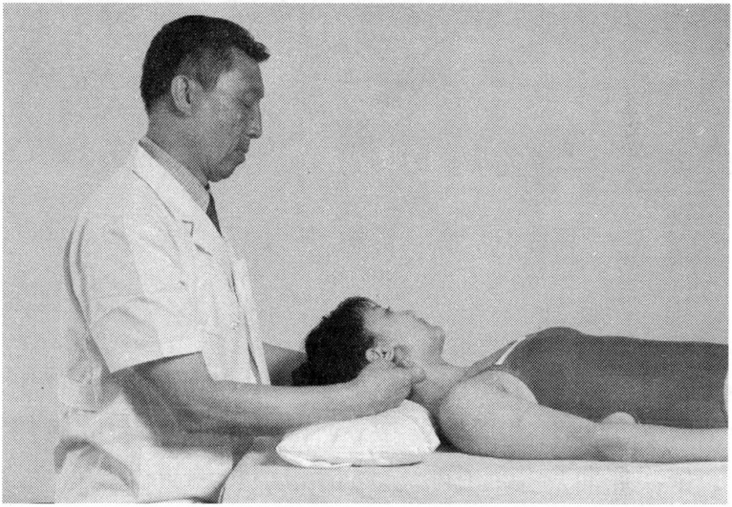

照片372 点颤垂根穴

19. 点颤听宫、听会、下关穴

操作技巧：体位同上，术者双上肢屈肘，前臂外旋，略伸腕关节，食、中、环指并指，微屈指间关节，以三指指端着力，同时点颤听宫、听会、下关穴（照片373）。注意用力稍重，颤的速度适中，以患者局部有酸胀感为宜。反复操作6~8次。

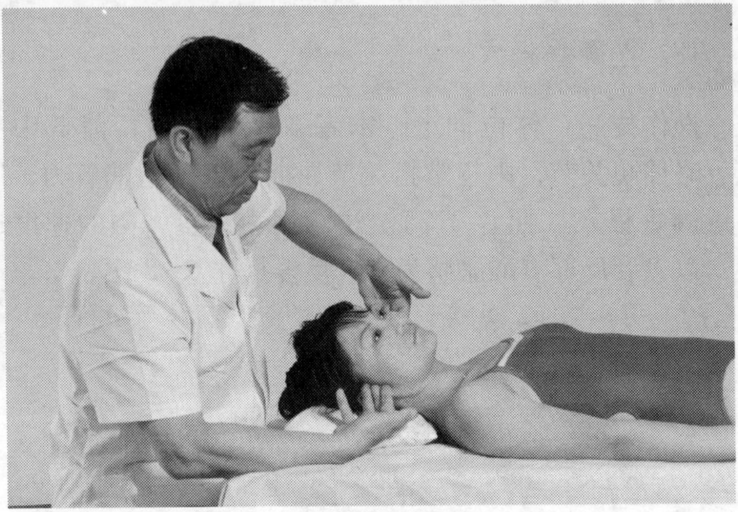

照片 373　点颤听宫、听会、下关穴

20. 搧挑法

操作技巧：体位同上，术者双上肢屈肘，前臂中立位，腕关节平伸，以食、中、环、小指中、末节腹侧着力，依次屈曲食指、中指、环指和小指的近端指间关节，由下向上搧挑面颊部（照片 374）。注意用力适中，速度稍快。反复搧挑 8～12 次。

21. 捏耳垂

操作技巧：体位同上，术者双上肢屈肘，前臂稍内旋，略屈腕关节，食指由后向前挑起耳垂，以拇指与食指对指之力，同时向下捏耳垂（照片 375）。注意用力较重，速度适中，以患者双耳垂有微微发热感为宜。反复操作8～12 次。

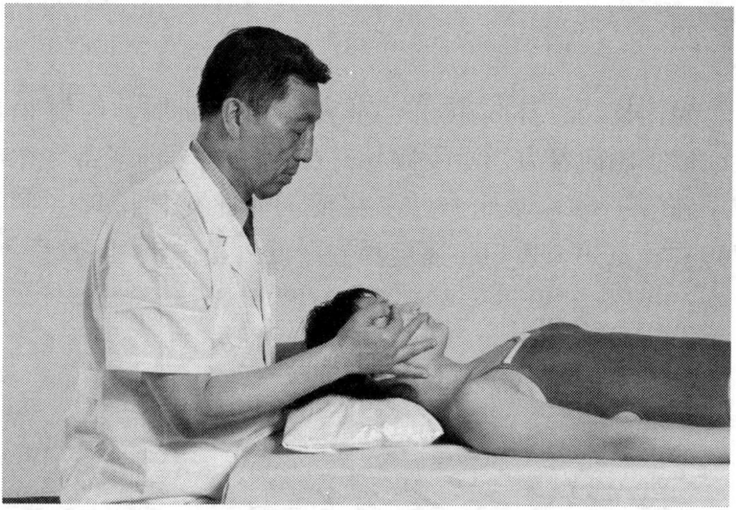

照片 374　揙挑法

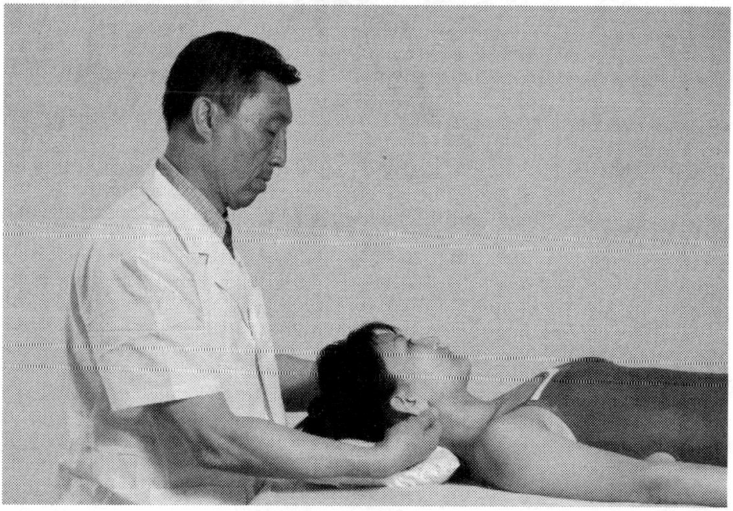

照片 375　捏耳垂

22. 捋理颜面

操作技巧：体位同上，术者双上肢屈肘，前臂稍内旋，以掌侧面着力，沿下颌切迹捋理颜面至前额部。术者右手施治于患者左侧，另手相反，如此交替捋理（照片376）。注意用力适中，速度稍慢。反复操作8～12次。

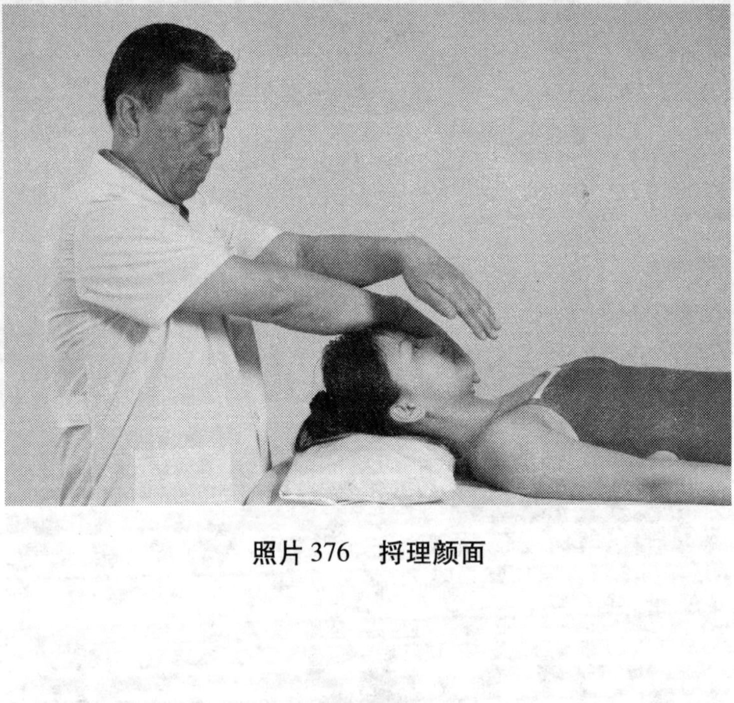

照片376　捋理颜面

第三章　武术健身

第一节　武术概述

武术是指打拳和使用兵器的技术，是中国传统的体育项目，又称国术。其内容是把踢、打、摔、拿、跌、击、劈、刺等动作按照一定规律组成徒手的和器械的各种攻防格斗功夫、套路和单势练习。武术具有极其广泛的群众基础，是中国人民在长期的社会实践中不断积累和丰富起来的宝贵国粹，是中华民族的优秀文化遗产之一。中国武术分为传统武术和竞技武术两种。竞技武术是由传统武术演化而来的体育运动，而传统武术则是由古代战争、切磋武术技巧和街头斗殴所发展出来的徒手和器械格斗术。

一、历史演变

武术的起源可以追溯到原始社会。那时，人类即已开始用棍棒等原始工具作武器同野兽进行斗争，一是为了自卫，二是为了猎取生活资料。后来人们为了互相争夺财富，进而制造了更具有杀伤力的武器。如《山海经·大荒北经》就有“蚩尤作兵伐黄帝”的记载。这样，人类通过战斗，不仅制造了兵器，而且逐渐积累了具有一定的攻防格斗意义的技能。

在殷商时期，青铜业发展，以车战为主，出现了一些铜制武器，如矛、戈、戟、斧、钺、刀、剑等。同时，也出现了这类武器的用法，如劈、扎、刺、砍等技术。为了提高战斗力，这时已有了比赛的形式。如《礼记·王制》所载“凡执技论力，适四方，裸股肱，决射御”，意即较量武术水平的高低。

春秋战国时期，铁器出现，步骑兵兴起，为了在步骑战中发挥作用，长柄武器变短，短柄武器（特别是剑身）变长，这样，武器的内容就更加丰富了，武术的技击性进一步突出，同时武术的健身作用也受到重视。

汉时，有了剑舞、刀舞、双戟舞、钺舞等。这都说明，汉时的武舞已有明显的技击性，有招法，又多以套路的形式出现。汉时是武术大发展的时期，已形成了多种技术风格的流派。

唐朝开始实行武举制，并用考试办法授与武术出众者以相应称号，如“猛殷之士”、“矫捷之士”、“技术之士”、“疾足之士”，获得每个称号都有具体标准。如“猛殷之士”要“有引五石之弓，矢贯五扎，戈矛剑戟便于利用……”（《武备志·太白阴经·选士篇第十六》）。这一通过考试选拔人才的制度，促进了社会上的练武活动。

随著步骑战的发展，在战场上，戈、戟逐渐被淘汰，剑作为军事技术多为刀所代替，但作为套路的演练仍在发展。

宋代出现了民间练武组织，见于记载的有“锦标社”（射弩）、“英略社”（使棒）、“角抵社”（相扑）等。这些社团因陋就简，“自置裹头无刃枪、竹标排、木弓刀、蒿矢等习武技”（《宋史》卷191）。在城市中，据《栋亭十二种都城记胜》所载，在街头巷尾打场演武，十分热闹。

明代是武术大发展的时期，出现了不同风格的技术流派，拳术、器械都得到了发展，特别是在理论上总结了过去的练武经验，具有代表性的著作有《纪效新书》《武篇》《耕馀剩技》等。这些著作不同程度地记载了拳术、器械的流派、沿革、动作名称、特征、运动方法和技术理论等，有的还附有歌诀及动作图解，为后世研究武术提供了重要依据。

清代统治者禁止练武，民间则以“社”、“馆”的秘密结社形式传授武术，其中著名的拳种，如太极拳、八卦掌、形意拳、八极拳、劈挂拳等，多在清代形成。

民国期间，社会上存在着各种形式的拳社，对传播和发展武术起了积极作用。

中华人民共和国成立后，武术被作为优秀民族遗产加以继承、整理和提高，成立了各级武术协会，国家设有专门机构负责开展武术运动，将武术列为正式比赛项目。1953 年，举行了第 1 届全国民族形式体育表演竞赛大会，接着又举行多次全国性武术比赛或表演大会。为了推动武术的普及和提高，国家组织创编了比赛规定套路，编制了群众武术活动所需要的初级套路和简化太极拳等，出版武术书籍和挂图，拍摄武术影片和录像。为探讨武术运动锻炼的价值，还组织有关生理的测定和研究，使其逐步科学化。此外，各体育大学、学院体育系相继设立武术课和武术专业班，大、中、小学也把武术列为体育课教学内容，青少年业余体校也建立武术班，各地武术协会设立各种形式的武术辅导站。

二、武术的特点

1. 寓技击于体育之中

武术最初作为军事训练手段，与古代军事斗争紧密相连，其技击的特性是显而易见的。在实用中，其目的在于杀伤、限制对方，它常常以最有效的技击方法，迫使对方失去反抗能力。这些技击术至今仍在军队、武警、公安系统被采用。武术作为体育运动，技术上仍不失为攻防技击的特性，而且将技击寓于搏斗与套路运动之中，而搏斗运动集中体现了武术攻防格斗的特点，在技术上与实用技击基本上是一致的。

套路运动是中国武术的一个特有的表现形式，不少动作在技术规格、运动幅度等方面与技击的原形动作有所变化，但是动作方法仍然保留了技击的特性。即使因连接贯串及演练技巧上的需要，穿插了一些不一定具有攻防技击意义的动作，然而就整套技术而言，主要的动作仍然是以踢、打、摔、拿、击、刺诸法为主，也是套路的技术核心。

2. 内外合一，形神兼备的民族风格

既讲形体规范，又求精神传意、内外合一的整体观，是中国武术的一大特色。所谓内，指心、神、意等心志活动和气息的运行；所谓外，即手、眼、身、步等形体活动。内与外、形与神是相互联系统一的整体。比如五禽操

就是一种模仿虎、鹿、熊、猿、鸟五种动物的奇妙功夫，其精髓就是："外动内静，动中求静，动静兼备，有刚有柔，刚柔并济，练内练外，内外兼修。"

武术"内外合一，形神兼备"的特点主要通过武术功法和技法来体现。"内练精气神，外练筋骨皮"是各家各派练功的准则，如太极拳主张身心合修，要求"以心行气，以气运身"。形意拳讲究"内三合，外三合"，少林拳也要求精、力、气、骨、神内外兼修。此外武术套路在技术上往往要求把内在精气神与外部形体动作紧密相合，完整一气，做到"心动形随"、"形断意连"、"势断气连"。以"手眼身法步，精神气力功"八法的变化来锻炼心身。这一特点反映了中国武术作为一种文化形式在长期的历史演绎中倍受重视的练功方法和运动形式。

3. 广泛的适应性

武术的练习形式、内容丰富多样，有竞技对抗性的散手、推手，有适合演练的各种拳术、器械的对练，还有强身健体的各种练功方法。不同的拳种和器械有不同的动作结构、技术要求、运动风格和运动量，分别适应人们不同年龄、性别、体质的需求，人们可以根据自己的条件和兴趣爱好进行选择练习。同时它对场地、器材的要求较低，练习者可以根据场地的大小，变化练习的内容和方式，即使一时没有器械也可以徒手练习。一般来说，不受时间、季节的限制。较之不少体育运动项目，武术具有更广泛的适应性。武术能在民间经久不衰，与这一特点不无关系，利用这一特点可为现代群众性体育活动提供方便，使武术进一步社会化。

三、武术的作用

1. 提高素质，健体防身

武术套路运动其动作包含着屈伸、回环、平衡、跳跃、翻腾、跌扑等，人体各部位几乎都要参与运动。系统地进行武术训练，对人体速度、力量、灵巧、耐力、柔韧等身体素质要求较高，人体各部位“一动无有不动”，几乎都参加运动，使人的身心都得到全面锻炼。实践证明，武术运动对外能利关节，强筋骨，壮体魄；对内能理脏腑，通经脉，调精神。武术运动讲究调息行气和意念活动，对调节内环境的平衡，调养气血，改善人体机能，健体强身十分有益。

通过武术的套路运动和搏斗练习，如：拳打、脚踢、快摔等动作的运用，学会扬长避短，攻彼弱点、避彼锋芒，讲究得机、得时、得势，从而提高判断力和应变能力。这无疑能提高人们克敌制胜和防身自卫的本领。尤其对公安武警和边防指战员更有实际意义和作用。

2. 锻炼意志，培养品德

练武对意志品质考验是多面的。练习基本功，要不断克服疼痛关，磨练“冬练三九、夏练三伏”，常年有恒、坚持不懈的意志品质。套路练习，要克服枯燥关，培养吃苦耐劳、砥砺精进、永不自满的品质。遇到强手克服消极逃避关，锻炼勇敢无畏、坚韧不屈的战斗意志。经过长期锻炼、可以培养人们勤奋、刻苦、果敢、顽强、虚心好学、勇于进取的良好习性和意志品德。

“教武育人”贯彻在武术教习全过程中，“未曾学艺先学礼，未曾习武先习德”，传统中始终把武德列为习武教武的先决条件。武术在中国几千年绵延的历史中，一向重礼仪，讲道德，“尚武崇德”。诸如尊师爱友，包含了深刻广泛的道德内容，互教互学，以武会友，切磋技艺，讲礼守信、见义勇为、不凌弱逞强等品德。激烈的攻防技术和人生修行结合起来，是中国武术传统道德观念的体现。在社会的发展中，武德的标准和规范也不尽相同，尚武而崇德不仅能很好地陶冶情操，还会大大有益于社会精神文明建设。

3. 竞技观赏

武术具有很高的观赏价值，无论是套路表演，还是散手比赛，历来为人们喜闻乐见。杜甫在《观公孙大娘弟子舞剑器行》著名诗篇中有“昔有佳人公孙氏，一舞剑器动四方。观者如山色沮丧，天地为之久低昂”的描绘。汉代打擂台，“三百里内皆来观”。这些都说明无论是显现武术功力与技巧的竞赛表演套路，还是斗智较勇的对抗性散手比赛，都会引人入胜，给人以美的享受，具有很高的观赏价值。

4. 交流技艺，增进友谊

武术运动蕴含丰富，技理相通，入门之后会有“艺无止境”之感。群众性的武术活动，便成为人们切磋技艺、交流思想、增进友谊的良好平台。随着武术在世界广泛传播，还可促进与国外武术爱好者的交流。许多国家武术爱好者喜爱武术套路，也喜爱武术散手，他们通过练武了解认识中国文化，探求东方文明。武术通过体育竞技、文化交流等途径，在与世界各国人民友好交往中发挥着越来越大的作用。

下面介绍武式太极拳、八段锦、燕青拳，供大家习用。

第二节　太极拳

太极一词，原出于《易经 · 系辞》“易有太极，是生两仪”，两仪就是太极。太极之理，即阴阳的对立、统一、互相转化，太极拳以此解释拳术的刚柔、虚实、动静、开合、攻守的变化，故名太极拳。本章介绍的太极拳系武氏太极拳，又称郝氏太极拳，因其动作具有“起、承、开、合”的鲜明特性，所以有人称其为开合太极拳。武氏太极拳动作外型具有简洁紧凑、完整圆充、开合有致、步活身灵，出手不过足尖，身体左右各半不相逾越，每个姿势都有“起承开合”贯穿始终等特点。该拳法似干枝梅，简洁清晰，绝无花哨、繁琐，所以又有人称其为“干枝老梅”，喻其简洁、实用。练拳时，内在特点要求为：以太极拳理论为指导，以内气潜能支配形体（内形）为主，走内劲，以意行气，精、气、神三者合一。

演示者李丽英女士，现年56岁，拜武氏郝为真开合太极拳第四代传人牛钟明先生门下，习练拳、剑、推手。多年习武，体会颇深，受益匪浅，正如师傅牛钟明先生所讲：身体强健，耳聪目明，精力充沛，心态安舒、平和。多年以来，李丽英女士参加国内国际太极拳武术大赛，多次取得金牌之优异成绩，今借此机遇将武氏郝为真开合太极拳62式演练于书中，望发扬太极文化，使更多的人能从中受益，祛病延年身体健康，达到心态安舒、平和、淡泊人生之境界，为建和谐社会敬献微薄之力。

一、武氏郝为真开合太极拳62式

1. 起势

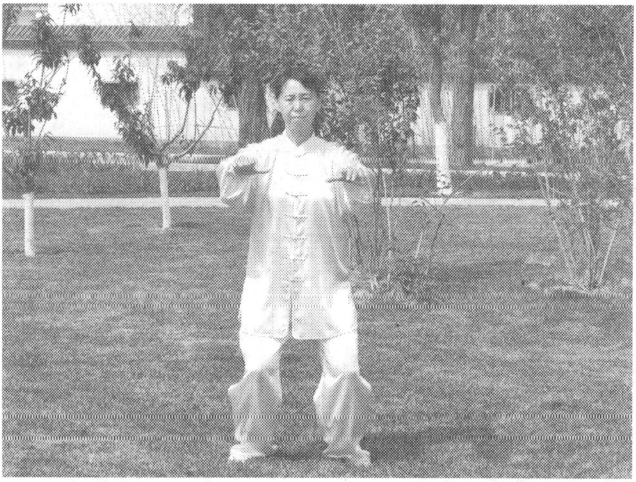

起势

2. 左右懒扎衣

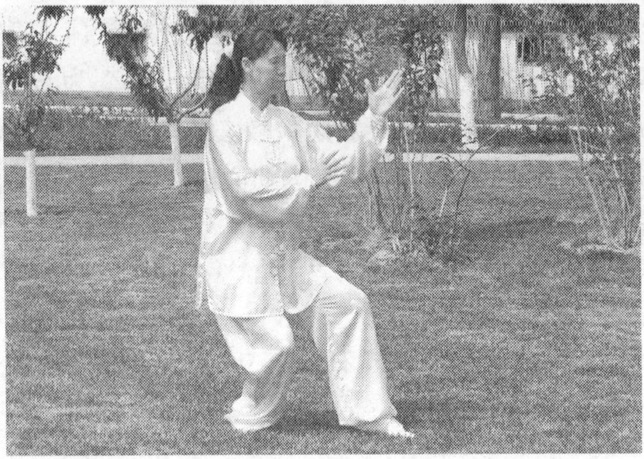

左右懒扎衣

3. 单鞭

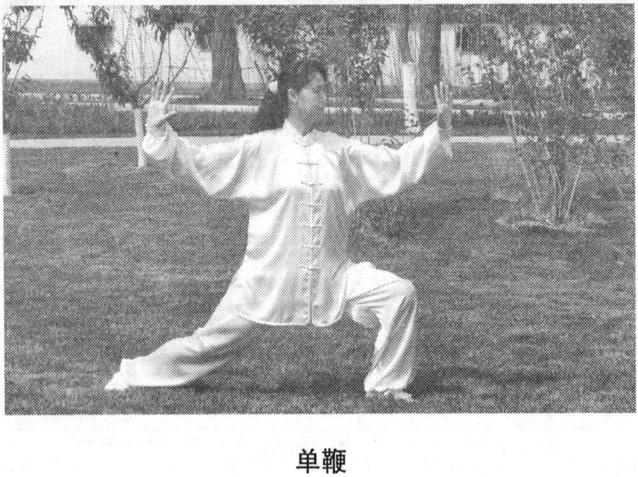

单鞭

4. 提手上势

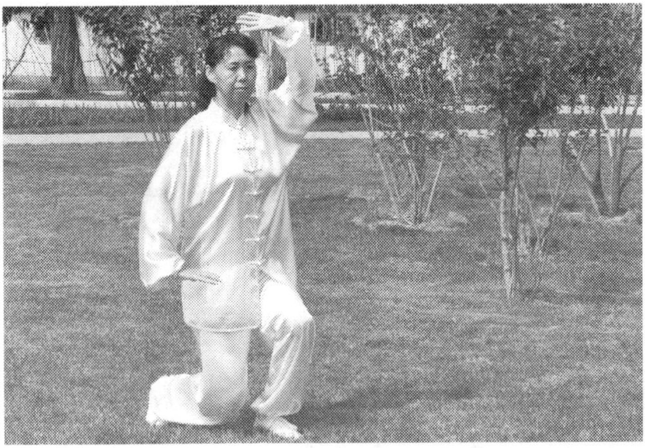

提手上势

5. 白鹅亮翅

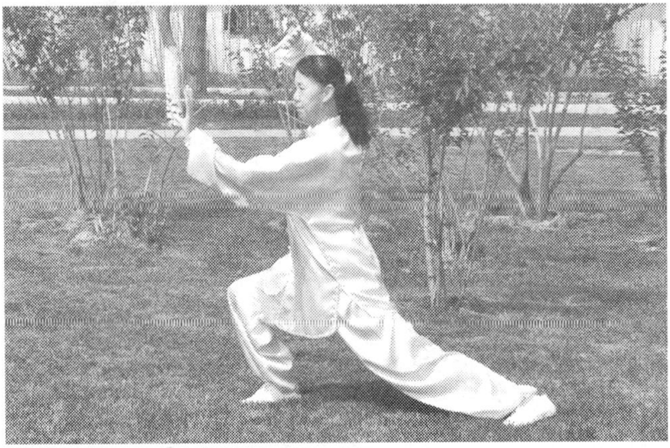

白鹅亮翅

6. 搂膝拗步

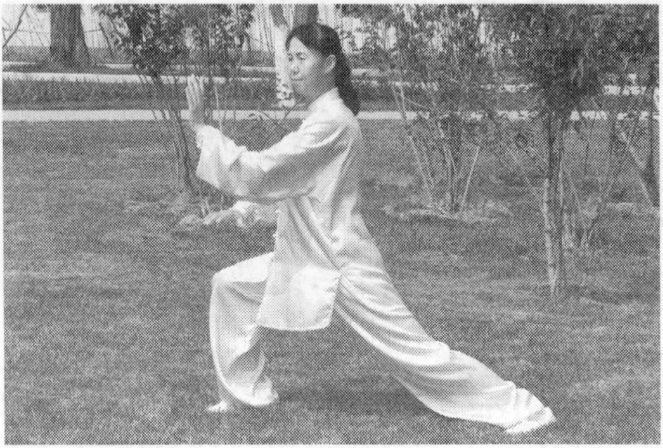

搂膝拗步

7. 抱虎推山

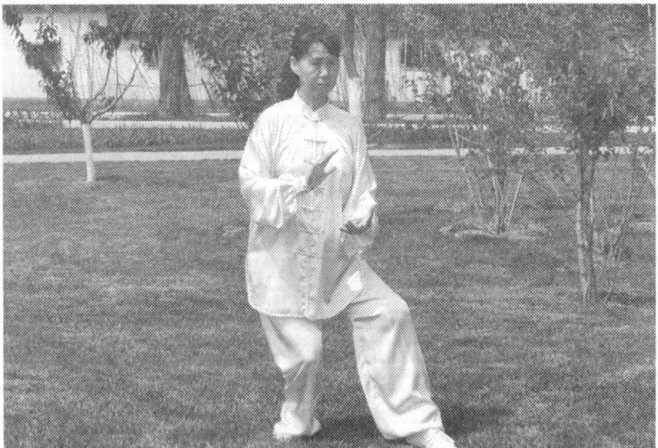

抱虎推山

8. 单鞭

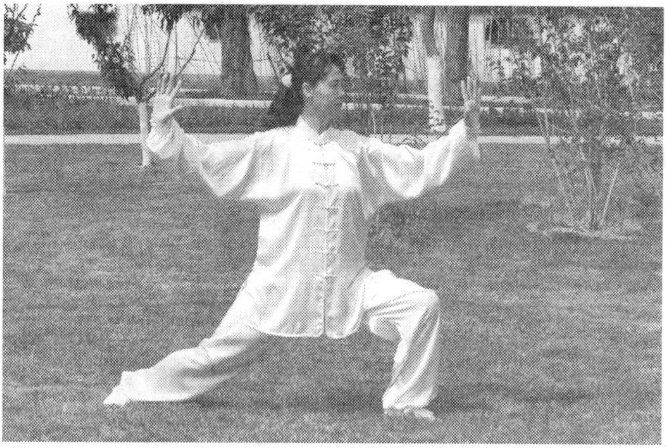

单鞭

9. 提手上势

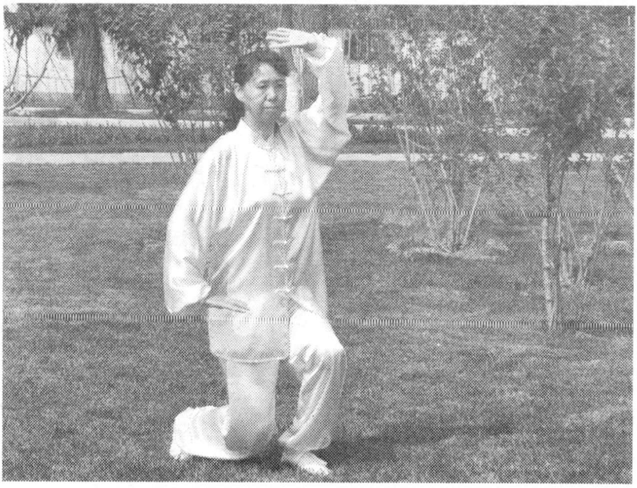

提手上势

10. 肘底看捶

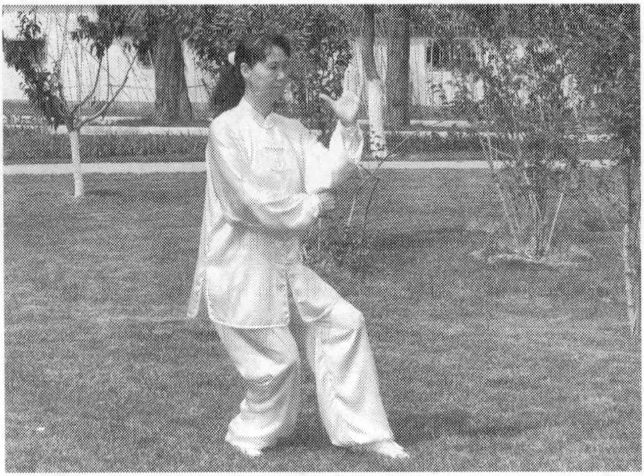

肘底看捶

11. 倒撵猴一

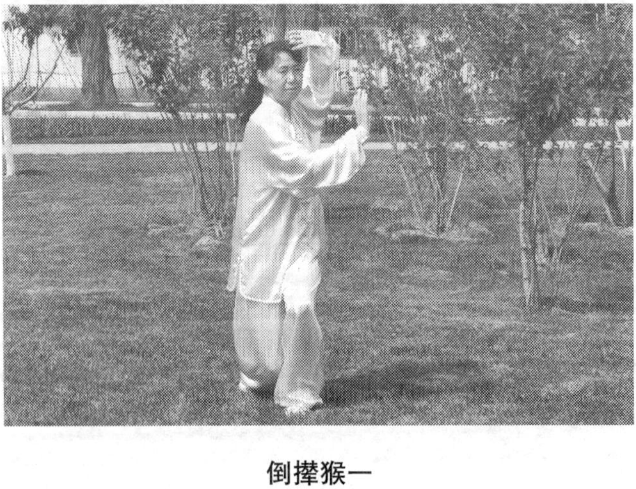

倒撵猴一

12. 倒撵猴二

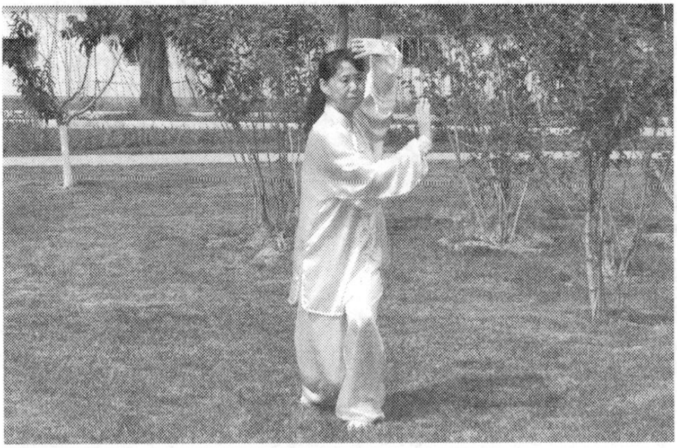

倒撵猴二

13. 退步白鹅亮翅

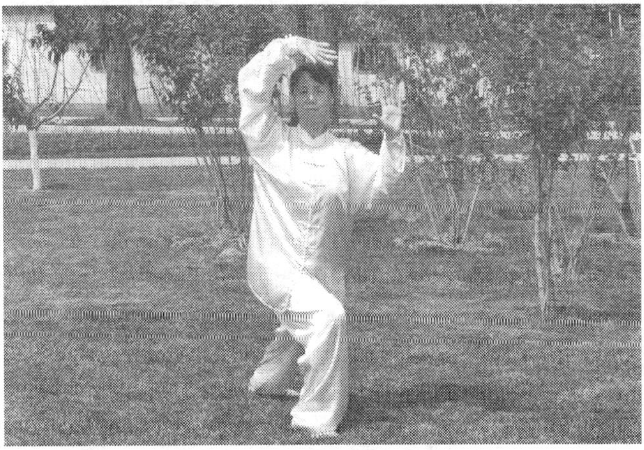

退步白鹅亮翅

14. 搂膝拗步

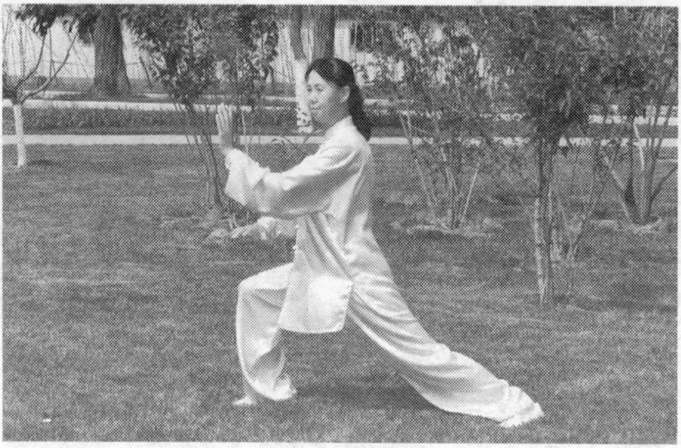

搂膝拗步

15. 手挥琵琶

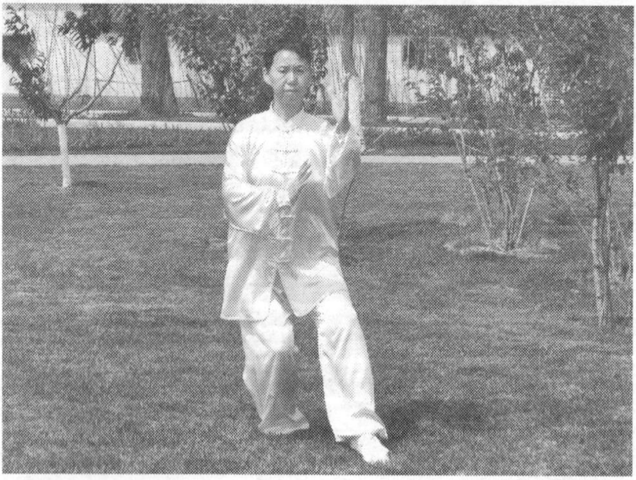

手挥琵琶

16. 海底针

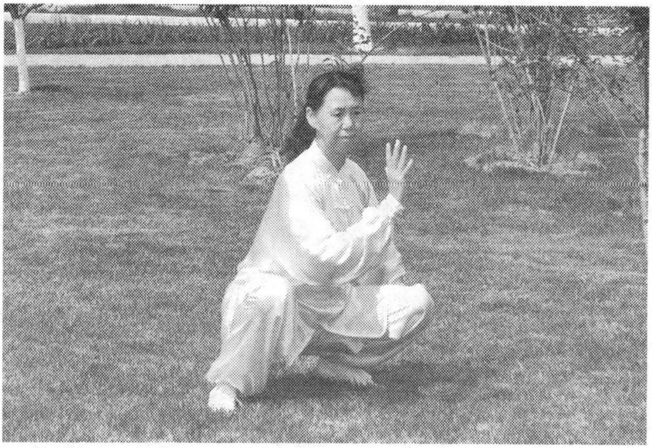

海底针

17. 闪通背一

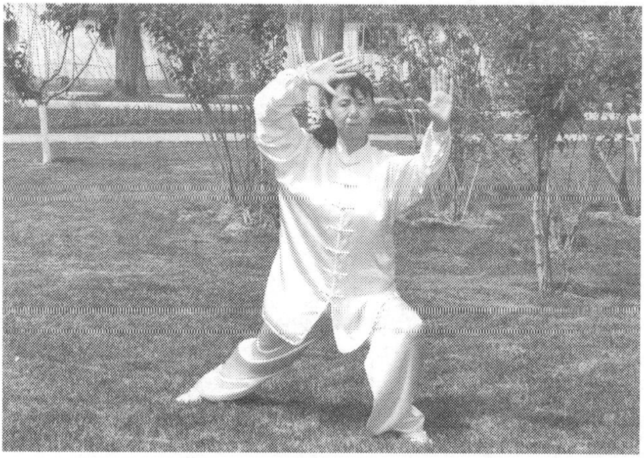

闪通背一

18. 闪通背二

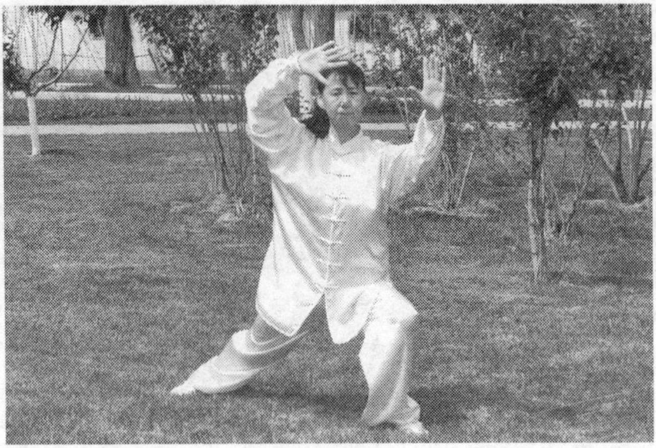

闪通背二

19. 青龙出水一

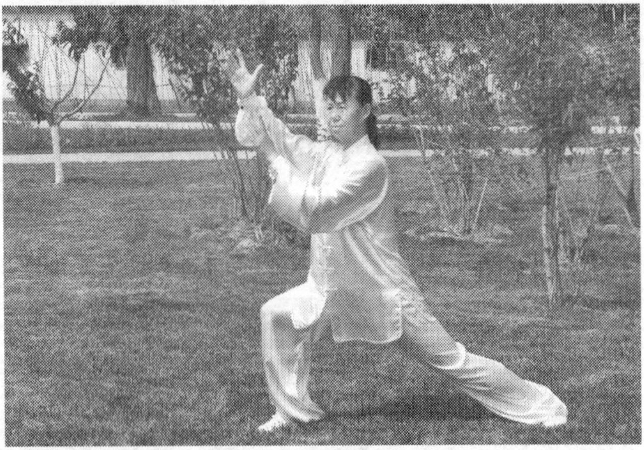

青龙出水一

20. 青龙出水二

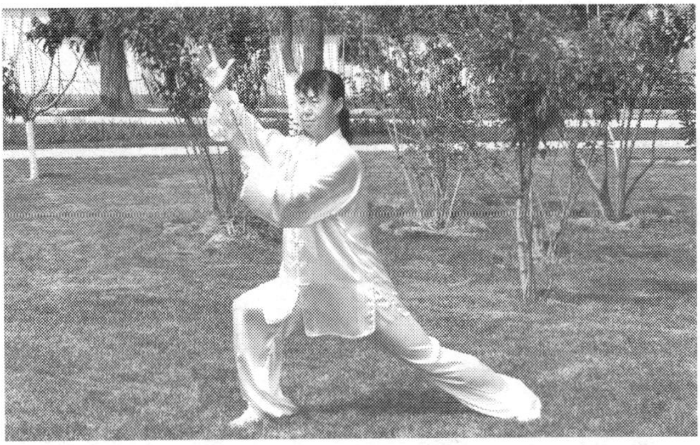

青龙出水二

21. 单鞭

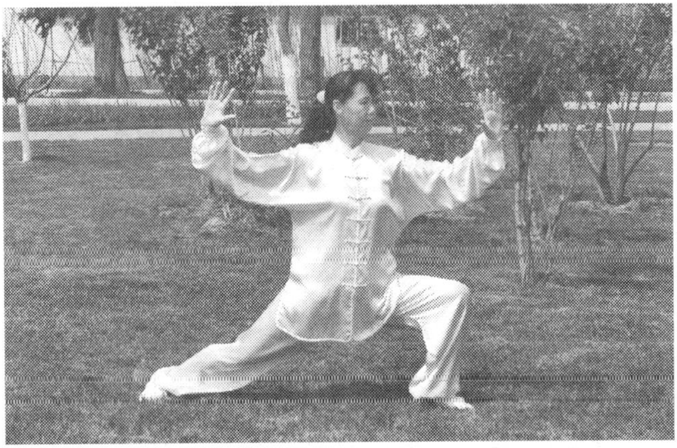

单鞭

22. 云手

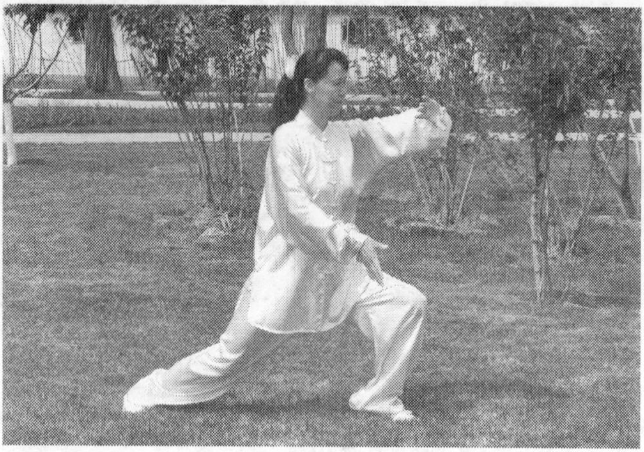

云手一

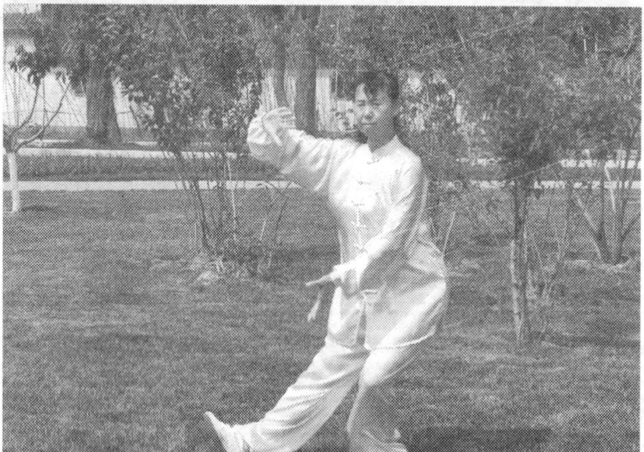

云手二

23. 单鞭

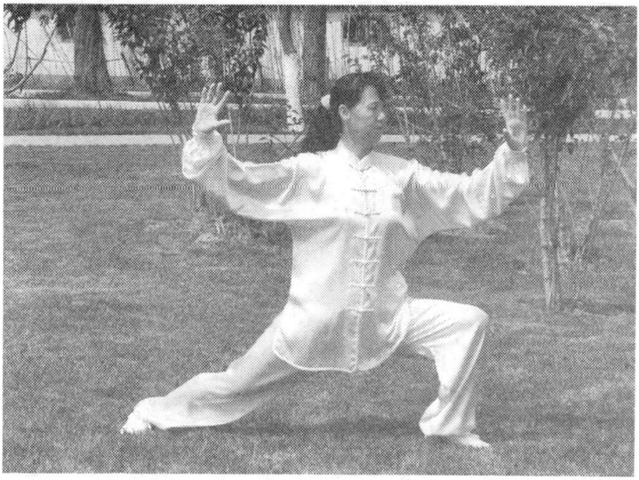

单鞭

24. 高探马

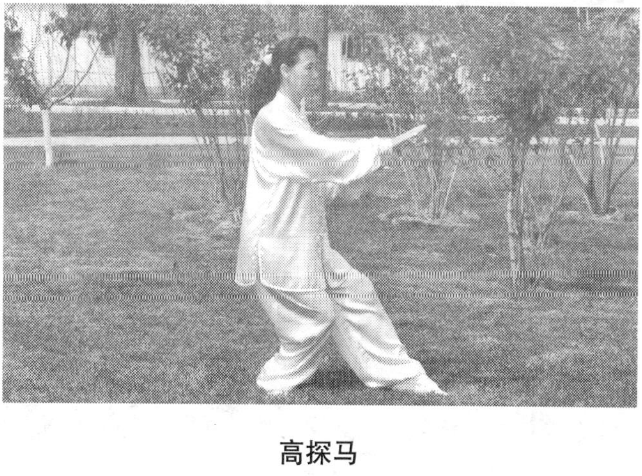

高探马

25. 右左分脚

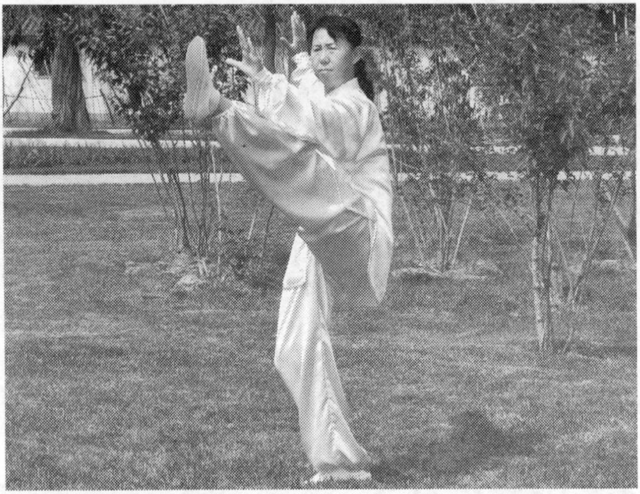

左分脚一

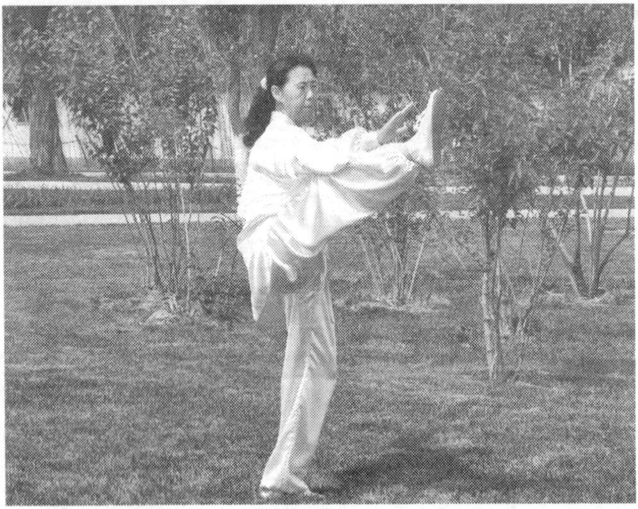

右分脚二

26. 转身蹬脚

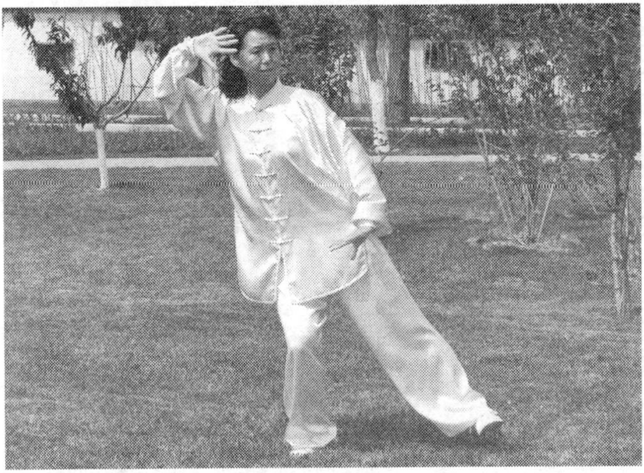

转身蹬脚

27. 践步打捶

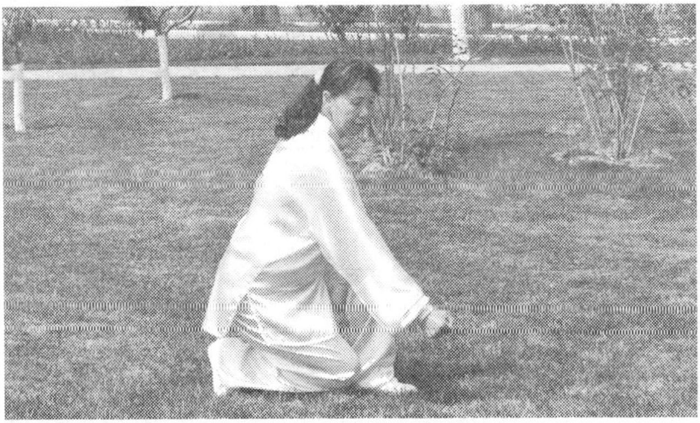

践步打捶

28. 翻身二起脚

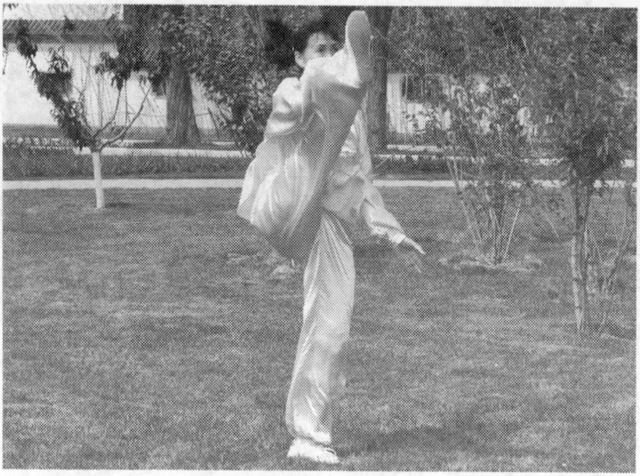

翻身二起脚

29. 左右伏兔

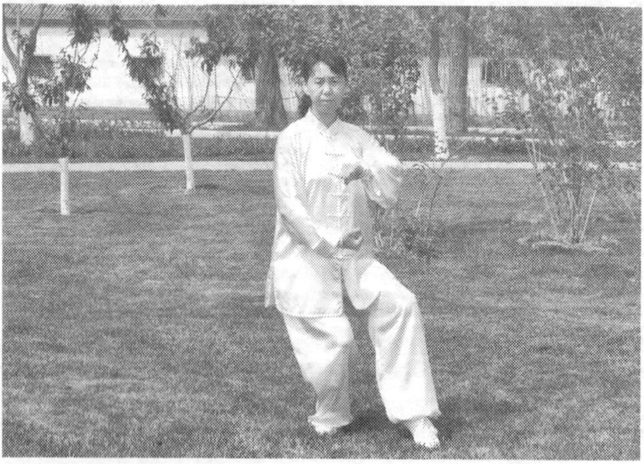

左右伏兔

30. 左分脚

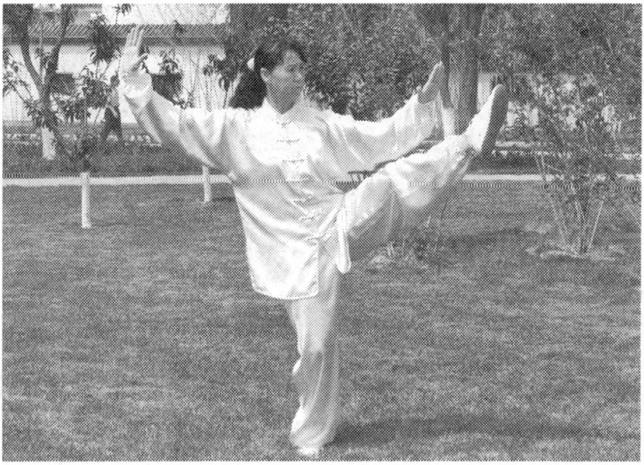

左分脚

31. 搬拦捶

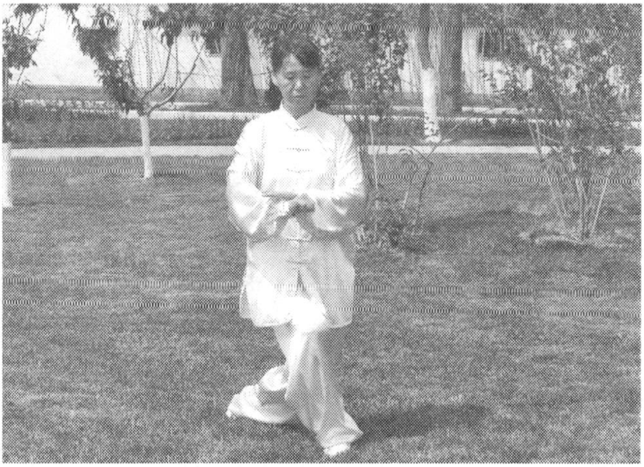

搬拦捶

32. 如风似闭

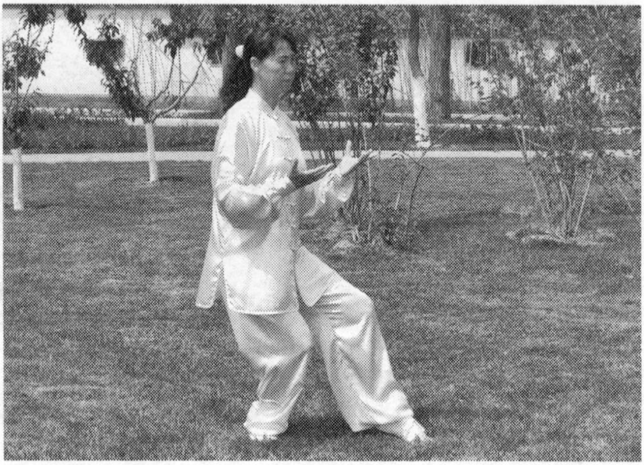

如风似闭

33. 抱虎推山

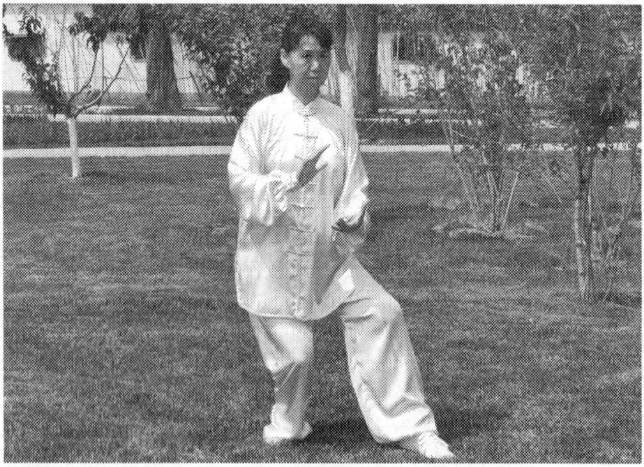

抱虎推山

34. 单鞭

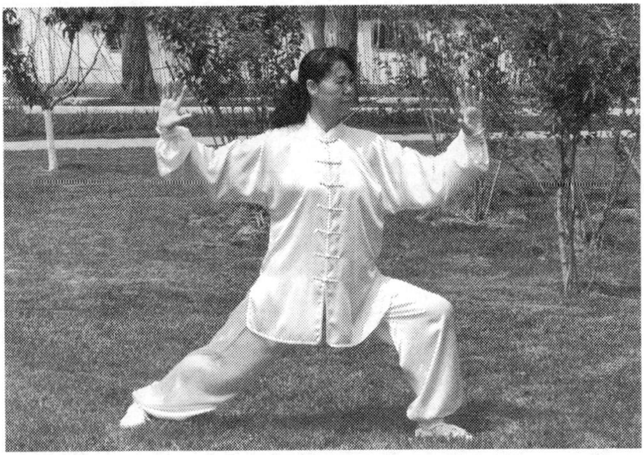

单鞭

35. 野马分鬃一

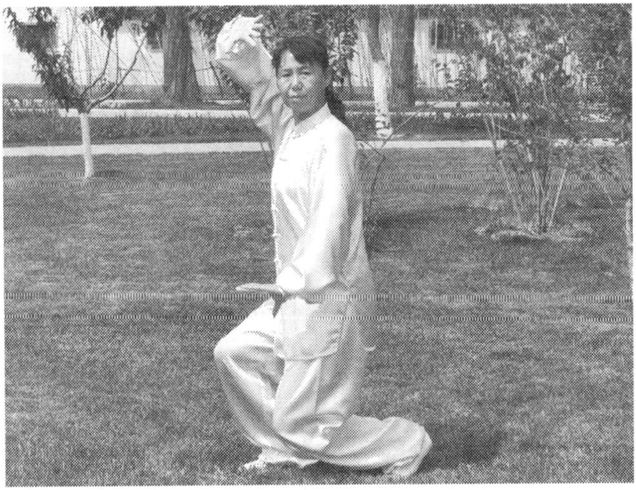

野马分鬃一

36. 野马分鬃二

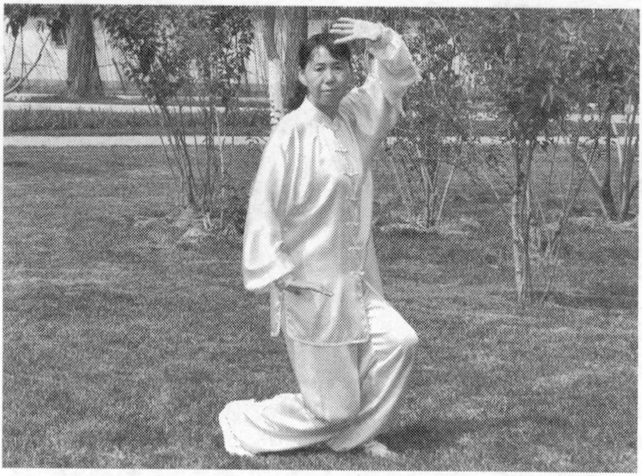

野马分鬃二

37. 野马分鬃三

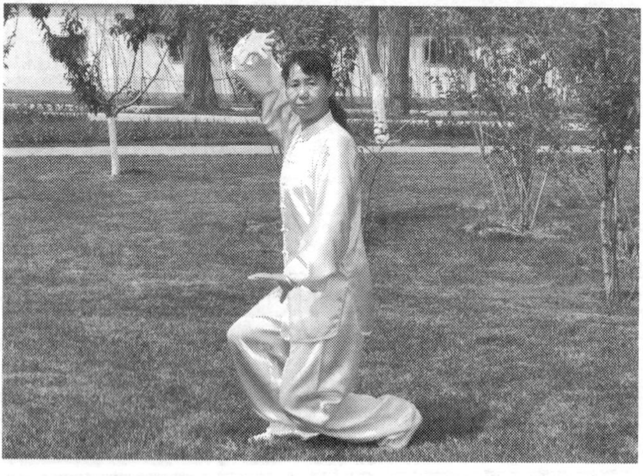

野马分鬃三

38. 野马分鬃四

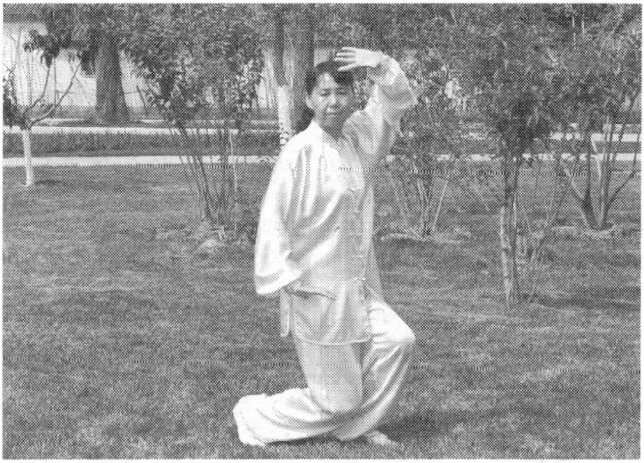

野马分鬃四

39. 懒扎衣

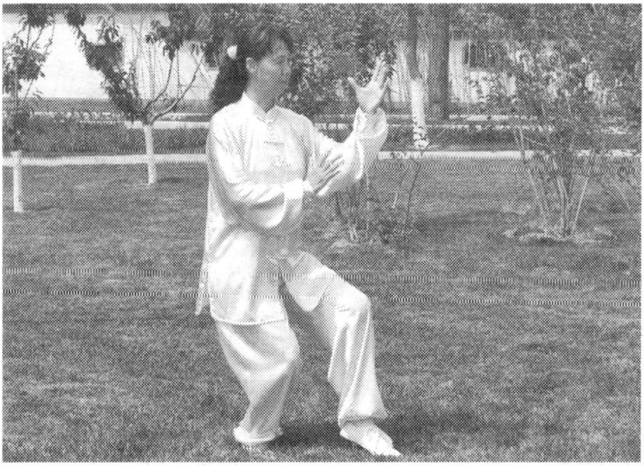

懒扎衣

40. 单鞭

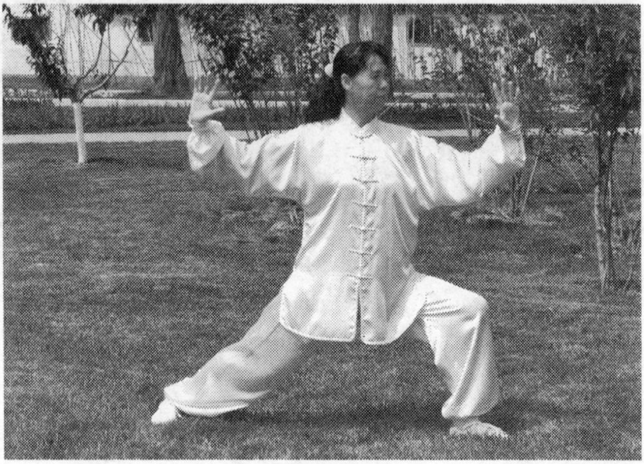

单鞭

41. 玉女穿梭一

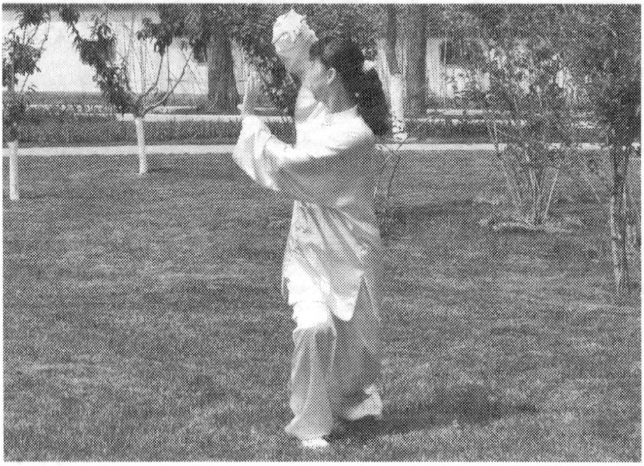

玉女穿梭一

42. 玉女穿梭二

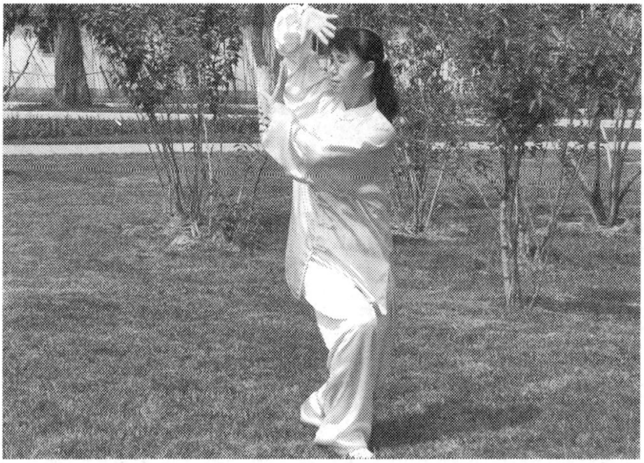

玉女穿梭二

43. 玉女穿梭三

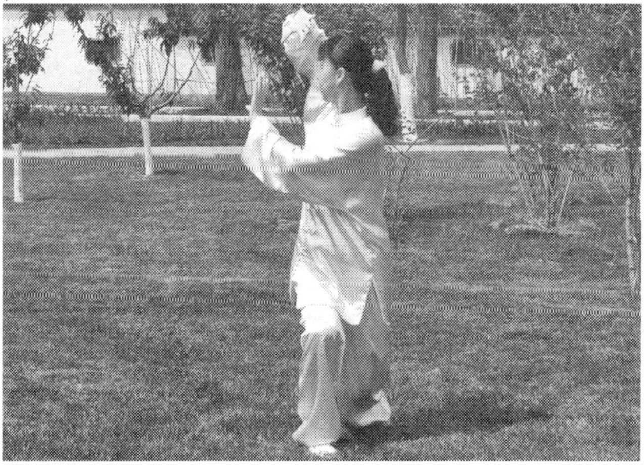

玉女穿梭三

44. 玉女穿梭四

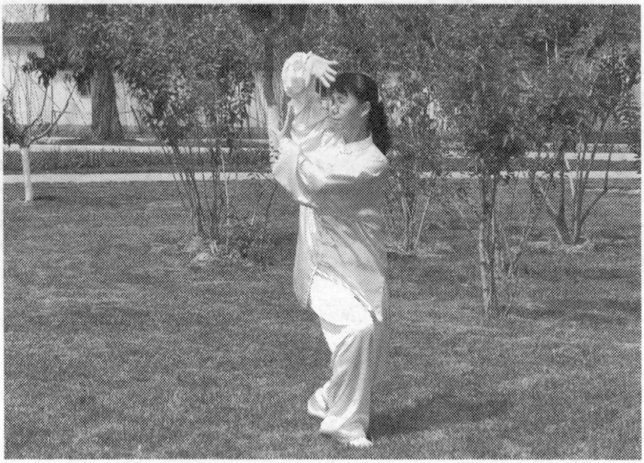

玉女穿梭四

45. 懒扎衣

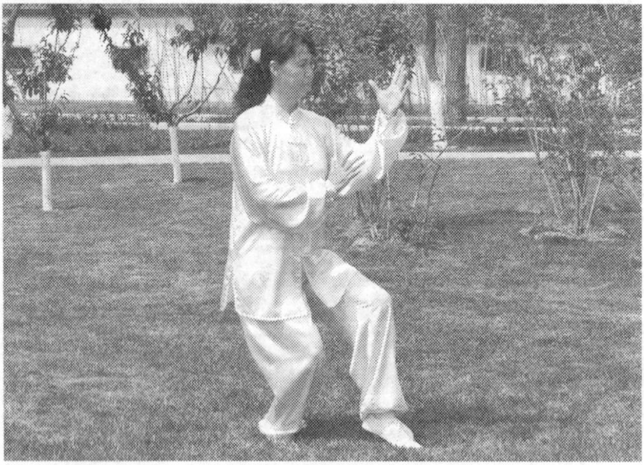

懒扎衣

46. 单鞭下势

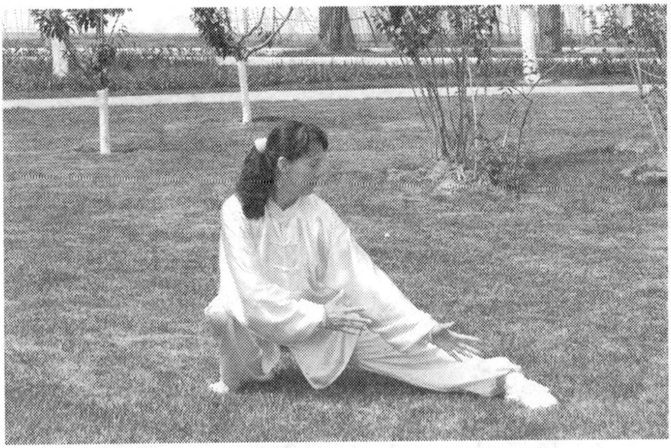

单鞭下势

47. 更鸡独立一

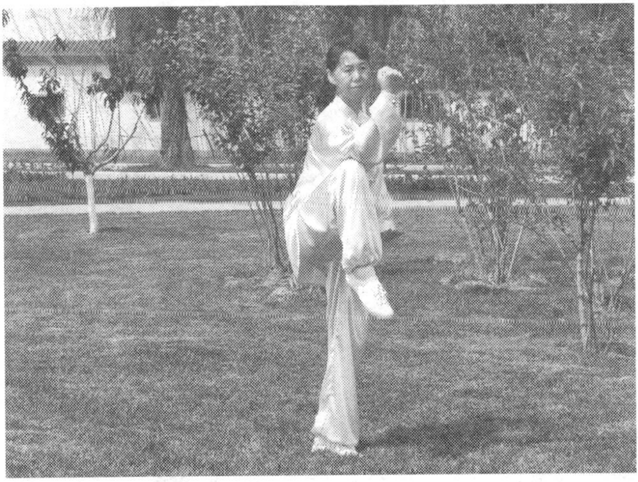

更鸡独立一

48. 更鸡独立二

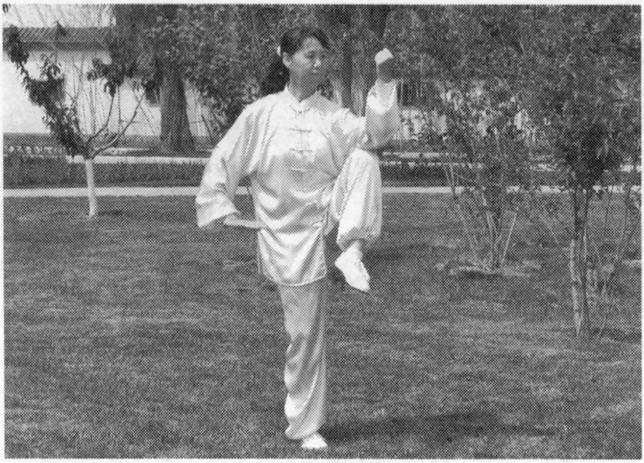

更鸡独立二

49. 高探马

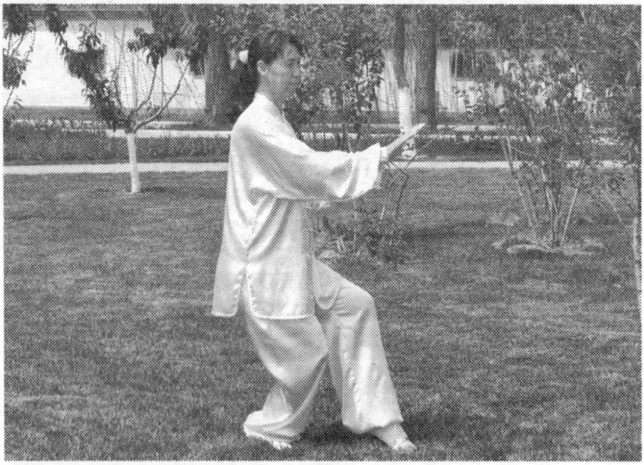

高探马

50. 对心掌

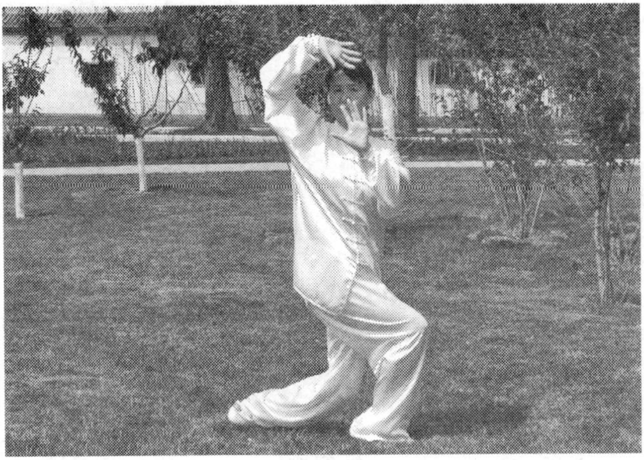

对心掌

51. 十字蹬脚

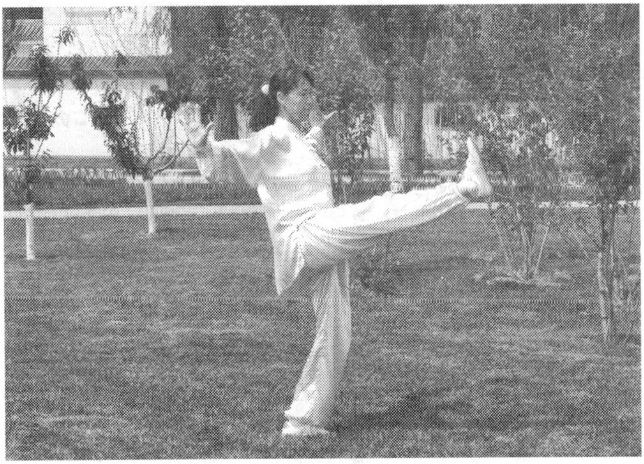

十字蹬脚

52. 指裆捶

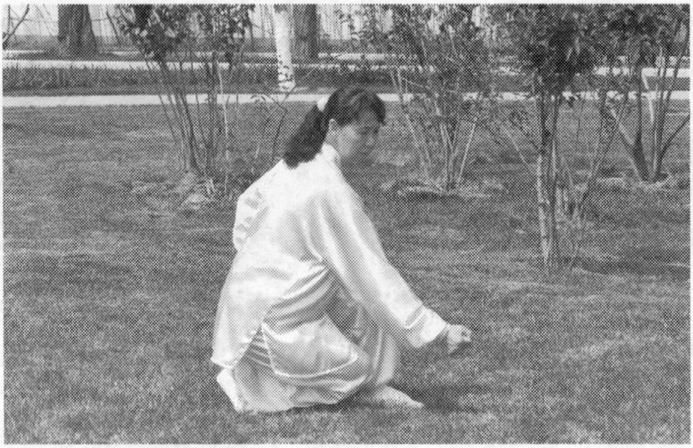

指裆捶

53. 懒扎衣

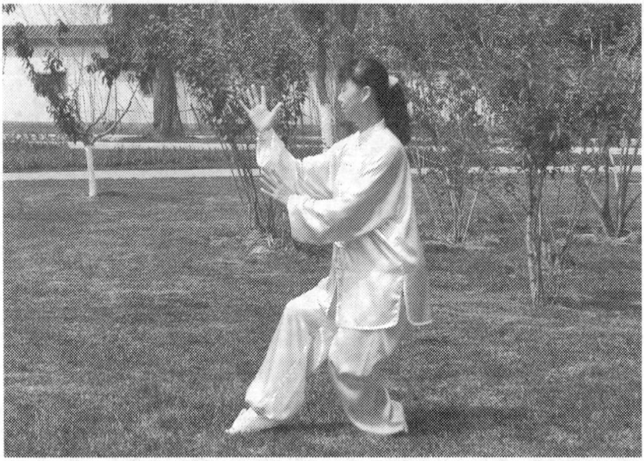

懒扎衣

54. 单鞭下势

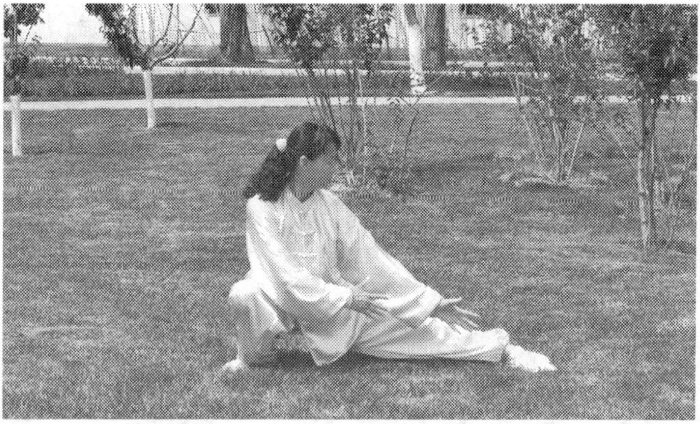

单鞭下势

55. 上步七星

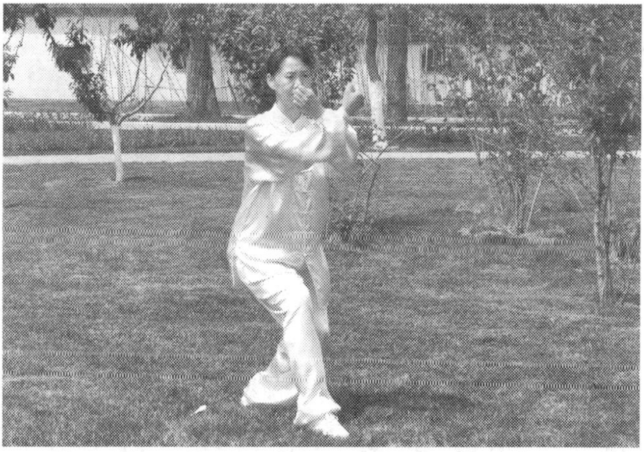

上步七星

56. 退步跨虎

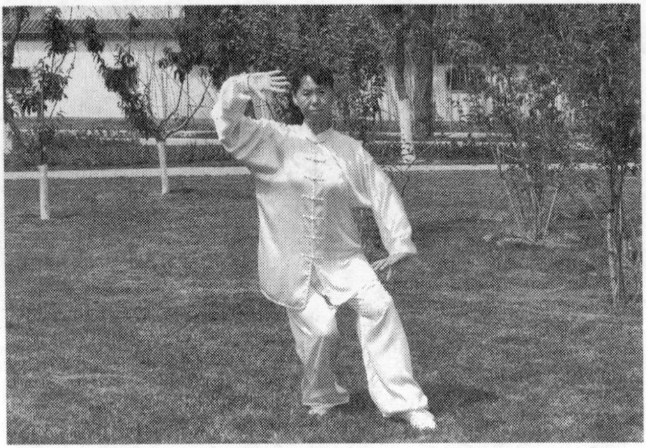

退步跨虎

57. 转身摆莲

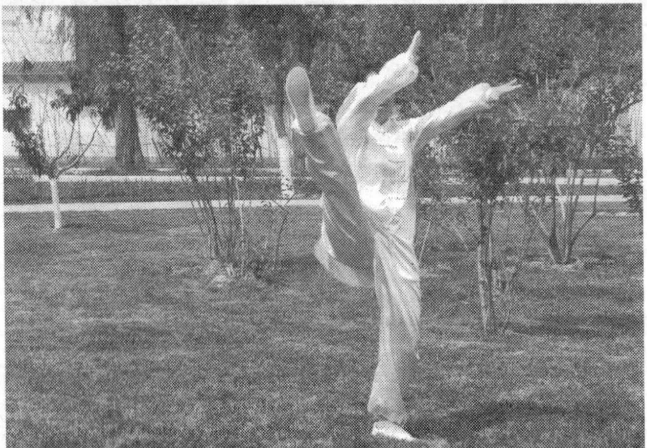

转身摆莲

58. 弯弓射虎

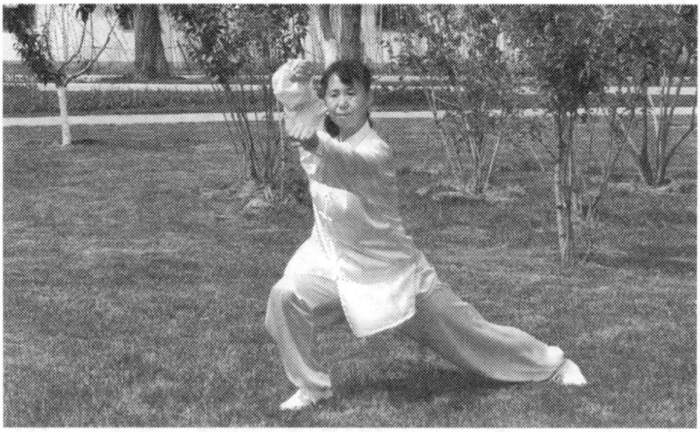

弯弓射虎

59. 双撞捶

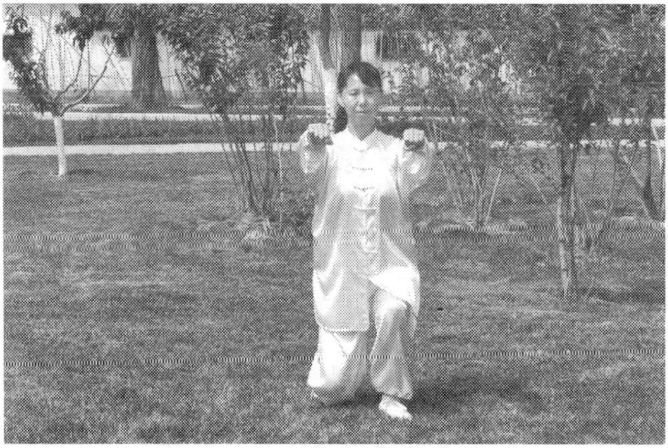

双撞捶

60. 手挥琵琶

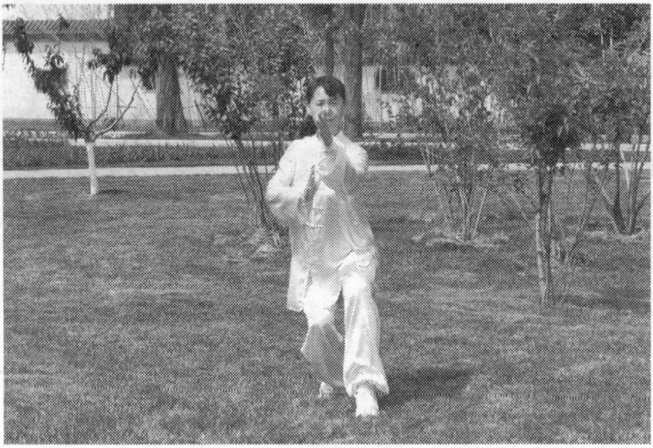

手挥琵琶

61. 收势

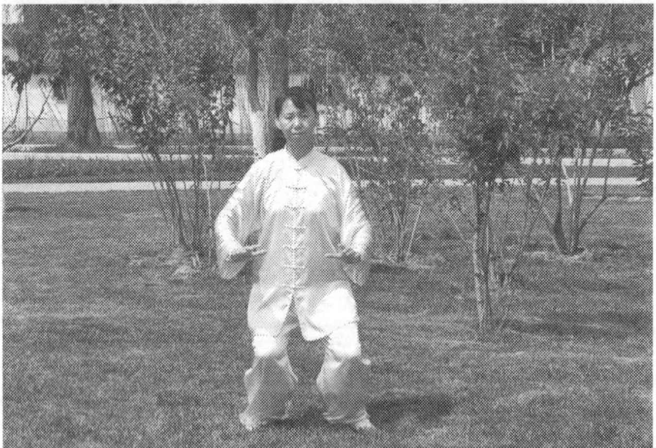

收势

62. 合太极

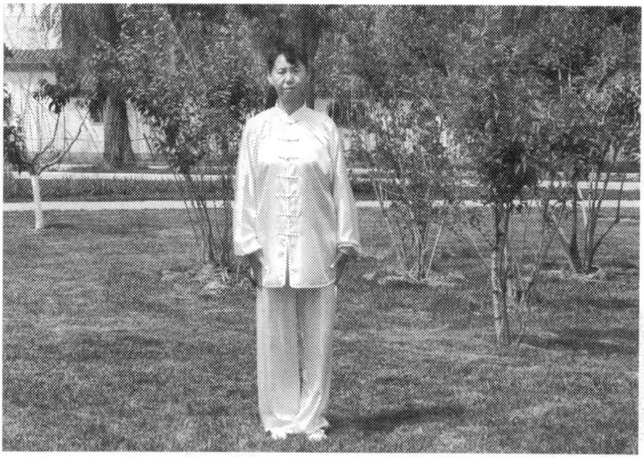

合太极

二、武氏太极拳

1. 武氏太极拳简介

武氏太极拳，又称郝氏太极拳，因其动作具有“起、承、开、合”的鲜明特性，所以有人称其为开合太极拳。武氏太极拳动作外型具有简洁紧凑、完整圆充、开合有致、步活身灵，出手不过足尖，身体左右各半不相逾越，每个势子都有“起承开合”贯穿始终等特点。该拳法似干枝梅，简洁清晰，绝无花哨、繁琐，所以又有人称其为“干枝老梅”，喻其简洁、实用。在练拳架时内在特点要求为：以太极拳理论为指导，以内气潜能支配形体（内形）

为主，走内劲，以意行气，练精、气、神三者合一。以郝为真为代表的武氏太极拳，作为中国太极拳几大流派之一，作为一个优秀拳种、优秀民传统族文化的一部分，目前正受到国家的重视，并对其在天津继承发展都提出了相应的批示和意见。于2004年3月22日天津武协召开的庆祝“郝为真开合太极拳研究会”在津成立43周年的座谈会上，中国武协秘书长唐戈武先生和中国武协副主席付宝丽先生应邀参加了会议并讲话。他们对研究会的传承和在津半个世纪的发展给予肯定，并提出三点要求：①郝为真开合太极拳需要发展；②该拳种必须发展；③在挖掘整理研究中科学发展。从此天津武氏太极拳得到了发展机遇。在天津市武协的大力支持下该拳种发展迅速，现有会员近千人，成为天津市全民健身和表演队伍中一大亮点。在全国也有较高的知名度。

2. 练拳心得

我随郝氏人家练武氏太极拳至今已有48个春秋（从1961年成立天津郝为真开合太极拳研究会计算），实际是1959年师从河北省永年太极拳宗师郝为真先生之孙“武氏郝为真开合太极拳”第三代传人郝振铎先生学练此拳。多年来勤学苦练，潜心致志，不断细心揣摩，在健康方面受益匪浅。我现已67岁，依然身体强健、耳聪目明、精力充沛、心态安舒平和。该太极拳具有姿势舒缓，动作紧凑、步法严格、虚实分明兼顾的特性。练拳时胸部腹部在进退和旋转中始终保持中正，给完成太极拳的身法和要领打下基础。多年来，坚持不懈的练拳，使我的体质依然健壮，精神仍旧饱满，减慢了衰老的步伐，使自己从生理年龄和实际年龄上均与不练拳的人形成较大的反差，给自己一个自信心。每天练拳相当于给周身充电，像吃了不老丹，精神振奋，获得了上乘生活质量。在多次推手较量中屡屡取胜，所以受到练拳人喜爱。

练拳也称盘架子，练拳时着重一个“静”字，心中常静，除去杂念，呼吸“均细深长”心平气顺，使人脑得到一定的休息。相反，剧烈的运动“粗浅急短”的呼吸会给肺部一定的压力，影响心脏的正常运行，呼吸的频率加快，也使各种组织代谢加快，耗氧量增加，容易破坏人体正常的新陈代谢，造成细胞的衰老，危害肌体。不经常坚持体育运动的中老年人经常进行剧烈运动，将会加重身体器官的磨损，导致组织功能衰退而影响人的寿命。在演练太极拳中应特别注意周身关节和肌肉群进行开展收缩外，每个姿势还结合“开呼”、“合吸”使横膈升降，起到上承下压的作用，使胸腹、脏腑亦随之蠕动，这就形成了周身五脏六腑“一动无有不动”、“一静无有不静”的状态。这种内外协调而又统一的运动是郝为真开合太极拳能够祛病延年、强身健体的根本原因之一。除此以外在练拳时注意力要集中，但又崇柔和尚静；重意和重气、空松和圆活，使人体处于一种十分兴奋而又没有丝毫紧张的精神状态。由兴奋抑制的不平衡转向平衡调节中枢神经的灵活性和灵敏性，消除大脑疲劳，活跃情绪及训练各种感觉器官对外界环境的适应能力都有良好的作用。

欲想真正了解太极拳，贵在一个“恒”字，太极拳的功夫是每天坚持用心用脑，反反复复认真修炼而得到的。

凡是身有绝技的人都是练拳不辍，从不间断的。

太极拳的演练自始至终都是弧线运动，由大小不同的环来组成的弧线接通，每个运动姿式能合乎拳理的要求，也是从练拳架子中得到的。切忌走弧线中出现直来直去。太极拳特有的圆活趣味和高层功夫也是从弧线中盘出来的。传统太极拳理拳法规定在练拳时，一定要注意方位，拳照姿势的朝向分东、南、西、北四正；和东南、西南、西北、东北四斜角为四隅。拳照起势面向南方，严格按四正、四隅行拳就是照八方线行拳。从起势到收势练拳中走弧线身体周围开成一个“意圈”或者说形成一个圆形的“球体”。久练久之与他人试手时，对方很难攻破这个“球体”。练拳盘架子初先要排除杂念，心需慢慢地静下来，胸部轻灵，做到无思无意无我无他，中正安舒身上不带倔劲，“澄源清流”方可往下盘拳，练拳一举一动身上应有“轻灵”，不可有僵滞之处。伸手提足注意“虚实”，也就阴阳，阴阳是拳之母，松柔是拳之魂。不知阴阳，没有松柔拳也打不好。阴阳就是虚实，阴为虚为吸，阳为实为动为呼。这是始终不能改变的拳理，有了功夫，修练到高深境界，也是如此。打一趟太极拳从起势到收势，始终贯串“轻灵”不可有凸凹断续处，“其根在脚发于腿，主宰于腰，行于手指”由脚而腿而腰总要完整一气。在行拳时不拘于多少势，每势要分成若干动。武氏郝为真开合太极拳从起势至收势，“起承开合”贯串拳路，单动脚引手走，视线引手，双动手引脚走追视线，这样盘拳可以达到拳理要求。

练拳时上动下随，随身步折合，内外相合，神意相合。在每一个动作结束按下动作时腰要松一下，腰为旗，这样做可使全身“似松非松”、“将展未展”、“劲断意不断”，在单动与双动的“接口处”变幻虚实，单动为虚，虚变换，实再虚一虚，双动为阳，阳变虚，则再实一次。长久修炼分清虚实，周身贯通。这样太极功夫的发展脚步就会加快，一般人认为练武人，四肢发达，头脑简单，其实修炼太极拳恰恰相反，太极拳炼的不单是拳脚功夫，而主要是头脑心灵的功夫。努力研究太极文化可使人祛病延年，达到平和、淡泊的人生的境界。有科学灵活的头脑和科学思想可使人把太极拳研究达到高深地步。用心用脑练太极，取得健康效果好。

以上粗浅认识谨供参考。

牛钟明

2009 年 12 月

三、武氏郝为真开合太极拳白话歌

提顶吊裆心中悬，松肩沉肘气丹田，
裹裆护臀两肋收，含胸拔背落自然，
初势左右懒扎衣，双手推出拉单鞭，
提手上势望空看，白鹅亮翅飞上天，
楼膝拗步要下势，抽身抱虎去推山，
回身再拉单鞭势，提手上势靠当先，
肘底看肘要撑肘，倒撵猴来转两角，
退步白鹅来亮翅，搂膝拗步又一番，
退步手挥琵琶势，左脚虚步海底针，

按势斜身闪通背，青龙出水掌上穿，
转身回头拉单鞭，云手三下单鞭势，
随身就打高探马，左右分脚绷脚面，
转身侧踹脚上翻，践步捶来往下打，
翻身二起踢破天，披身伏虎分左右，
提脚转身紧相连，蹬脚上步搬拦打，
如封似闭向前按，抱虎推山重挤按，
回头再拉斜单鞭，野马分鬃向上穿，
上动下随向前进，玉女穿梭腰腿转，
退步懒扎手居前，单鞭下势真巧妙，
更鸡独立分左右，高探马连对心掌，
十字奔脚往后翻，指裆捶来打下势，
退步懒扎紧相连，再拉单鞭重下势，
上步就是七星捶，收身退步拉跨虎，
转身便打双摆莲，海底捞月劲蓄足，
弯弓射虎对拉劲，怀抱双捶谁敢进，
回身手挥琵琶势，合太极显精气神，
稳如泰山意下沉，详推用意终何在，
延年益寿不老丹，歌会歌会三十六，
不遇知己莫轻传，不知不觉艺业成。

第三节 八段锦

八段锦是中国古代流传下来的一种武术动功功法，由八种不同而各具针对性的动作组成，既有强化肌肉的作用，又具伸展筋骨的功效，体势动作古朴高雅，故名。八段锦形成于12世纪，后在历代流传中形成许多练法和风格各异的流派。八段锦的体势有坐势和站势两种。坐势练法恬静，运动量小，适于起床前或睡觉前锻炼。站势运动量大，适于各种年龄、各种身体状况的人锻炼。

演示者韩殿旭先生，现年50岁，自14岁开始习武，先后拜当地名师翟成云、毛茄庆及全国闻名、天津静海独流的任秀峰之子任俊华门下为徒，学习武术道德、武术技法及养生理论。修练太祖通臂、合页通臂、燕青拳、迷踪拳等各式拳种和常见器械，而每类又有多种不同的技击方法，虽然风格特点各异，有的灵活多变、步疾手快；有的进退自如、攻防有序；有的具实战能力；有的能健体防身。为达内外双修、强壮筋骨之目的，20世纪80年代又拜天津市祖传正骨名医赵文奎门下，学习中药药性及炮制方法，继承和发扬秘方、验方的独到之处，研制各类外用膏剂。与此同时，又在天津骨科医院按摩名师李墨林弟子指导下学习李氏按摩手法技巧。不少因习武致病、跌打操作及慢性病患者，经他的精心治疗及指导下得以不同程度的缓解或康复。借本书出版之际，我们特邀韩殿旭先生演示坐式、立式八段锦及燕青拳，以飨广大读者之需。

一、坐式八段锦

第一式　两手抱昆仑

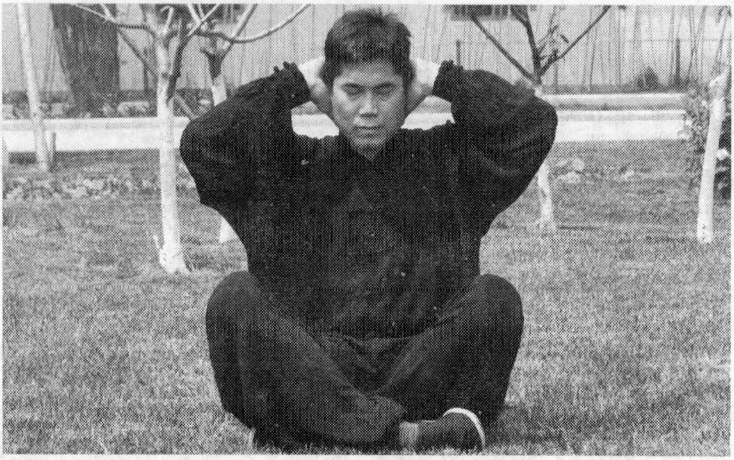

两手抱昆仑

第二式　微拢撼天柱

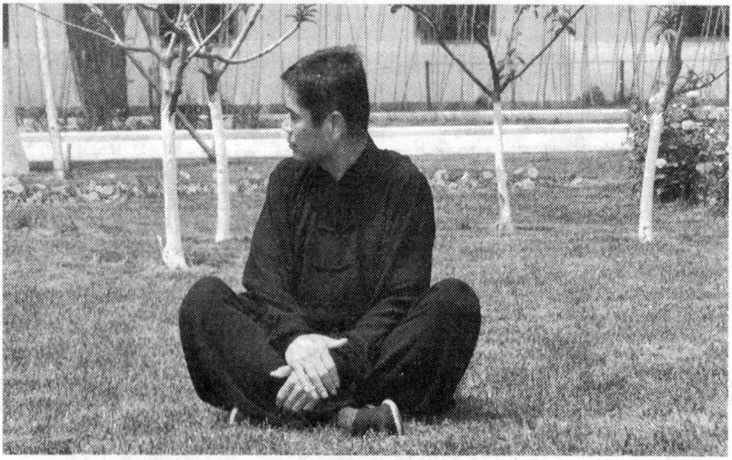

微拢撼天柱

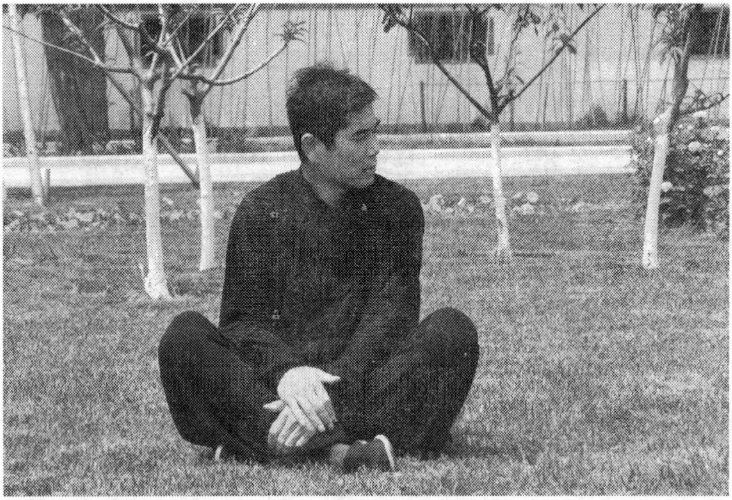

微拢撼天柱

第三式　赤龙搅水津　鼓漱三十六

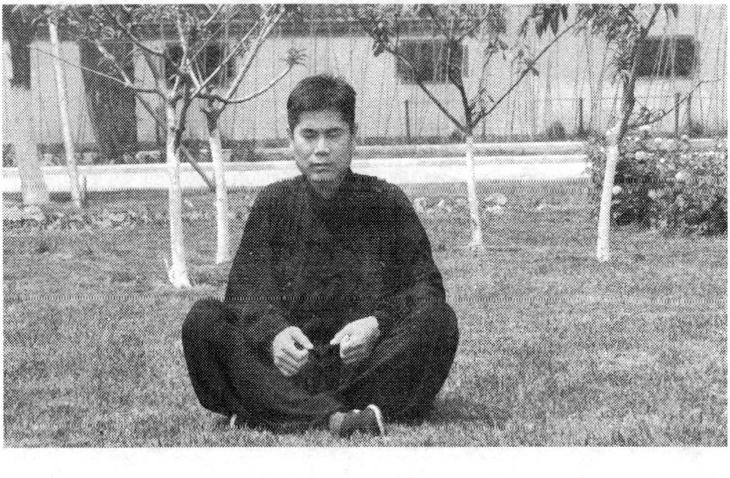

赤龙搅水津　鼓漱三十六

第四式　闭气搓手热　背摩后精门

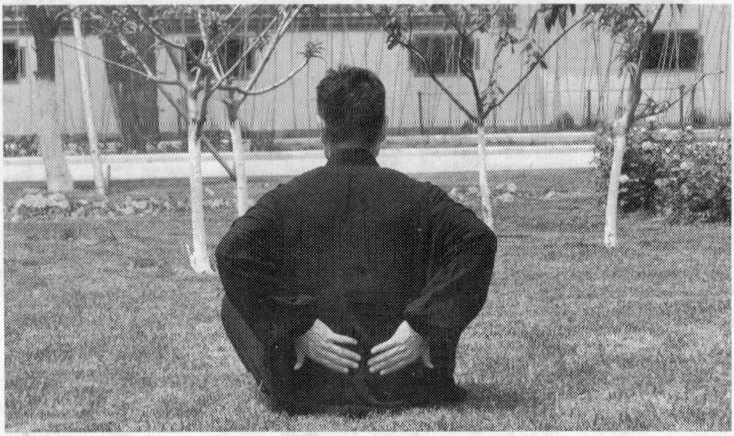

闭气搓手热　背摩后精门

第五式　单关辘轳

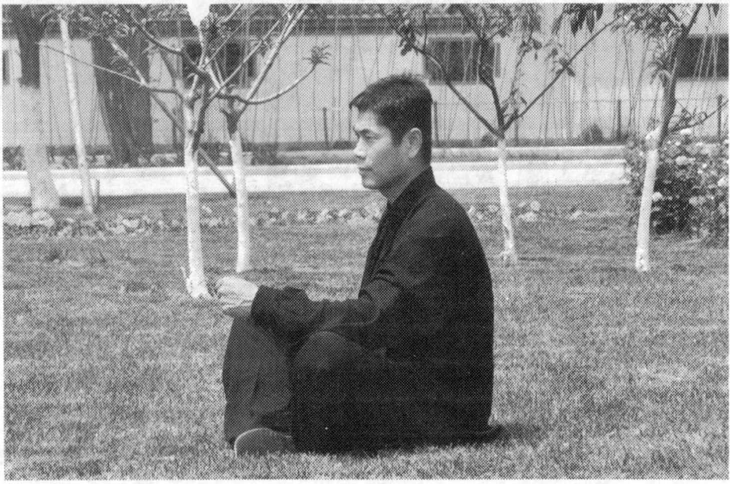

单关辘轳

第六式　双关辘轳

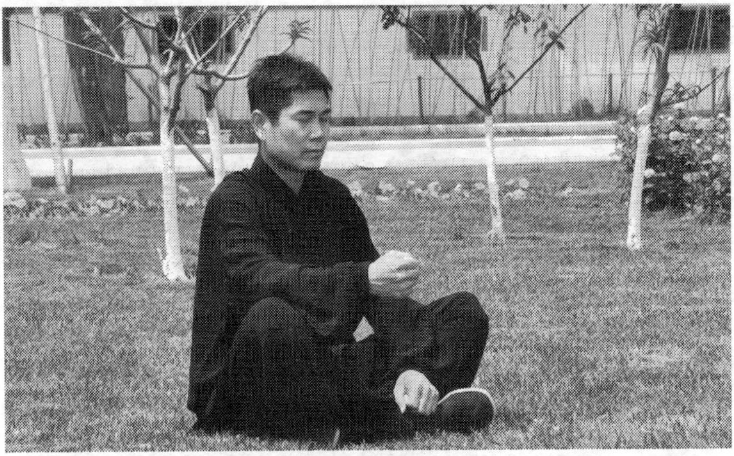

双关辘轳

第七式　两脚放舒伸　叉手双虚托

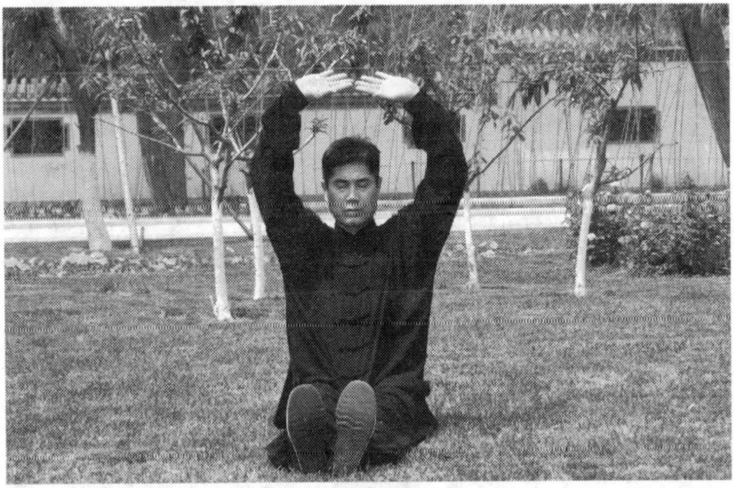

两脚放舒伸　叉手双虚托

第八式　低头攀足频

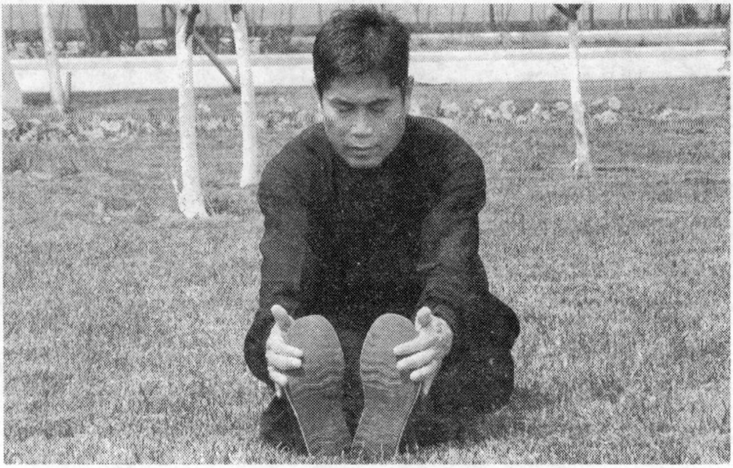

低头攀足频

二、立式八段锦

第一式　双手托天理三焦

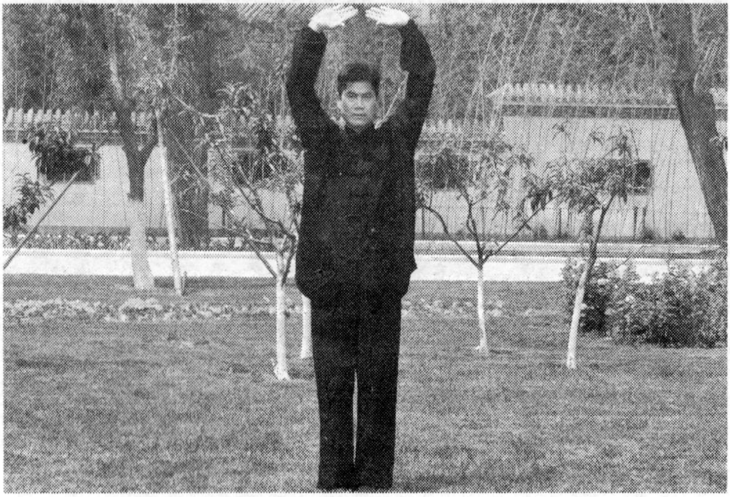

双手托天理三焦

第二式　左右开弓似射雕

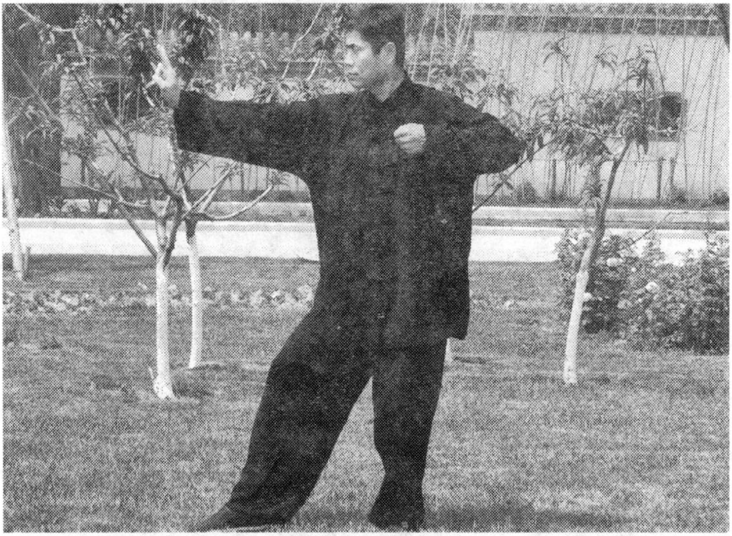

左右开弓似射雕

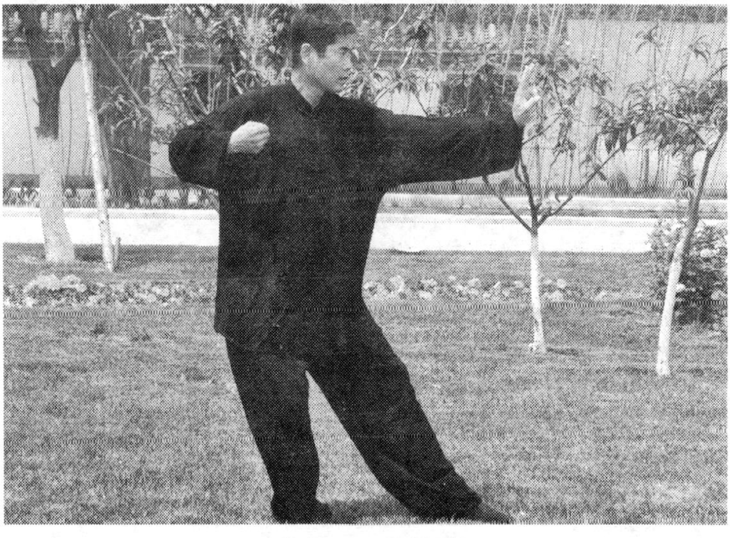

左右开弓似射雕

第三式　调理脾胃须单举

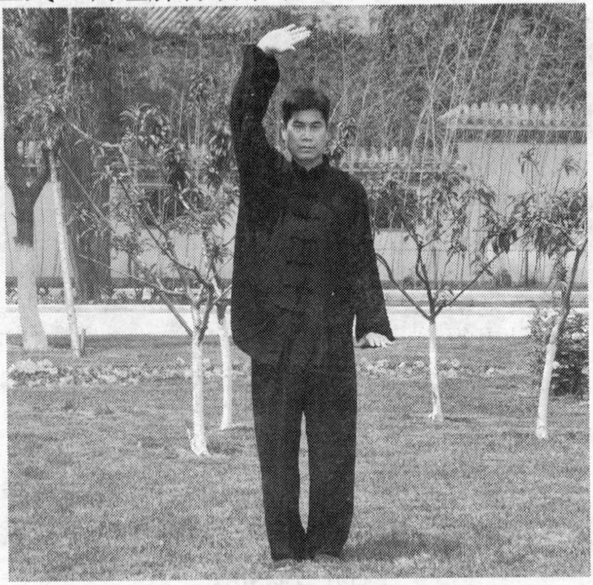

调理脾胃须单举

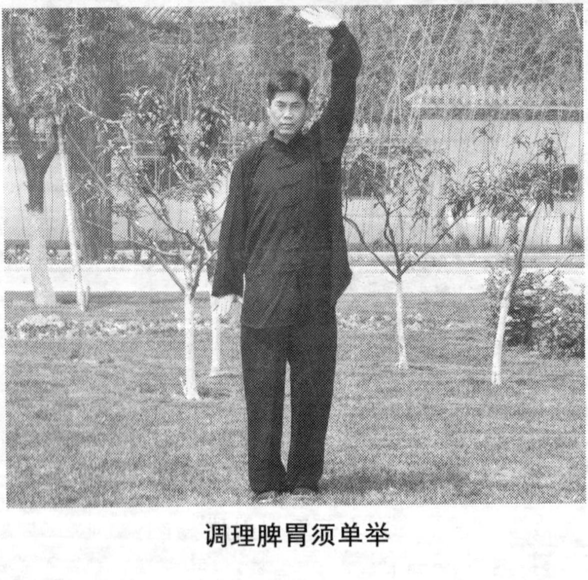

调理脾胃须单举

第四式　五劳七伤往后瞧

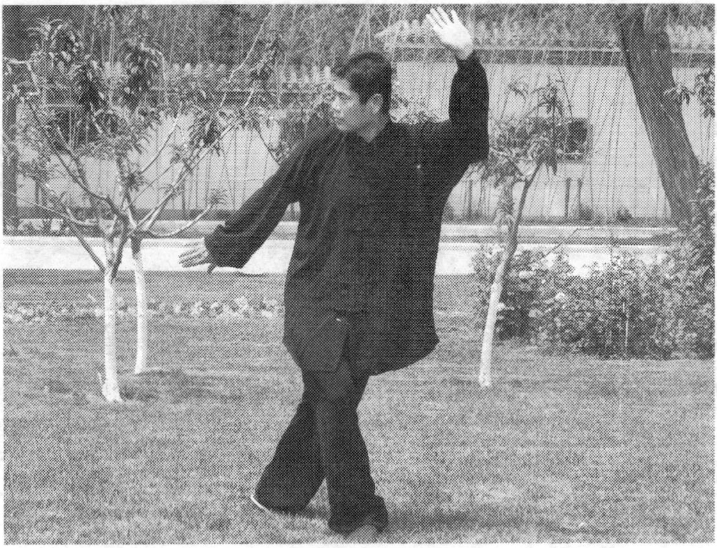

五劳七伤往后瞧

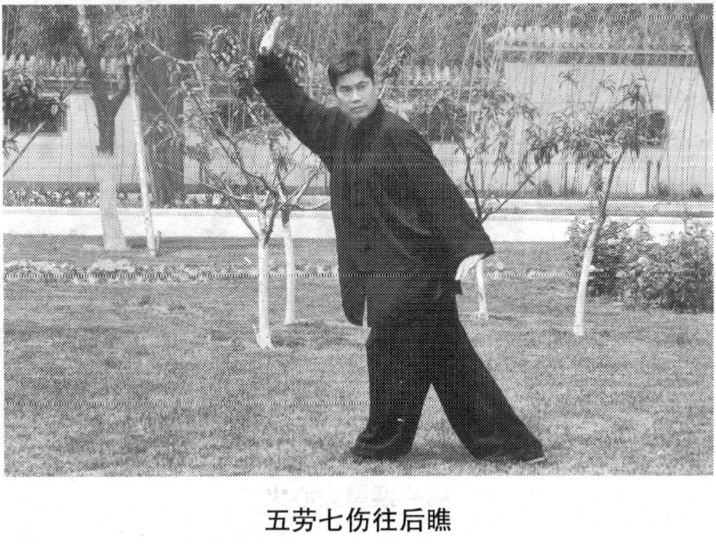

五劳七伤往后瞧

第五式　摇头摆尾去心火

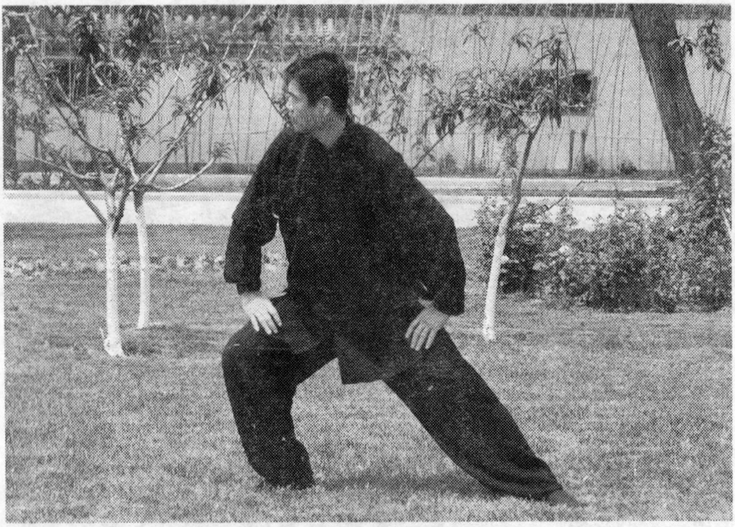

摇头摆尾去心火

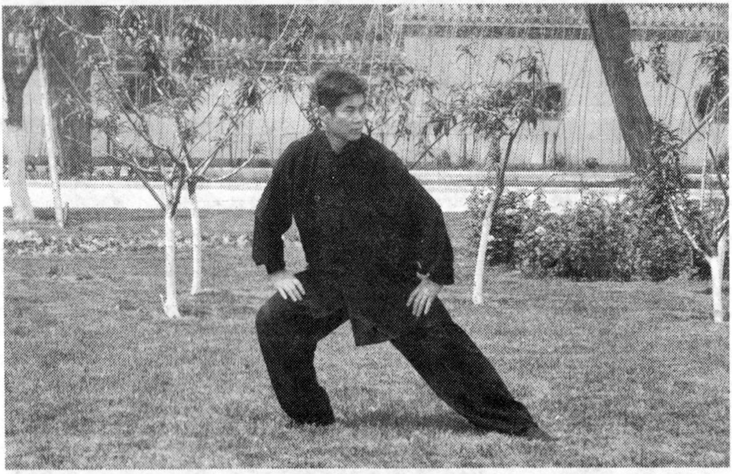

摇头摆尾去心火

第六式　双手攀足固肾腰

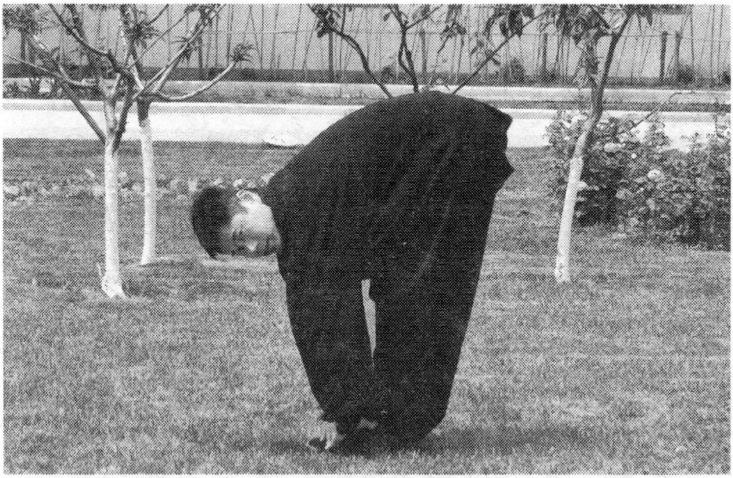

双手攀足固肾腰

第七式　攒拳怒目增气力

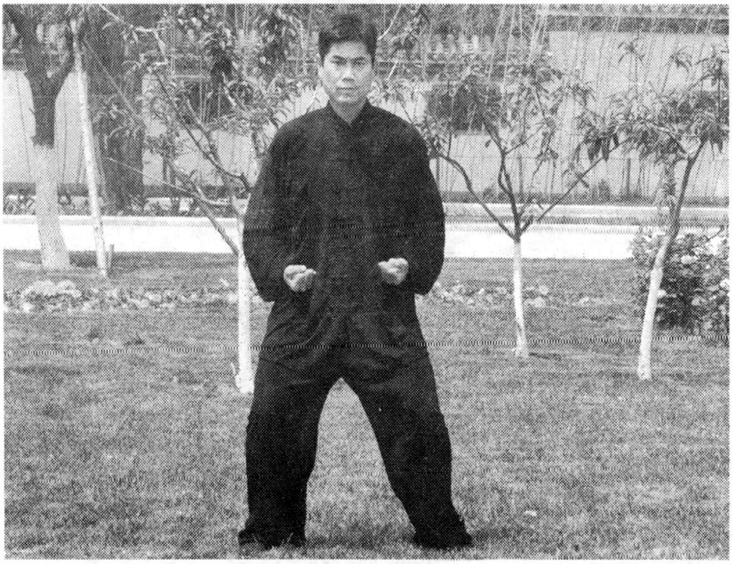

攒拳怒目增气力

第八式　背后七颠百病消

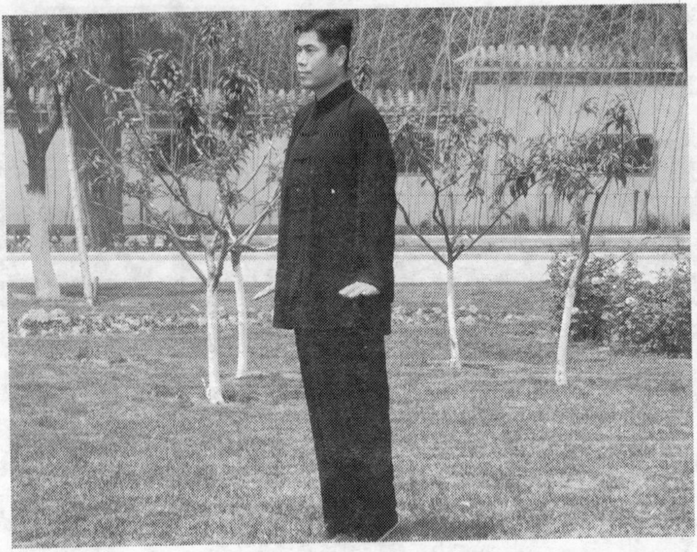

背后七颠百病消

第四节　燕青拳

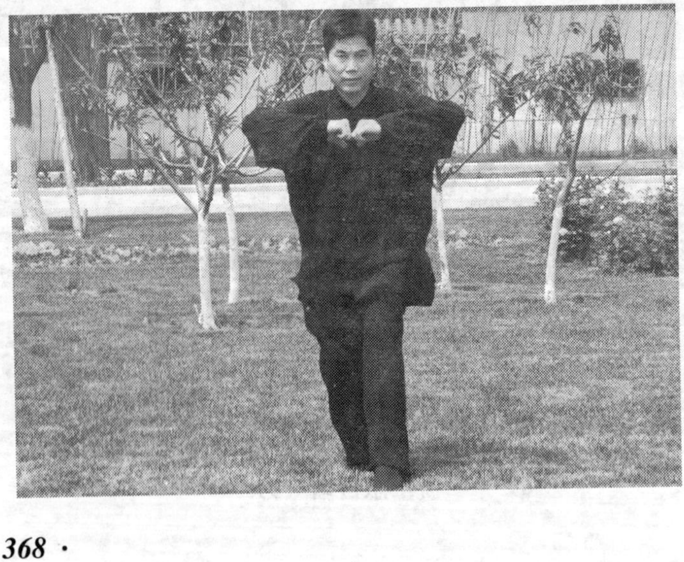

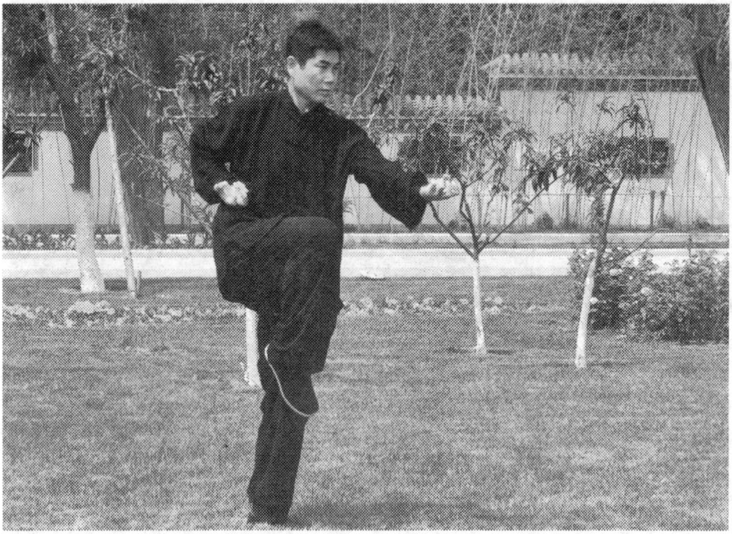

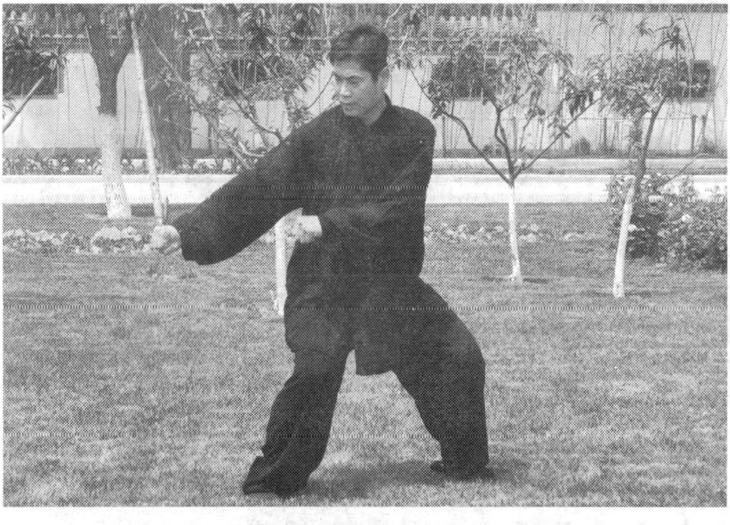

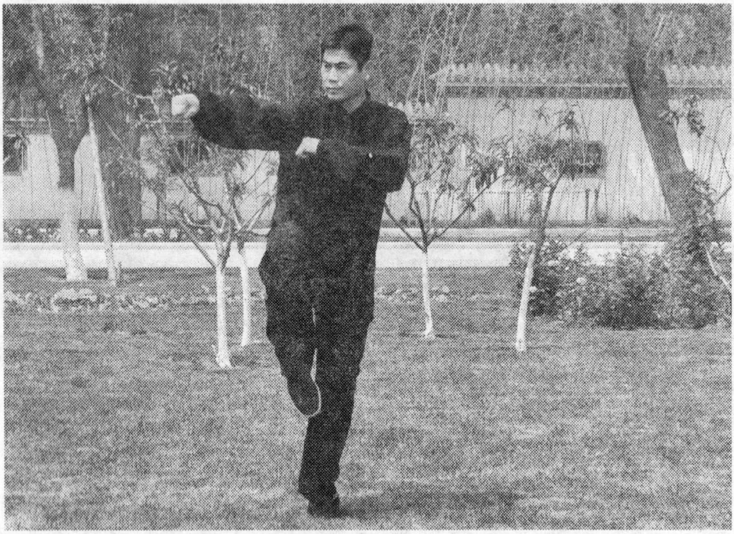

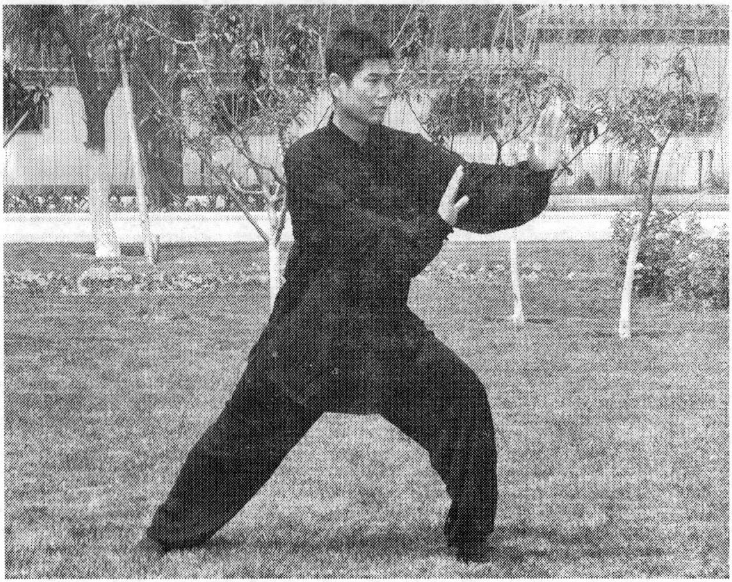

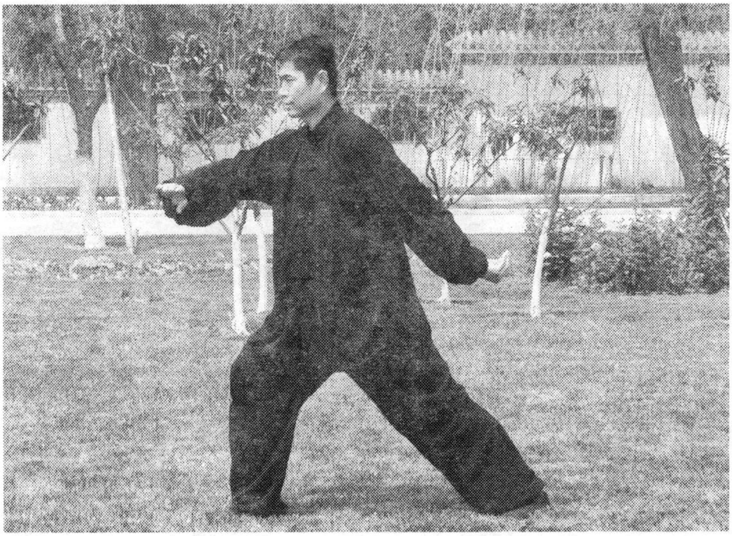

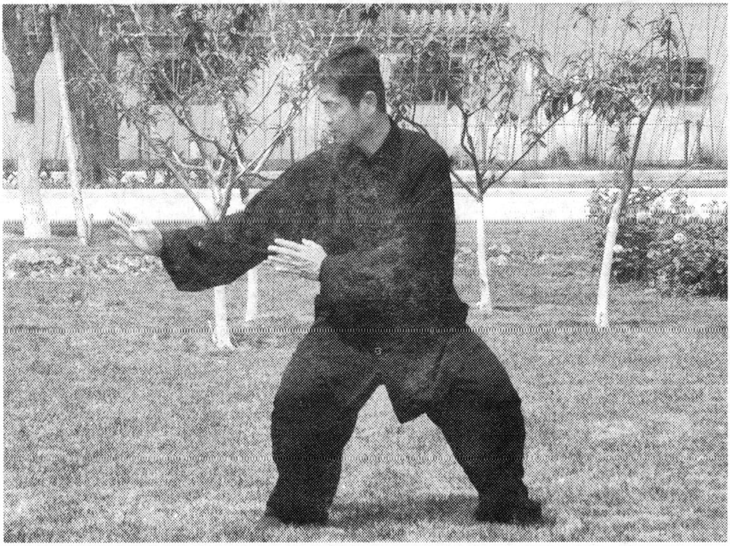

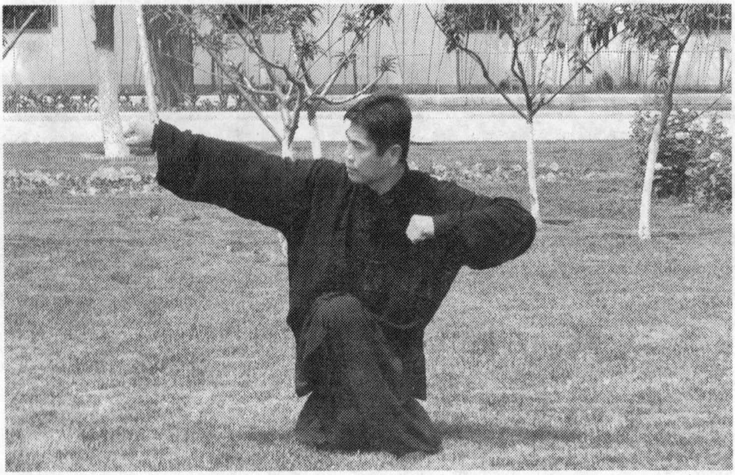

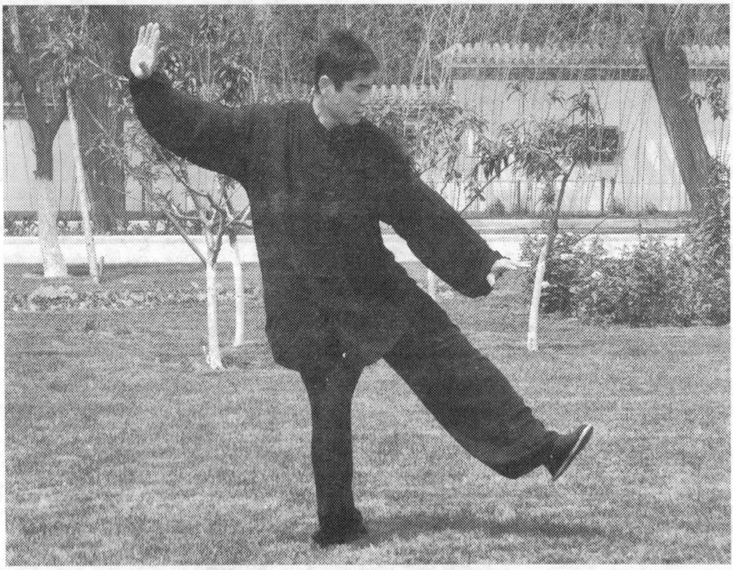

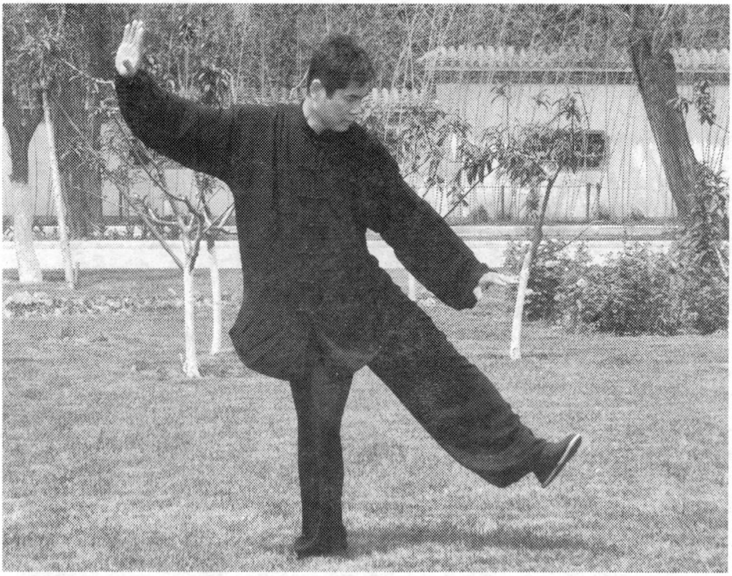

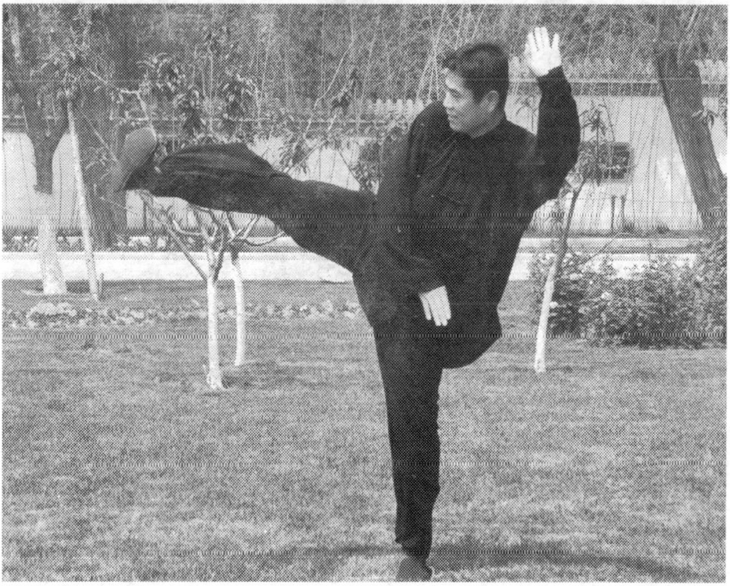

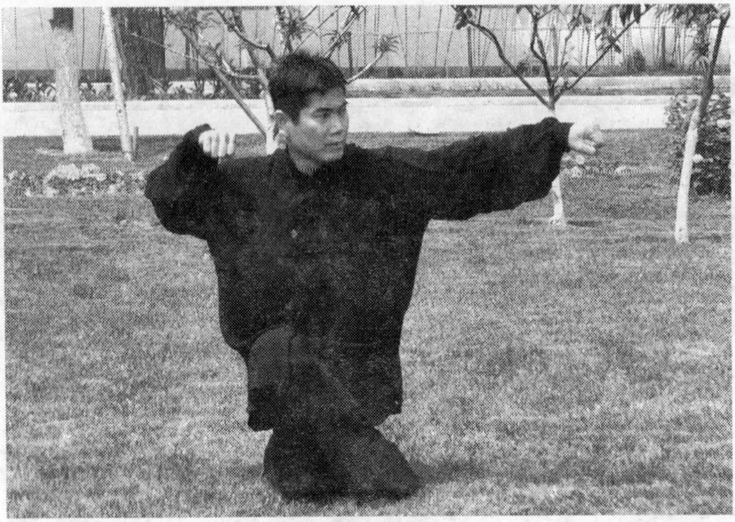

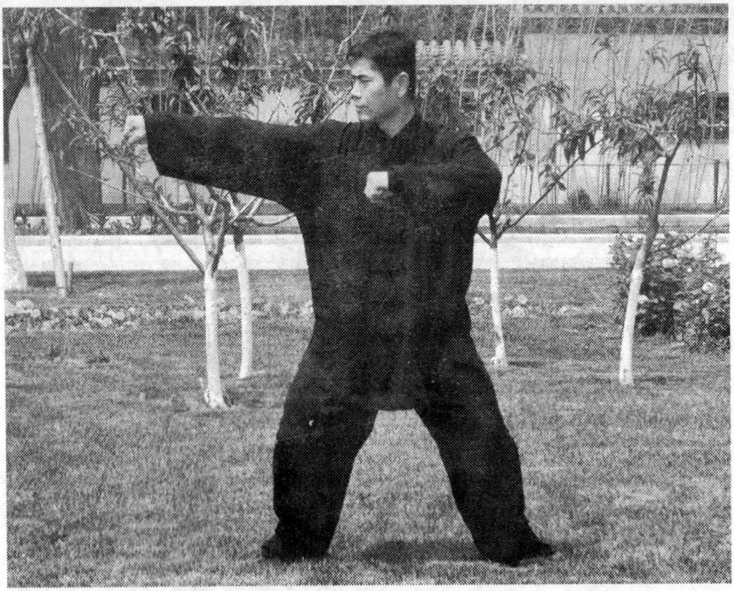

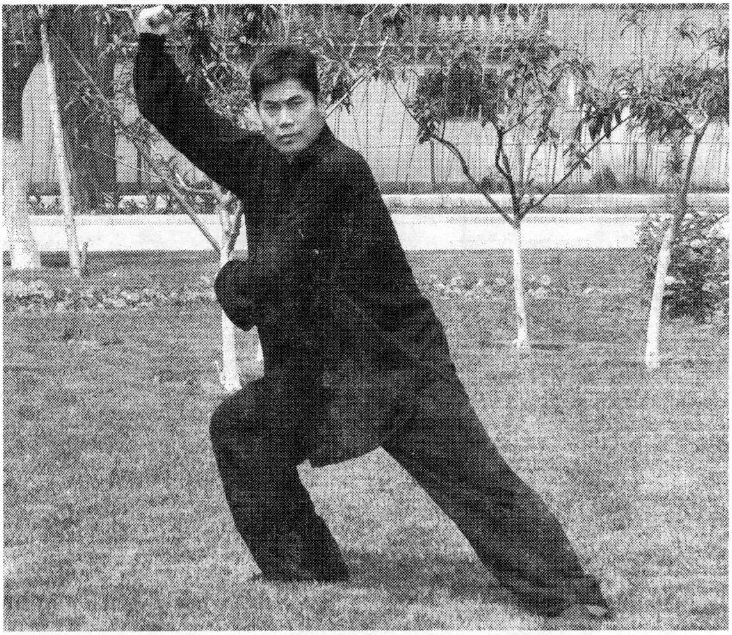

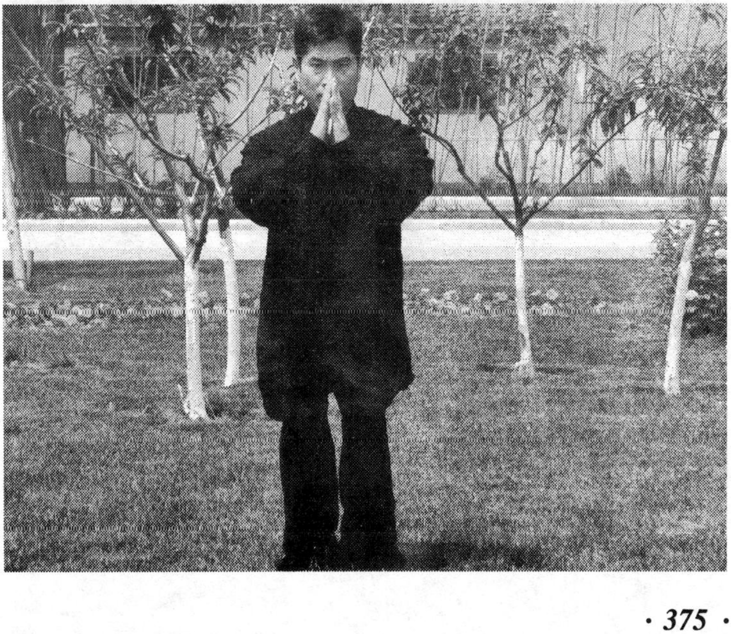

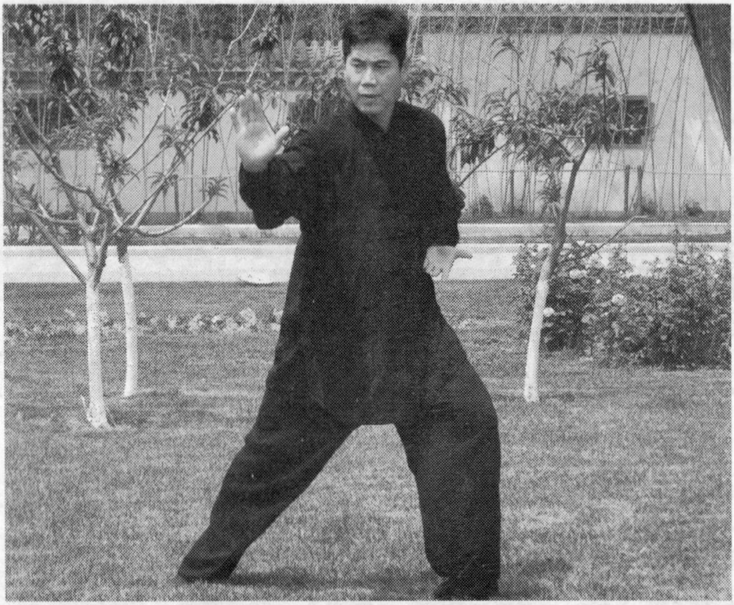

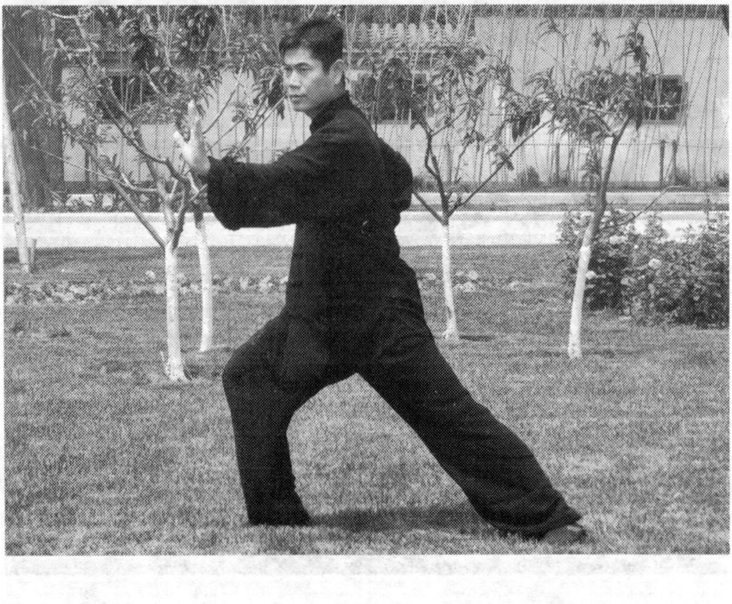

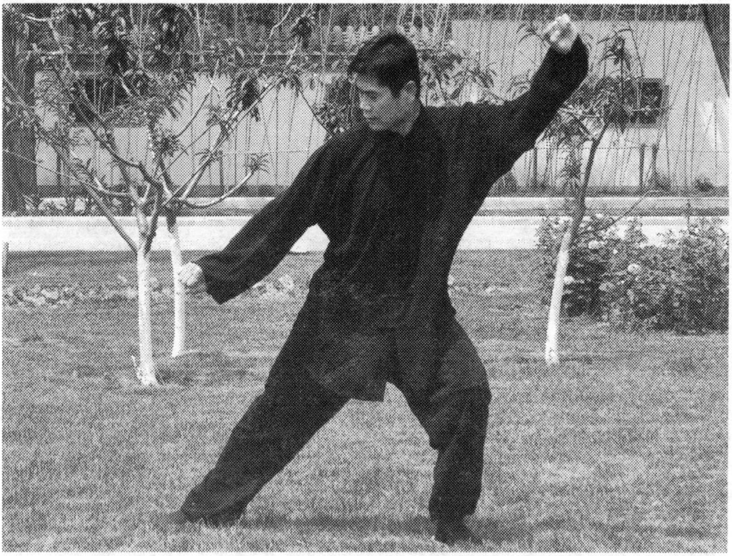

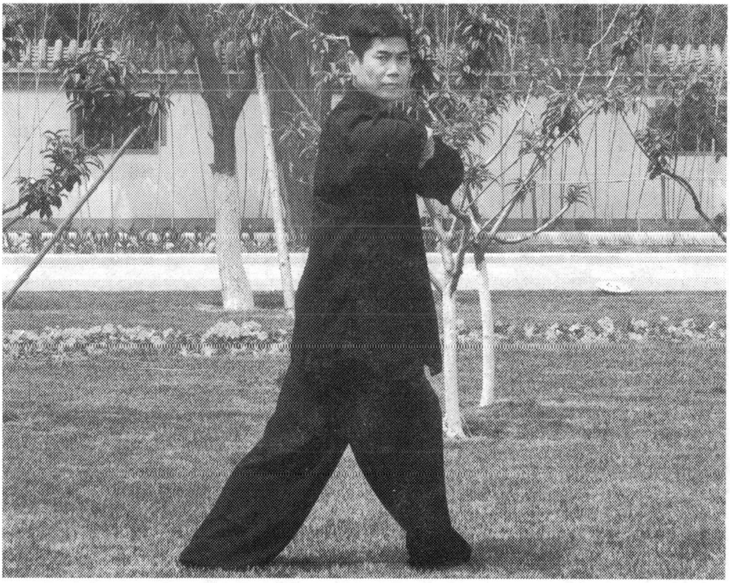

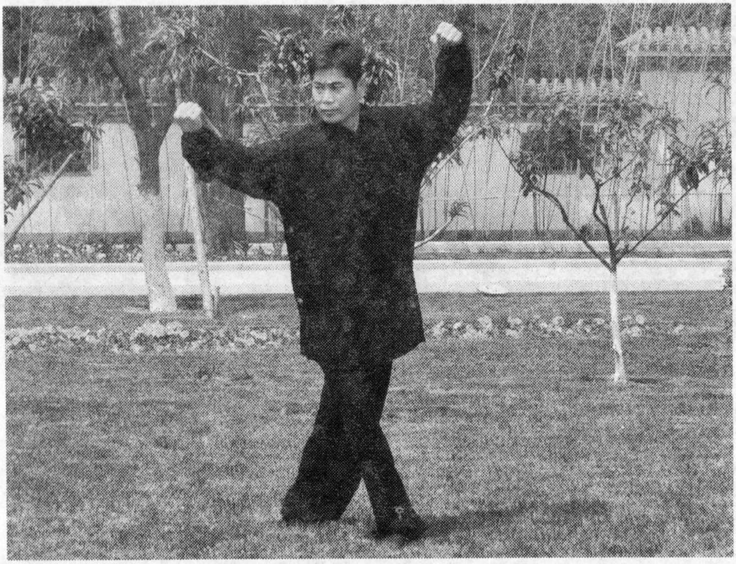

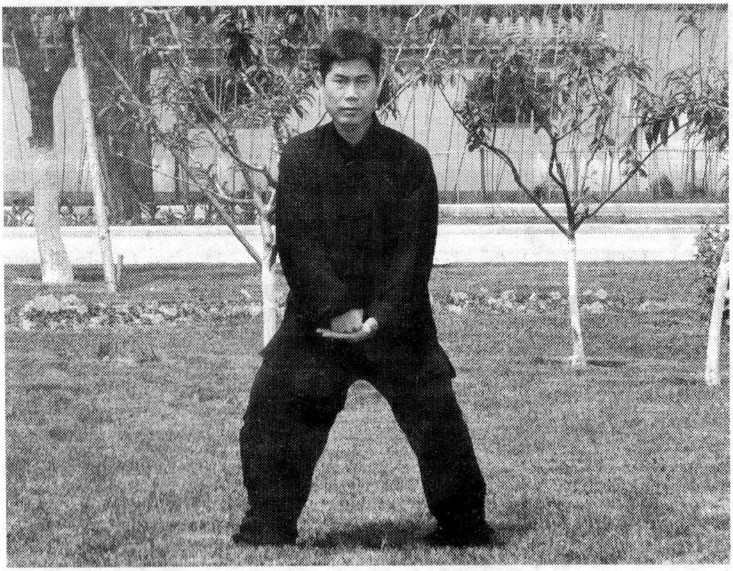

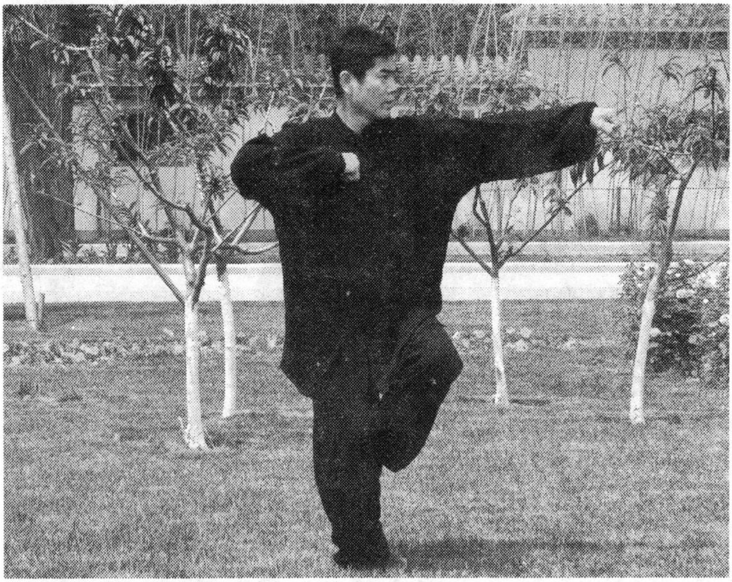

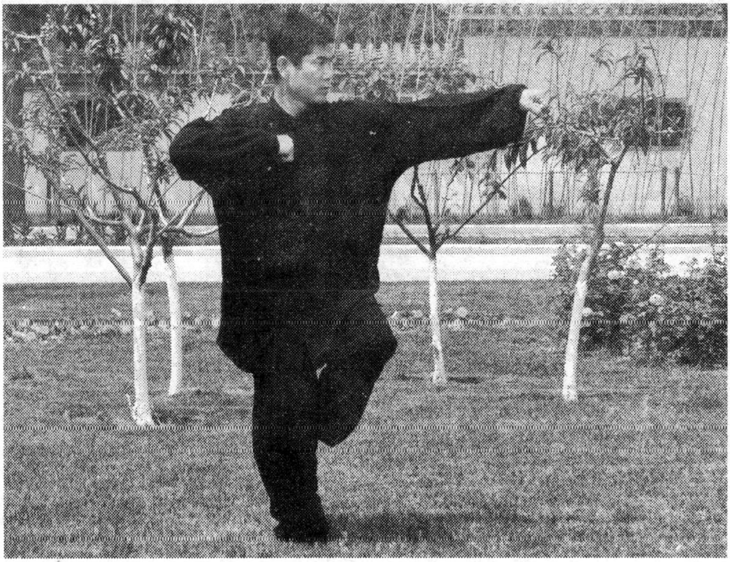

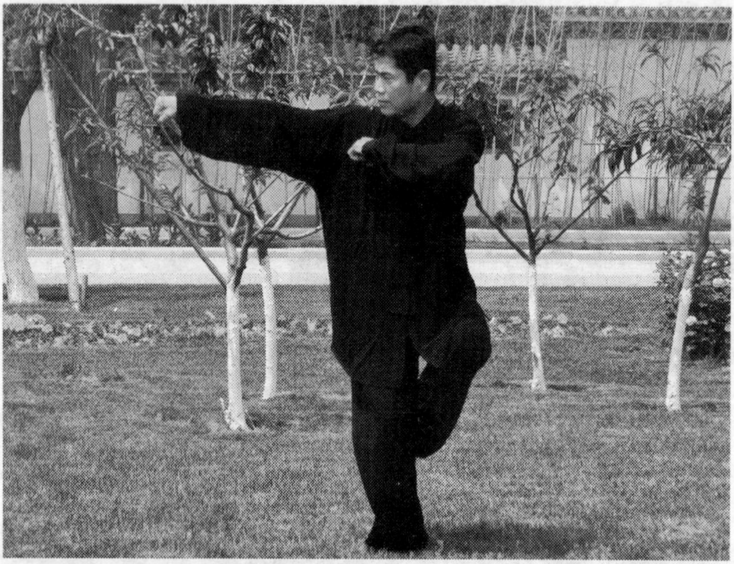

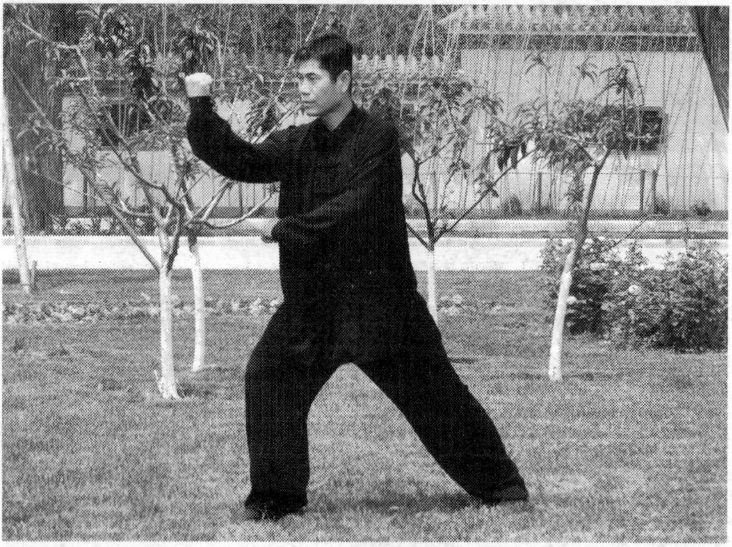

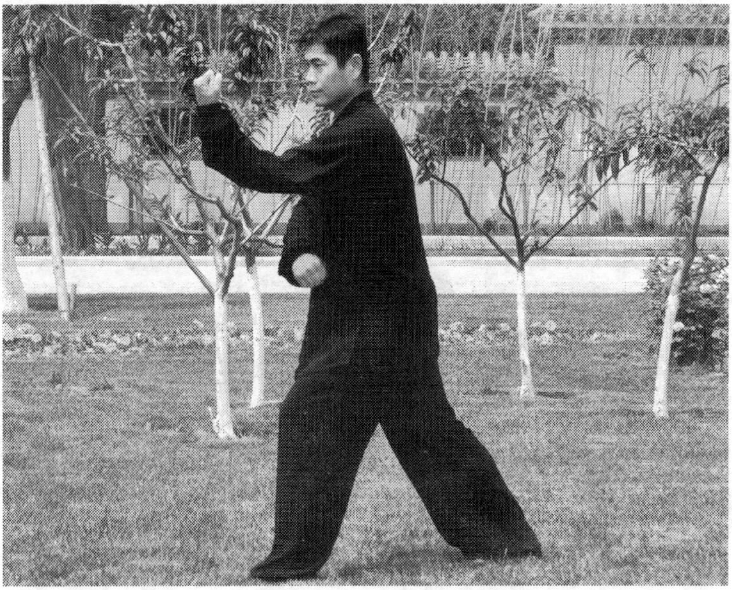

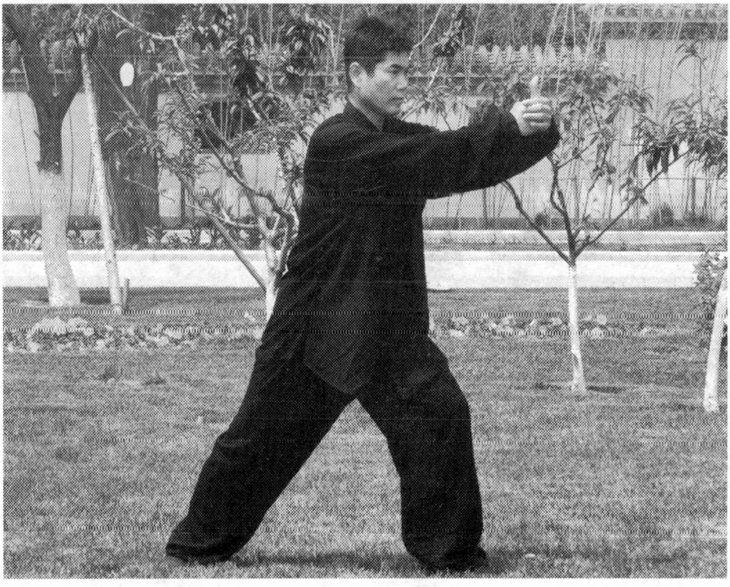

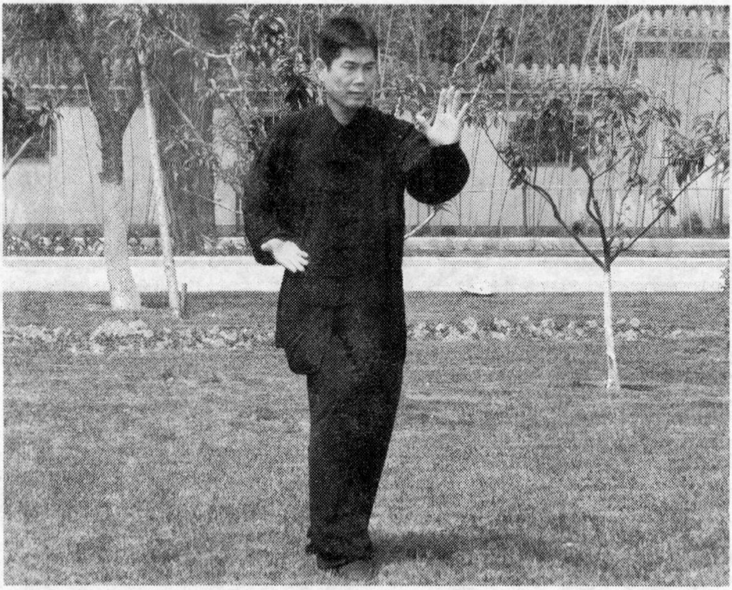

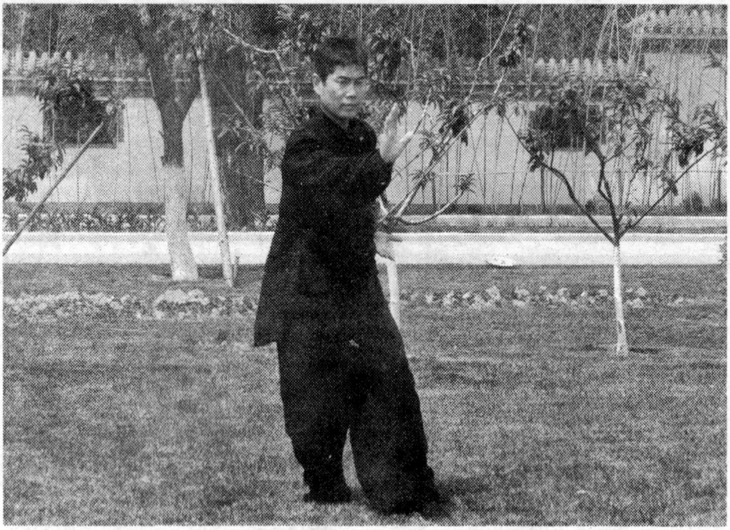

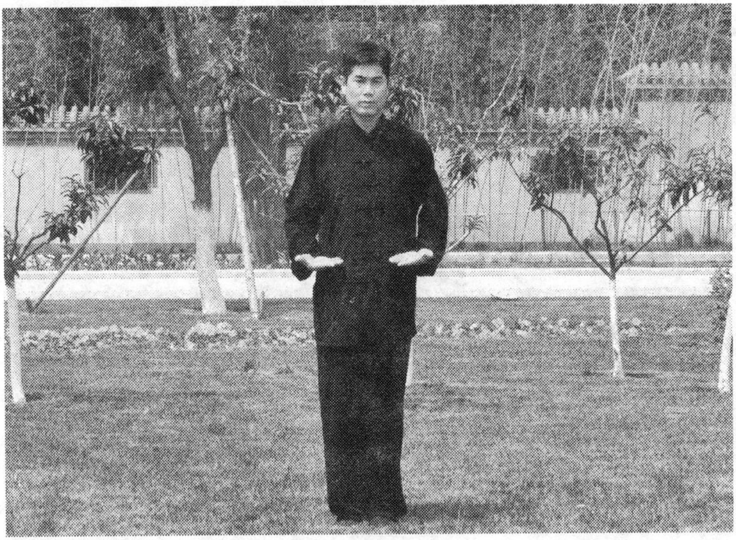

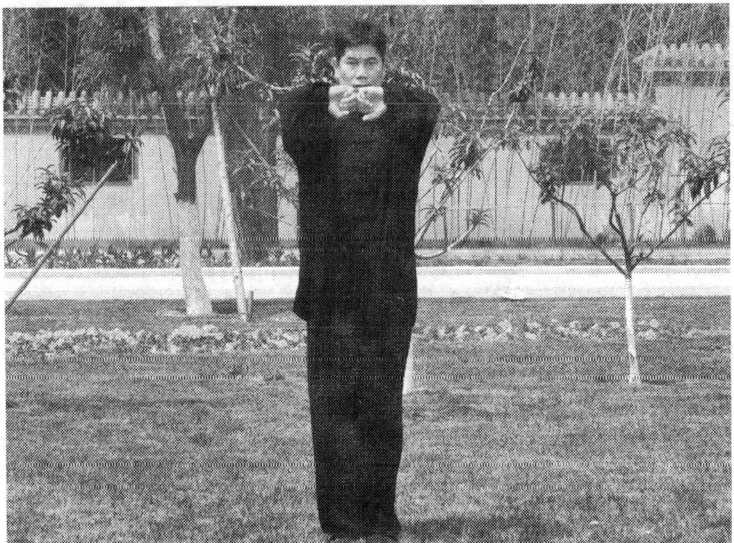

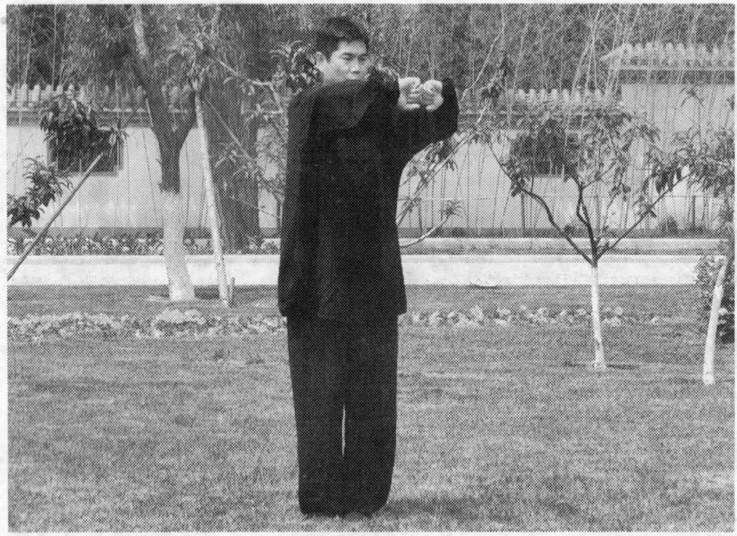

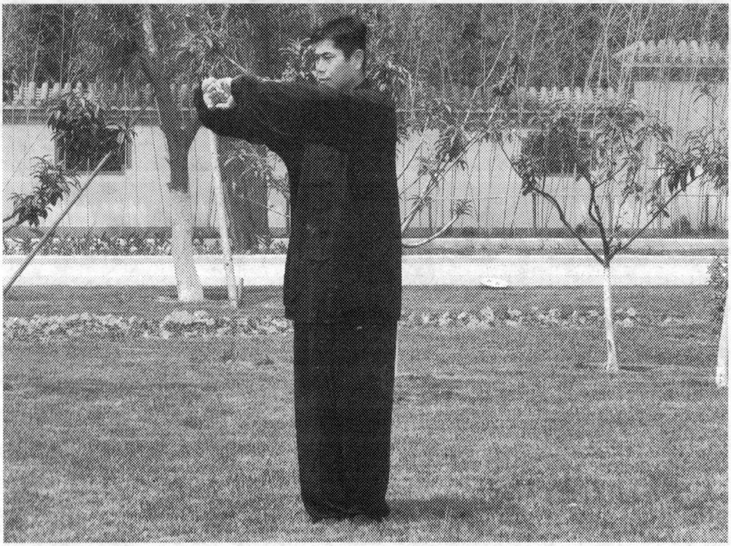

参考文献

1. 俞大方．推拿学［M］．上海：上海科学技术出版社，1985.

2. 徐笨人，葛书翰．临床针灸学［M］．沈阳：辽宁科学技术出版社，1986.

3. 夏治平．实用针灸推拿治疗学［M］．上海：上海中医学院出版社，1990.

4. 萧玉峰．耳鼻咽喉科手术图谱［M］．北京：人民卫生出版社，1992.

5. 王金柱．推拿手法技巧图解［M］．北京：人民卫生出版社，1994.

6. 严振国．推拿临床与解剖［M］．上海：上海科学技术文献出版社，1994.

7. 清·张振鋆．厘正按摩要术．北京：中国中医药出版社，1995.

8. 吴林生，等．膝痛［M］．北京：人民卫生出版社，1997.

9. 邵铭熙．实用推拿学［M］．北京：人民军医出版社，1998.

10. 王金柱．传统泰式按摩手法技巧图解［M］．香港：香港海峰出版社，1999.

11. 王金柱．常见病的推拿技巧［M］．北京：中医古籍出版社，2002.

12. 王金柱．实用保健推拿图谱［M］．北京：中医古籍出版社，2003.